Seeking Safety

A Treatment Manual for PTSD and Substance Abuse

寻 求 安 全

创伤后应激障碍和物质滥用治疗手册

〔美〕Lisa M. Najavits◎著

童慧琦 王 振 王 文 张立人◎译

肖泽萍 施琪嘉◎审校

中国轻工业出版社

图书在版编目（CIP）数据

寻求安全：创伤后应激障碍和物质滥用治疗手册／
（美）娜佳维茨（Najavits, L.）著；童慧琦等译. —北
京：中国轻工业出版社，2014.6（2020.8重印）

ISBN 978-7-5019-9763-3

Ⅰ.①寻…　Ⅱ.①娜…②童…　Ⅲ.①创伤—治疗
学—手册　Ⅳ.①R640.5-62

中国版本图书馆CIP数据核字（2014）第094978号

版权声明

总 策 划：石　铁

策划编辑：戴　婕　　　　　　　责任终审：杜文勇

责任编辑：高小菁　戴　婕　　　责任监印：刘志颖

出版发行：中国轻工业出版社（北京东长安街6号，邮编：100740）

印　　刷：三河市鑫金马印装有限公司

经　　销：各地新华书店

版　　次：2020年8月第1版第2次印刷

开　　本：850×1092　1/16　印张：30.25

字　　数：272千字

书　　号：ISBN 978-7-5019-9763-3　　定价：66.00元

著作权合同登记　图字：01-2012-5040

读者热线：010-65181109，65262933

发行电话：010-85119832　传真：010-85113293

网　　址：http://www.chlip.com.cn　http://www.wqedu.com

电子信箱：1012305542@qq.com

如发现图书残缺请与我社联系调换

120680Y2X101ZYW

给我的父母，

Magda Najavits（1929—1980）和 Joseph Najavits（1918—1996），

遵循书中的理念而生活的人。

推荐序一

好书总能在开始处吸引你。当我读了该书"序言"第一段文字之后，便决定一口气读完它，因为本书作者及其母亲、外婆都曾经遭遇了人生的极大创伤，而且从创伤中疗愈了。作者不仅仅是以临床心理学家的身份撰写本书，更是以一位走出创伤后应激障碍的患者身份用经验和心血凝聚成本书。因此，我读此书也格外用心。

我用了整整一天时间认真读完本书，体验很深，收获很多，感受很复杂。阅读的时候，我仿佛不时穿越回20年前在新疆精神卫生中心工作的时空，曾经治疗的戒毒患者的面孔不断闪回，他们的故事也会倒放电影般重放。我还穿越回到15年前攻读研究生期间，在重庆一个戒毒所做访谈的时空，访谈的患者历历在目，他们的故事也生动地浮现出来。这些记忆闪回的扳机点主要来自本书中的案例故事。我过去治疗过或访谈过的海洛因成瘾的患者，很多都是创伤后应激障碍（PTSD）同时伴有物质滥用，而临床治疗中仅仅关注如何让这些患者戒断物质滥用，PTSD的治疗却被忽视了。那时，使我最为苦恼和无奈的是患者的复吸。临床医生都知道，复吸的原因主要是"心瘾"和"诱发环境"，由于没有什么有效的方法改变他们的心瘾和生活的环境，我们逐渐变得习得性无助，不再关注他们的彻底康复，而只是关注如何快速戒断。那时，我虽然知道PTSD，却没有真正诊断和治疗过这种疾病，更不知道有什么方法可以对PTSD与物质滥用双重诊断的患者有效。现在，虽然我已经不再接触海洛因成瘾者，但是却更多地接触到PTSD患者。2008年5月12日汶川大地震后，我在灾区开展了连续五年的心理援助项目，至今仍在做相关工作。这期间，我接触了大量灾后PTSD患者，其中有很多人伴有酒精成瘾或打麻将成瘾。我曾经也针对他们的 PTSD 采用 EMDR、延长暴露等方法治疗，但是却忽视了他们的物质成瘾问题。而物质成瘾问题始终严重影响着他们的心理创伤的疗愈。

我已做了 20 年临床工作，如今读了此书，才认识到：PTSD 与物质成瘾问题的确应该双管齐下，打断其交互作用才能事半功倍，否则难免功亏一篑。这本手册提供了操作性很强的方法，而且是基于一项临床研究的总结，有丰富的案例和详尽的操作过程，非常值得国内的临床工作者学习借鉴。我想，在多灾多难的中国，不知有多少 PTSD 患者隐匿于世，不知有多少物质成瘾者经受着心理创伤的折磨。他们不会认为自己得了某种精神疾病，也不会主动寻求心理治疗师的帮助，他们只是在物质滥用的麻醉中逃避着，反复加深着内在的心理创伤。监狱中很多服刑人员也许就是这样的患者，他们刑满释放后之所以重新犯罪，是因为他们内在的心理创伤仍然如恶狼般吞噬着他们的理智，而他们的成瘾行为又重新开始喂养着他们的欲望。因此，无论是精神科医师或者心理治疗师，都应该了解 PTSD 与物质滥用的密切关系，也应该遵循双管齐下的原则进行治疗。甚或是心理咨询师，也应该做到能够识别"正常人群"中的 PTSD 患者以及他们可能伴有的物质滥用，还要能识别各类成瘾者背后可能的 PTSD。因此，这本书是每一位心理咨询师、心理治疗师和精神科医师都应认真阅读的宝贵资料，作者用心血凝聚的经验值得我们学习。

本书的翻译专业又准确，语言流畅而优美，因此，在阅读这本手册时我丝毫没有感受到翻译带来的障碍，更无艰涩难懂之处。主要译者童慧琦博士这些年一直致力于美国退伍军人 PTSD 的治疗，具有非常丰富的临床经验。童博士近年来已经成为中美心理治疗交流的重要桥梁。特别是汶川地震后，她组织翻译的《心理急救现场操作指南》为灾后心理援助提供了及时而重要的帮助。我也趁此机会代表广大心理援助志愿者向她深表感谢，更期待她能够将更多更好的方法带入中国，培训出更多出色的心理治疗师。

祝卓宏

中国科学院心理研究所教授，

心理学博士

推荐序二

一看到这本书的书名《寻求安全：创伤后应激障碍和物质滥用手册》时，我就被深深吸引了。原因很简单：我国物质滥用问题非常严峻。心理治疗在解决这一问题上的效果备受期待，但目前国内尚缺乏具有操作性的图书，尤其是便于临床工作者使用的专业手册。

在临床工作中，与物质滥用者打交道是一个备受煎熬而充满挫败感的过程。1994年，我在湘雅医学院攻读博士学位时开始接触物质依赖者，也经历过类似的心路历程，从最初的"恨铁不成钢"到后来的束手无策，甚至想"绕道"逃走。但是，在长期的临床工作中，我了解到每位物质依赖的患者背后都有其值得同情的艰辛故事。他们的内心是如此孤独，强烈渴望着他人帮助自己摆脱药物依赖的混乱生活却不得其法，苦不堪言。于是，我逐渐坚定了信心，走上了现在的专业之路。

近二十年来，我对动机强化、行为强化、认知行为、预防复发等物质滥用领域常见的心理行为干预方法进行了一些研究，并配合推广应用，取得了一定进展。但临床中还是有许多患者的疗效不尽人意。我们迫切渴求新的治疗理念与模式，而这本书给了我答案。当有幸读完童慧琦博士等人翻译的这本书以后，我感到非常欣喜。本书介绍的是一种整合了认知行为及心理动力学理论等的心理治疗新技术，具有极强的包容性与灵活性，符合心理治疗向整合方向发展的时代潮流。我个人认为，作为一种好的心理治疗技术，大体上需满足以下标准：理论上符合时代与学科发展；方法上具有可操作性；具备循证医学基础；发展该治疗技术者本人具备较高程度的专业理论水平与实践经验。而本书中介绍的治疗方法无疑是达到了上述标准的。本书详细介绍了创伤后应激障碍及物质滥用这两种疾病带来的各种困境，基于丰富的临床经验和细致观察，作者提出：物质滥用与创伤后应激障碍二者密切相关，存在着千丝万缕的联系，如果只关注患者的物质滥用问题，而忽略物质滥用紧密相关的创伤后应激障碍是远远不够的；帮助患者获得安全感是创伤后应激障碍和物质滥用治疗成功的关键。因此本手册中的各种治疗技术都将帮助患者获得安全感作为优先考虑的问题，通过不同的方法和技巧帮助患者改变认知、控制情绪，减少危险行为和自我伤害行为，重建健康生活，最终摆脱这两种疾病的困扰。作者采取以实践为基础的整合式治疗模式，提供了许多灵活简便的实用技巧，并且针对不同情境设计了极具操作性的各种治疗方案。通过本书，治疗师可以很清晰地了解到在特定治疗情境时该做什么及如何去做。相信读者看完本书后，也会与我一样，有种摩拳擦掌、跃跃欲试的冲动。全书文字流畅、可读性强，这要归功于译者们深厚的专业素养与语言功底。

很高兴这种新的治疗技术来到了中国，在很大程度上弥补了现有治疗手段的不足。我衷心地希望本书成为更多临床工作者的得力助手，让更多患者远离成瘾和恐惧，找回健康与安宁。

赵 敏

上海交通大学医学院附属精神卫生中心

副院长、主任医师

推荐序三

本书以"寻求安全"为题，它做到了。

在中国文化背景下，心理创伤的治疗常常变成一句"说吧，说出来就好了"。很多人认为，心理创伤的治疗可以通过"述说创伤"（暴露治疗）获得效果。其实，就像热锅上的蚂蚁一样，受创伤者总是在心理创伤的阴影下踯躅而无法摆脱，正如苏轼所说："十年生死两茫茫，不思量，自难忘。"在创伤后，人们已经千万次在心里重复着心理创伤的经历，只有中断这种重复才有可能改变创伤在记忆中的存在方式，使得记忆不再闪回或遗忘，恢复到有逻辑、流动而鲜活的思维和情感中去。

本书提出的"寻求安全"理念实际上回答了创伤后心理治疗的原则性和核心性问题：你能否做到不让患者成为你下一次"好心"的受害者，这取决于你是否能够理解他们的"不说"，并围绕着"不说"去做更多的工作。

本书所提倡的"安全"的概念，也就是"稳定化"概念。书中提到的很多技术，如"着陆技术"等都属于创伤治疗中的稳定化程序，帮助患者增强与亲人的联结，给自己制造一个"疗养地"，让自己找回生命树的再生功能，给疗愈创伤一个机会。

本书的作者是一名女性，因此，本书还特别描述了女性创伤及其成瘾行为与创伤的联系。这引出心理创伤治疗的另一原则，即现实解决原则。这一原则意味着治疗师应帮助患者中止使用成瘾物质，减少自杀风险，降低暴露于 HIV 的风险，放下危险关系（如家庭暴力和瘾君子"朋友"），对极端的症状（例如分离症状）获得控制，以及停止自伤行为（例如割伤）……多年的从业经验让我对这一原则深有体会。

虽然心理治疗是一个旨在针对内在世界工作的学科，往往需要漫长的时间和艰苦的努力来促成改变的发生，但行为矫正、短程焦点解决、危机处理与预防等具体的技巧可以解决即刻的危机。因此，帮助患者获得"安全"氛围的理念，越来越多地为临床工作所需求和提倡。危机的解决和安全的重建，可以为进一步作深入、长程创伤心理治疗提供必要的基础和良好的前提。

最后，谨以以下语句与各位读者共勉。

无法避免，

却不能放过。

创伤

既是创伤，

也是机会。

它教会我们

如何成长，

也让我们

珍惜自己

懂得人生！

施琪嘉

华中科技大学教授，

武汉市心理研究所所长，

湖北省心理卫生协会理事长，

医学博士

译者序

　　"没有一次危机应该被浪费"这句在创伤界流行的话语，反映了坚韧的人性和不容剥夺的希望。

　　2008年，汶川大地震震后重建揭开了中国在创伤救援领域从基础设施、紧急应对体系、医疗、科研、社会福利、政策制定等各方面整合发展的序幕。其中在精神卫生方面，一系列有关治疗心理创伤的图书相继面市。有国内学者主编的学术专著，如武汉市心理研究所所长施琪嘉教授主编的《创伤心理学》，也有由国外在创伤领域工作的专业人员所引进的著述，如美国国家儿童创伤应激中心、美国国家创伤后应激障碍中心共同编写，美中心理治疗研究院组织翻译的《心理急救现场操作指南》（第二版）。这些图书都为中国创伤治疗的专业化发展添砖加瓦。

　　在物质滥用方面，随着经济的发展和国内外交往的增多，近二十年来，药物滥用患者的数量在中国急剧上升。相关新法案把物质滥用如国外一样纳入了精神类疾病的医疗范畴。这种改变有利于为物质滥用障碍患者（包括酗酒者和吸毒者）去除污名，帮助他们接受治疗及获得相应的社会保障。

　　在创伤康复和物质滥用康复的过程中，"重建安全和稳定"都属于第一阶段的工作。而且创伤后应激障碍和物质滥用障碍有着很高的共病率，本书所介绍的"寻求安全"疗法则是第一个得到实证研究支持的、针对该双重诊断人群第一阶段的康复目标来设计的心理治疗方法（但它也可以用于具有单一诊断的人群）。本疗法同时汲取了认知行为治疗和动力性治疗的养分，结构严谨，从认知、行为、人际和案例管理四个方面，用充满鼓励的、慈悲的语言，不厌其详地针对两个疾病中常见的问题,向患者教授切实有用的安全技术。其主旨是以安全的应对来取代不安全的应对。其对心理病理的诠释（包括创伤性应激障碍和物质滥用）则充满了人本主义精神：应对有适应性和适应不良性之分，但没有对错之分；无论哪种情况，个体都可以动用所有内在和外在的资源去作出最安全的选择。

许多临床工作者对与该人群工作的艰巨性和复杂性都深有体会。这份工作需要临床工作者深具智慧并投注情感：对绝望之情和评判之心保持觉察，充满同理和慈悲，不被耗竭。本书作者、美国波士顿大学的 Lisa Najavits 教授本人自小就目睹其母亲和外婆遭受着纳粹集中营的经历所带来的创伤之痛。她自己也是创伤性生活事件的亲历者。她在这份工作中倾注了大量感情。而我在对这一人群的工作中，同样倾注了感情。一则，因为我的生活中也有至亲多年来一直挣扎在物质滥用的泥沼中，我深知其对个人、家庭的巨大伤害。二则，汶川大地震后这些年来，我一直与四川德阳什邡地区的老师们共同工作，经由他们把"寻求安全"的一些技能带到有创伤症状的中学生中，得到不少令人鼓舞的反馈。同时，在美国旧金山军人医疗中心的临床工作中，我从 2008 年起由 Martha Schmitz 教授（Najavits 教授尚在哈佛医学院时的博士后）带着我一起做"寻求安全"小组治疗，而如今我带着自己的博士后做小组治疗，这 6 年间，我亲眼见证一次又一次水滴石穿的疗愈、成长和转化。以上种种，都是我翻译此书的源源动力。

从 2008 年接触到此书的草稿时起，翻译经历了一段漫长的过程。我又一次觉得成就一本译著如养育一个孩子。我要感谢本书的共同翻译：上海市精神卫生中心的王振博士、西安第四军医大学的王文博士以及我的外甥张立人，感谢他们不仅贡献了时间和文字，还给了我无尽的、等待的耐心；感谢上海市卫生局的肖泽萍教授和武汉市心理研究所施琪嘉教授在百忙中审校了书稿；感谢中科院心理所祝卓宏教授、上海市精神卫生中心赵敏教授，以及施琪嘉教授根据他们亲身的工作体验和对本书的细致阅读，写作了推荐序。本书作者 Najavits 教授和 Schmitz 教授则在翻译过程中对我充满关切、有问必答。另外，我还要感谢聂崇彬、程宝林、茅晓玮、刘荒田、王性初等硅谷湾区的作家们向旧金山总图书馆和四川灾区老师捐赠此书的慷慨和情义。最后，我要感谢中国轻工业出版社"万千心理"慧眼识书，让中国的医疗体系和社区工作人员能够学到这种同时治疗创伤后应激障碍和物质滥用障碍的科学的、可操作的、满带慈悲的新疗法。

"It takes a village to heal."

确实，一个人的创伤，可能需要一整个村庄的人齐心协力才能疗愈。治疗创伤后应激障碍和物质滥用，任重道远。

童慧琦

2014 年 4 月于美国

序　言

〜

　　我是我们家族中克服了创伤后应激障碍(PTSD)的第三代女性。我的母亲和外婆是匈牙利人，她们在第二次世界大战集中营里饱受创伤之后，悲壮地存活了下来。当时，我的母亲只有10岁。而1987年在纽约，有个陌生人欲强奸我未遂，但用剃刀划破了我的脸。我提及这些历史是因为下面的满带情感的工作，而这些工作是克服创伤所需要的——既来自我对我母亲和外婆的观察，也来自我自己的体验。我提到这些历史也因为此书本身也是为减轻这些痛苦的一种努力（以一种非从理性出发的、逆时的方式）。在孩提时我就已经感觉到这些痛苦并觉得有责任去解决它们。我同时也意识到，很多患者可能有着更可怕的故事，这本书则是一个解决问题的尝试，我希望能够帮助到他人。如果我能让时光倒转，我希望我的家庭能够得到更多的帮助。但那时候，创伤及其治疗领域尚没有得到很好的发展。

　　在过去的几年里能有机会来发展这个项目，我感到很幸运。我们正处在发展新的心理治疗的激动人心的时刻，尤其对创伤后应激障碍和物质滥用的治疗的发展。想想这些领域真是焕然一新。"酒精中毒/酗酒（Alcoholism）"一词直到20世纪50年代才出现（Miller, 1995），而资助该项目的美国国家药物滥用研究所（National Institute on Drug Abuse, NIDA）仅仅成立于20世纪70年代。事实上，在20世纪的上半叶对物质滥用的心理治疗被视为"浪费"（Najavits & Weiss, 1994a），一直到近10年间才出现了将物质滥用与精神障碍挂起钩来的努力。与此类似，创伤后应激障碍直到1980年才首次被划归为精神障碍，在20世纪的大部分时间里，它仅仅是时隐时现（Herman, 1992）。恰如在治疗中的患者一样，这些领域随着时间经历着起伏。

在本书中，我尽可能细致地阐释一种能够帮助到他人的治疗模式。它集合了不同的素材：过去 6 年间在患者中的实证研究，以及大量的试误工作（参见第 1 章）。同时它依旧处在发展的一个初期阶段。虽然它是第一个得到实证评估的适用于创伤后应激障碍和物质滥用双重诊断的治疗模式（Najavits, Weiss, Shaw & Muenz, 1998e），但这只是前期研究的结果。还有很多需要探索的，该模式在不同的治疗条件下，如不同的患者、治疗师，其效果如何，以及它是否仅对此双重诊断有效等。目前为止，已经完成了几个研究，还有一些研究正在进行当中。尽管尚处于发展的初期，但它已经在研究中和治疗师的临床工作中以及使用它的患者中得到了很多积极的结果（参见第 1 章）。

我同样也意识到，虽然一本手册看上去像是可以提供"所有的答案"（由于结构性以及大篇幅，外加许多材料和讲义，该手册看上去尤其如此），但我特别清楚没有简单的答案。事实上，我觉得写这本手册颇具讽刺意味，因为我一直相信治疗师比治疗模式本身更为重要。因此，我尝试做的是为治疗师们提供他们本人可能难以收集到的资源，但最终治疗师本人才是治疗的核心。"谁能将舞者从舞蹈中分离出来呢？"我不认为没有能力的人拿到这些资料会有用处；也相信对有能力的治疗师而言，得到好的结果也不一定仅仅因为拥有这些资料。手册是一种工具，与其他工具一样，可以用来助人或者害人。一个看似简单的如"寻求帮助"这样的主题，以不同的方式实施可以使患者觉得更有力量或者觉得更加弱小。

我同样也认识到这种治疗模式基于我自己的应对策略。它具有行为导向，信息量大，而且对患者情绪上的痛苦十分敏感。在跟同事的交流中，我们意识到我们每个人发展出了各自的治疗模式，它们反映了我们在这个世界上独特的应对方式，所以具有天然的偏向。

在写作本书的时候，很重要的一点是我们不仅仅从认知行为治疗中，也从心理动力学中来汲取营养。这部分跟我所拥有的特别的机会有关：在我的研究生和实习生涯当中（以及之后），我得到了学习认知行为治疗和心理动力性治疗两种训练；而且作为治疗师，我觉得任何一种单独的治疗都是不完整的，两者可以彼此丰富。正如一个同事在阅读本书的草稿时提到的，那些动力性的因素总是"从后门悄悄地溜进来"。虽然本手册主要基于认知行为治疗，但我希望它也汲取了心理动力学理论的一些智慧。出于对物质滥用的重视，我对十二步疗法和其他自助传统也抱有极高的敬意。

我也清醒地认识到治疗无法做到哪些事。它无法防止人们彼此伤害的倾向；它无法抵抗加在那些弱势民众身上的势力（从糟糕的居住区到贫穷）；它也无法改变这样一个事实：对于创伤治疗最深刻的学习，除了这本手册外，还需要大量社会的、患者的和治疗师的资源。创伤是一种极端的厄运——生错人家或者在错误的时间身处错误之地的厄运。它触及生存的不确定性，一切都可能出错，毫无理由和公正可言。物质滥用则是一个失去控制的疾病，当它合并创伤后应激障碍的时候，人们将面对一场巨大的战役。

最后，改变是一个神秘的过程。很难知道谁会成功，更难知道为什么。有很多要素可能推动治疗——某个治疗师、某本书、在某一个时刻以某种方式说过的话语——但最终究竟是什么促进了改变却依旧是个未知数。然而，很清楚的是这个过程需要患者和治疗师共同全心投入。下面是我最喜欢的两段名言，描述了改变究竟有多么艰难。第一个是 20 世纪早期的观点，第二个则比较近些。

> 你以为改变容易吗？
> 啊，很难改变，很难有所不同。
> 就像穿过湮没的河流。
>
> ——摘自 D.H. 劳伦斯的诗《改变》(1971)

> 人们如何改变？上帝用有齿的指甲将肌肤撕开，从喉咙到腹部，然后伸进一只巨大的肮脏的手，攫获你的血脉，它们想从他的掌握中滑脱，但他攥得愈发紧了，他坚持着，又拉又扯，直到你的五脏六腑全给掏了出来。痛！ 我们几乎无以表达。然后他将它们重新塞回，肮脏、纠结、撕裂。缝合则全得靠你自己了。
>
> ——摘自 Tony Kushner 的剧作《天使在美国》，(1994)

这绝不令人愉快，而这些患者们的生活或者在康复中需要触及的深层次情感同样如此。他们应该得到我们最好的支持，应该得到一个更好的未来。

LISA M. NAJAVITS

致　谢

此书离不开以下这些人们：

■ 我有幸曾经共事过的师长：Steve Hollon，Ph.D.，Hans Strupp，Ph.D.，John Gunderson，MD 和 Roger Weiss，MD。特别感谢 Steve 和 Roger 为我树立了严谨的治学风范：超越平庸，勤力工作，并怀着开放的心胸努力聆听患者，重视数据。在我职业发展的关键时期能够接触到这些理念，并直接从这些榜样那里学习认知行为治疗与动力性心理治疗，实在是我的幸运。Roger Weiss 将我的职业引上了物质滥用治疗方面，为我在 1992 年申请这个项目的经费提供了动力；而在整个过程中，他是我最可依赖的人，我可以随时从他那里得到指引，使得很多事情的发生成为可能。最后，Hans 是心理治疗研究领域的创始人，他在我的职业发展中给予了极大的善意和慷慨，是我心目中的英雄之一。

■ 在 McLean 医院参加研究与临床小组的患者，他们在字里行间真切地奉献着自己。

■ 在创伤后应激障碍和物质滥用领域的同行们，感谢你们的合作与同志意气：Bonnie Dansky，PhD；Margaret Kramer，PhD；Vivian Brown，PhD；Denise Hien，PhD；Lisa Litt，PhD；Joe Ruzek，PhD；Caron Zlotnick，PhD；Norman Finkelstein，PhD 以及 WELL 项目的员工；Kathleen Brady，MD；Bob Rosenheck，PhD；Frances Hutchins，PhD；Terr North，MA 和 Carey Smith，MA。

■ 在研究试验阶段进行治疗的治疗师，他们承受了含糊的治疗手册以及极高的期待，并提供了大量有用的帮助：Henrietta Menco，LICSW；Judi Zoldan，LICSW；Ronda Yeomans，PHD；Monika Kolodjiez，PhD；Rima Saad，MA；Deborah Fraser，PhD；Kay Johnson，LICSW；Linda Centano，MA；Helen Duane，MA；Barbara Wolfsdorf，PhD；Celia Winsor，BA；Maryellen Crowley，PhD 和 Martha Schmitz，PhD。

■ 两个做出了特殊贡献的长期合作的研究助理：Sarah Shaw，BA 和 Amy Dierberger，BA。

■ 研究顾问：Bruce Liese，PhD，"聆听的天使"，他对该工作在早期给予了支持；Larry Muenz，PhD，在统计与生活方面给予出色的建议；Kathleen Carroll，PhD 在方法学上给予建议。

■ 感谢 Aaron Beck，MD 和 Marsha Linehan，PhD 温暖的支持和他们在心理治疗方面的突破性工作。

■ Stacy Luftig，为了有关写作的对话，以及过去 30 多年同甘共苦的友谊。以及 Judy Najavits，Fran Grossman，Brian Sands 和 Linda Schulman，他们的存在使我过去几年的生活发生了变化。

■ 感谢 NIDA 的 Lisa Onken 和 Jack Blaine，他们为研究人员制订治疗手册寻找资金，使得这个工作得以成为可能。感谢 Lisa 对女性研究者所给予的格外支持。

■ 感谢那些给了我极其深刻影响的机构：哥伦比亚大学 Barnard 学院人文方面的教育；Vanderbilt 大学的研究培训；McLean 医院则是这个工作开展的地方。以及两个职业协会：国际创伤性压力研究协会（International Society for Traumatic Stress Studies）和心理治疗研究学会（Society for Psychotherapy Research）。

■ 最后，感谢我的丈夫 Burke Nersesian，为了他无以伦比的、恒久的爱。我无法用言语来表达 Burke 对我的影响：他的智慧、领悟、关照、情趣，以及他在任何情况下坦诚直言和全心倾听的勇气。如果世界上存在"创伤"的反义词——不期而遇的美好对应创伤那种突如其来的糟糕——Burke 在我生命中就是这样的存在。

该项目得到了 NIDA（R03-DA08631，R01-DA08631，K02-DA00400）资金以及美国国家酒精滥用与酗酒研究院（National Institute on Alcohol Abuse and Alcoholism）（R21- 匿名戒酒会 12181）的支持。

目　录

治疗简介

治疗简介

第 **1** 章

概　述

~

创伤后应激障碍和物质滥用

创伤后应激障碍和物质滥用：患者的观点

　　"我用得越多，就越发地对任何事情都没有什么感觉。太痛苦了，让人想死。没有其他的解脱办法。如果你提及它，只会更痛苦。所以就保守这个秘密，没有人会知道。"

　　"当我清醒的时候，我就跟疯了一样，得躲在床底下。"

　　患者这样生活已经很久了，但精神卫生与物质滥用领域对他们的经历才刚刚开始有了一些理解——那就是创伤后应激障碍和物质滥用[1]在很多人身上并存，尤其是女性。他们的故事同时也引出了几个基于临床和科学依据的日益引起关注的主题：

　　■ 创伤后应激障碍（PTSD）和物质滥用并存的情形普遍得令人吃惊。在接受物质滥用治

---

[1] 本书所述的治疗方法是基于 DSM - IV 中物质使用问题里最严重的一类情形，即"物质依赖"，而发展出来的。但在本书中一律以"物质滥用"称之，因这一叫法在治疗时更为常用。

3

疗的患者中，创伤后应激障碍的诊断率达 12% ～ 34%；在女性中达到 30% ～ 59%。创伤的终生发生率则更高（Kessler, Sonnega, Bromet, Hughes, & Nelson, 1995；Langeland & Hartgers, 1998；Najavits, Weiss, & Shaw, 1997；Stewart, 1996；Stewart, Conrod, Pihl, & Dongier, 1999；Triffleman, 1998）。

■ 戒掉物质滥用并不能解决创伤后应激障碍；有些创伤后应激障碍的症状甚至会随着戒掉物质滥用而恶化（Brady, Killeen, Saladin, Dansky, & Becker, 1994；Kofoed, Friedman, & Peck, 1993；Root, 1989）。

■ 对创伤后应激障碍和物质滥用并存的患者来说，治疗效果不如其他双重诊断的患者，也不如单单具有物质滥用的患者（Ouimette, Ahrens, Moos, & Finney, 1998；Ouimette, Finney, & Moos, 1999）。

■ 患有创伤后应激障碍和物质滥用的患者倾向于滥用毒品（可卡因和鸦片类），处方药、大麻和酒精也很常见。物质滥用常被看作是"自己用药"来应对令人难以承受的创伤后应激障碍所带来的情感痛苦（Breslau, Davis, Peterson, & Schultz, 1997；Chilcoat & Breslau, 1998；Cottler, Compton, Mager, Spitznagel, & Janca, 1992；Dansky, Saladin, Brady, Kilpatrick, & Resnick, 1995；Goldenberg et al., 1995；Grice, Brady, Dustan, Malcolm & Kilpatrick, 1995；Hien & Levin, 1994）。

■ 患有创伤后应激障碍和物质滥用的患者是重复性创伤的易感人群（Fullilove et al., 1993；Herman, 1992），比起只患有物质滥用的患者更有可能反复遭受创伤（Dansky, Brady & Saladin, 1998）。

■ 同时患有这两个障碍的人遭遇着一系列的生活问题，可能会使其临床特征复杂化，包括具有 DSM - IV 的其他障碍、人际与医疗问题、虐待自己的孩子、监护权之争、无家可归、HIV 风险，以及家庭暴力（Dansky, Brady & Saladin, 1998；Brady et al., 1994；Brown & Wolfe, 1994；Dansky, Nyrne & Brady, 1999；Najavits et al., 1998c）。

■ 与具有两个障碍之一的患者相比，患有创伤后应激障碍和物质滥用的患者具有更糟糕的临床症状（Najavits, Weiss, & Shaw, 1999b；Najavits 等, 1998c）。

■ 在接受物质滥用治疗的患者中，女性获得该双重诊断的比例是男性[1]的 2 ～ 3 倍（Brown & Wolfe，1994；Najavits et al.，1998c）。

■ 大多数具有该双重诊断的女性在童年时都体验过躯体或性方面的虐待，而具有该双重诊断的男性则通常是犯罪案件或者战争创伤的受害者（Brady et al.，1998；Kessler et al.，1995；Najavits et al.，1998c）。

■ 创伤后应激障碍和物质滥用的同时存在，跟创伤的性质无关，也跟使用何种物质无关（Keane & Wolfe，1990；Kofoed et al.，1993）。

■ "螺旋式下滑"的情形很常见。例如，物质滥用可能增加对新发创伤的易感性，进一步加重对物质的依赖（Fullilove et al.，1993）。从患者的角度来说，创伤后应激障碍症状是物质滥用常见的诱发原因（Abueg & Fairbank，1991；Brown，Recupero，& Scout，1995），而物质滥用会进一步加重创伤后应激障碍症状（Brown，Stout，& Gannon-Rowley，1998；Kofoed et al.，1993；Kovach，1996；Root，1989）。

■ 许多亚人群组都具有很高的双重诊断比例，包括经历战争的退役军人、囚犯、家庭暴力的受害者、无家可归者以及青少年（Bremner，Southwick，Darnell，& Charney，1996；Clark & Kirisei，1996；Dansky et al.，1999；Davis & Wood，1999；Jordan，Schlenger，Fairbank，& Caddell，1996；Kilpatrick et al.，2000；Ruzek，Polusny，& Abueg，1998）。

■ 创伤后应激障碍与物质滥用之间的联结十分具有韧性，并非物质滥用、戒断或者是 DSM - IV 诊断标准重叠的人为产物（Bolo，1991；Kofoed et al.，1993）。

■ 施暴者在施暴时使用成瘾药物的情况占很高比例，在家庭暴力案件中占 50%，在强奸案中占 39%（美国司法统计局，1992）。

创伤后应激障碍和物质滥用：治疗师的观点

临床的另一面则是治疗师的看法。一个私人执业的社会工作者说道：

---

[1] 但在 Kessler 及其同事针对社区人群的一项研究中（1995），男性获双重诊断的比例较女性高。

"我曾经以为我不会跟物质滥用患者沾边——我不会去治疗他们，而且我对他们抱有相当的成见。这多半是由于那时我并不理解他们。而当我了解到他们很多人有着创伤史的时候，我开始同情他们。我意识到他们频繁用药是为了疗伤。"

某家医院一位主治物质滥用的精神科医生则说道：

"在我工作的地方，患者被告知要首先戒掉药物——只有当他们'干净'了以后，他们才能应对创伤。他们每天参加 4 个物质滥用方面的小组，但是没有一个小组是有关创伤的。有些人感到自己不被承认，就好像他们的创伤一点也不重要似的。"

临床工作人员有时会对究竟如何治疗这样的患者感到困惑。例如：

- "在治疗中患者应该述及令人痛苦的创伤性记忆吗？"
- "我是否应该坚持要患者在开始治疗创伤前必须戒掉药物？"
- "我如何才能包容一个由于创伤后应激障碍症状而不堪重负的患者？"
- "如果患者继续使用药物，我是否该中止治疗？"
- "心理治疗对这一人群有效吗？"
- "我应该坚持要我的患者去匿名戒酒会吗（Alcoholics Anoymous）？"

正如有关患者的新知识在不断增加一样，有关治疗的新知识也在增加：

- 大多数的临床项目可分别治疗创伤后应激障碍或者物质滥用，很少同时治疗两者。然而临床工作人员和研究人员都建议用整合型的模式——同时治疗两种障碍——更可能成功，更经济，也对患者的需求更敏感（Abueg & Fairbank, 1991；Bollenrud, 1990；Brady et al., 1994；Brown et al., 1995；Brown, Stout & Mueller, 1999；Evans & Sullivan, 1995；Fullilove et al., 1993；Kofoed et al., 1993；Najavits, Weiss & Liese, 1996c；Sullivan & Evans, 1994）。患者们也更乐于对这两个障碍进行整合

式治疗（Brown et al.，1998）。

● 大多数患创伤后应激障碍和物质滥用的患者得不到以创伤后应激障碍为重点的治疗
（Brown et al.，1998，1999）。

● 很多患者从未同时得到创伤后应激障碍和物质滥用的评估（Fullilove et al.，1993）。
患者在多种物质滥用治疗期间，从未被问及创伤，从未被告知他们符合创伤后应激
障碍的诊断，从未被告知创伤后应激障碍是一个可以治疗的疾病，并有着一些特定
的治疗方式。相似地，有些临床卫生工作者从不把评估物质滥用情形列入常规程序。

● 预计患者的康复过程可能很困难。对不同的患者，戒用药物和继续使用药物都可能
令创伤后应激障碍症状好转或者恶化（Brownet al. 1998；Najavits，Shaw & Weiss，
1996b）。

● 治疗有效，但通常很难，受到各种不稳定因素的干扰，多重危机、不规律的缺席
以及物质滥用的复发（Brady et al.，1994；Brown，Stout & Mueller，1996；Root，
1989；Triffleman，1998）。

● 无论文化大环境中还是在临床工作者中，对具有物质滥用或创伤后应激障碍的患者
的看法都比较消极。反移情十分普遍（Herman，1992；Imhof，Hirsch，& Terenzi，
1983，Najavits et al.，1985）。患者往往被他们自己和其他人看作是"疯狂的"、"懒惰的"
或者"坏的"。

● 对单独治疗创伤后应激障碍或者物质滥用有效的治疗，当两种障碍并存时却常常并
不适用。例如，创伤后应激障碍治疗的苯二氮卓类药物或者暴露治疗对物质成瘾者
并不适用，物质滥用的治疗例如十二步小组对患有创伤后应激障碍的患者也不适用
（Ruzek et al.，1998；Satel，Becker & Dan，1993；Solomon，Gerrity & Muff，1992）。

● 具有该双重诊断的患者需要高强度的个案管理，可能超出一些临床工作者的受训范
围，甚至导致"耗竭"（Najavits et al.，1996b）。

● 对交叉培训的需求很常见：有关物质滥用和创伤后应激障碍的文化背景、理论假设与
治疗方法差异较大，而大多数治疗师很难在两个领域都当上专家（Evans & Sullivan，
1995；Najavits，2000；Najavits et al.，1996c）。物质滥用咨询师一般未受过有关严重
精神障碍的培训，因此创伤后应激障碍常常被忽视或者误解。相似地，大多数精神

卫生治疗师未得到物质滥用方面的训练。

更多有关创伤后应激障碍和物质滥用的关系

以上的要点主要总结了近十年来的相关研究，对这些研究的进一步证实正在进行中。对该工作的全面的讨论超出了本书的范围，但在书后我们列出了一些推荐阅读资料（见参考文献中带有 * 号的条目）。另外，在本主题章节末附有一个患者同时患有创伤后应激障碍和物质滥用的体验，以作为示例。

关于"寻求安全"

本书提供的是针对创伤后应激障碍和物质滥用的一种心理治疗方法，包括 25 个主题。这是第一个同时治疗创伤后应激障碍和物质滥用并且其效果得到发表的治疗（Najavits et al.，1997，1998e）。临床一线的工作中时间紧、任务重，需要有行之有效的治疗方法，而"寻求安全"治疗所具备的特征可以为临床工作者提供最大程度的帮助。

本治疗的创造性贡献在于将认知行为治疗（Cognitive Behavirol Therapy，CBT）应用于此类人群。我们希望治疗能最大程度上贴合患者的需求，通过治疗、阅读相关材料、实验验证等方式细致地"倾听"患者的心声。

治疗的 25 个主题均匀地分布在认知、行为和人际的领域，每个主题都介绍一个与两种疾病都相关的安全应对技能。主题与主题之间互相独立，给患者和治疗师在主题顺序的选择上以最大的灵活性。

治疗可以用小组或者个人的形式进行，这两种治疗形式都得到了研究的支持（Hien & Litt，1999；Najavits，1996，1998；Zlotnick，1999）。该治疗也被应用于不同的临床设置和不同的患者群（例如，女性、男性、成人、青少年、服刑人员、经历战争的军人、门诊病人、住院病人、市区病人、郊区病人、少数族裔）。至今为止的数据显示，在各类亚人群中都有满意的结果，但是治疗的效果数据还在继续收集中（有关在不同的情况下使用本治疗的更多信息，参见第 2 章）。

下文描述了本治疗的几个原则，以及治疗的其他特征，什么不是本治疗的内容，治疗是如何发展起来的，实证研究情况以及与其他治疗的不同之处。

"寻求安全"的原则

"寻求安全"治疗基于五个核心理念：(1) 安全是第一阶段治疗的目标；(2) 创伤后应激障碍和物质滥用的整合式治疗；(3) 关注患者的理想；(4) 四个方面的内容，包括认知、行为、人际和个案管理；(5) 对治疗师过程的关注。下文先对这五个原则进行描述，接着描述治疗的其他特征，并列出了本治疗所不包含的那些内容。

安全是第一阶段治疗的目标

本书的标题"寻求安全"表达了该治疗所秉持的基本理念：当患者同时患有物质滥用（正在使用）和创伤后应激障碍时，最紧迫的临床需求是保证安全。"安全"是对几个因素的概括：中止使用成瘾物质，减少自杀风险，降低暴露于 HIV 的风险，放下危险关系（如家庭暴力和瘾君子"朋友"），对极端的症状（例如分离症状）获得控制，以及停止自伤行为（例如割伤）。这些很多都是可以重演创伤的自我破坏性行为，尤其对经历儿童期虐待的受害者更是如此，而这样的患者在具有该双重诊断的群体中占据了很大一部分 (Najavits et al., 1997)。即使创伤可能发生在很久以前，病人在对待他们自己的时候也会重复这些创伤，而忽视自身的需求和持久的痛苦（虽然有时候表现为对短期冲动的满足）。这些病人受到过虐待，现在则虐待他们自己，这绝非偶然，而是说明了他们的疾病之间存在有意义的联系。"寻求安全"正是帮助病人从消极的行为中解放出来，并因此让他们在更深的情感层面上从创伤中释放他们自己。

正如破坏安全是有损于生命的，建立安全则可以有益于生命：学习向安全的人寻求帮助，使用社区资源，探索"康复思想"，好好照顾自己的身体，练习诚实和同情，多参与自我滋养的活动等。本治疗想教授的正是这些技能。

因此，本治疗适合对两种疾病进行第一阶段的治疗。创伤后应激障碍与物质滥用领域的专家们各自描述了一个非常相似的治疗的第一阶段。例如，在创伤后应激障碍领域，Herman（1992）的康复小组的第一阶段模式就强调安全与自我关照是最优先的治疗任务，强调了现时取向、小组成员同质（所有的患者都有相似的主要诊断）、对小组内冲突的低接纳性、开放式治疗时数、说教的意图，以及成员之间中等程度的凝聚力。同样地，在物质滥用领域，Kaufman & Reoux（Kaufman，1989；Kaufman & Reoux，1988）将第一阶段的治疗定义为"实现戒断"，包括评估物质滥用的程度与影响，制订戒断的计划，在每次治疗中回顾患者近期的用药以及渴求的情况，并诊断与治疗同时存在的精神疾患。其他的一些作者也提出同样的建议（Brown，1985；Carroll，Rounsaville & Keller，1991；Evans & Sullivan，1995；Marlatt & Gordon，1985；Sullivan & Evans，1996）。在安全这个主题下，研究者们提供了创伤后应激障碍和物质滥用恢复中此阶段的更为全面的描述。这里简单地对三个阶段总结如下（借用 Herman 的用语）：

- 第一阶段：**安全**（Safety）
- 第二阶段：**哀悼**（Mourning）
- 第三阶段：**重新联结**（Reconnection）

本治疗只针对第一阶段。第一阶段中，对有些患者来说，安全本身就是一个巨大的治疗任务。因此，如果患者从治疗中未能记住任何别的东西，希望他们至少能够将安全这个想法带回家。我们有很多方法用来强调安全，包括安全应对表（Safe Coping Sheet，参见第 2 章），安全应对技能清单（Safe Coping Skills List，参见安全主题），安全计划（Safety Plan，参见红旗与绿旗主题），安全约定（Safety Contract，参见从愤怒中痊愈），以及在每次的治疗登记中对不安全行为的汇报。

安全这个概念以及第一阶段治疗的设立既是为了保护治疗师，也是为了保护患者。通过帮助他们的患者朝安全方向努力，治疗师保护了他们自己，避免了在缺乏坚固基础的情况下治疗进展过快所可能带来的后果：对患者健康的担忧，替代性创伤，医疗—法律责任，以及不合适的治疗所可能导致的危险的移情与反移情（Chu，1988；Pearlman & Saakvitne，1995）。因此，"寻求安全"既是患者的目标，也是治疗师的目标。

创伤后应激障碍和物质滥用的整合式治疗

本治疗用以连续性地治疗创伤后应激障碍和物质滥用，即两种疾病在任何时候都同时由同一个临床工作者来治疗。该整合模式与先治疗一种疾病然后再治疗另一种疾病的相继治疗模式（sequential model）不同，也与平行模式（parallel model）即一个患者同时得到不同治疗师提供的对两种疾病的治疗不同，与单独模式（single model）即患者只得到其中一种疾病的治疗也不同（Weiss & Najavits，1998）。

对该双重诊断，整合治疗向来都被建议为首选（Abueg & Fairbank，1991；Bollerud，1990；Brady et al.，1994；Brown et al.，1995；Evans & Sullivan，1995；Fullilove et al.，1993；Kofoed et al.，1993）。然而，事实上在大多数治疗设置中，这两种疾病很少同时得到治疗（Abueg & Fairbank，1991；Bollerud，1990；Evans & Sullivan，1995）。如果患者进入一个创伤后应激障碍治疗小组或者普通精神科，他们通常只治疗创伤问题。如果他们进入一个治疗物质滥用的环境中，他们通常只治疗物质滥用问题（Abueg & Fairbank，1991；Bollerud，1990；Evans & Sullivan，1995）。正如一个患者所说的那样，由于很多创伤后应激障碍治疗项目不接受有物质滥用的患者——这很普遍——为了接受创伤后应激障碍治疗，他必须对他的物质滥用情况撒谎。在很多时候，临床工作者可能不愿意对"另一种"疾病进行评估（Bollerud，1990；Fullilove et al.，1993），有时候则是由于他们发现了该疾病却不确定如何治疗它。患者自己对创伤和物质滥用的羞耻感和隐秘感也可能强化了这种治疗的分裂（Brown et al.，1995）。而在有些双重诊断的治疗中，尽管特意设制成同时关照共同存在的疾病，但他们可能只提供一些普通的而非针对诊断的特异性治疗。然而，一个同时患有精神分裂症和物质滥用的患者的需求可能跟一个同时患有创伤后应激障碍和物质滥用的患者的需求很不相同（Weiss，Najavits & Mirin，1998b）。

整合既是患者内心的最终目标，同时也是一个系统性的目标：同时承认两种疾病，识别它们之间的关系，减少成为两种疾病彼此促发的牺牲品的概率。因此，该治疗内容为患者提供了机会以发现两种疾病在他们生活中的联系——它们被激发的顺序如何，怎样彼此影响，以及作为它们共同起因的其他生活问题。

而且，整合治疗让治疗师得到指导去利用一种疾病作为杠杆来帮助患者克服另一种疾病。患者很少同等地强调两种疾病。有些人想长时间地谈论创伤后应激障碍，并相信他们的物质滥用并非什么真正的问题。另一些人则承认物质滥用问题而害怕谈论创伤后应激障碍。在这两种疾病中，否认个人体验的某些方面比起很多其他轴I诊断（如重症抑郁或者广泛性焦虑）更有特征性。围绕着创伤和物质滥用的羞耻感和隐秘感与对他人评判的惧怕交织起来，导致了很深层次的否认。此否认可能是内心的，如同在分离症状中那样；或者是外在的，例如对物质滥用的不诚实。无论何种情况，都需要丰富的治疗技巧来持续地帮助患者同时集中于两种疾病。

治疗的整合同时也发生在干预层面上。每一个主题都可以同时被应用于创伤后应激障碍和物质滥用。例如，"在关系中设立界线"可以同时应用于创伤后应激障碍（例如脱离虐待性的关系）和物质滥用（例如要求室友不要在屋子里种大麻）。也可以在治疗的四个目标领域来回转换以实现整合，包括认知的、行为的、人际的以及个案管理。对这四个目标的灵活运用能帮助患者识别他们的思想、行动与关系之间的联系，找出他们的内在体验与他们在外部世界里的功能的联结。

要注意到，"整合"是指对两个疾病在"当下"的同时关注。它并不要求患者详尽地谈论过去，事实上，那恰恰不是本治疗的成分（参见"什么不是本治疗的内容"）。相反，它意味着帮助患者学习这两种疾病是什么以及它们为何并存；探讨它们现在的相互关系（例如患者上个星期用可卡因来应对创伤后应激障碍的闪回症状）；理解在康复中疾病的病程（例如随着停止用药，创伤后应激障碍的症状在好转前会恶化）；将物质滥用看作是应对创伤带来的痛苦的努力以增加同情；教授可以同时应用于两个疾病的安全应对技巧。简要地说就是鼓励患者去认识到要从疾病中康复就需要同时关注两种疾病。当然，这并不意味着告诉患者"你必须先'干净'了，然后你才能应对你的创伤"，或者"一旦你搞定了创伤后应激障碍，物质滥用就会消失"（患者可能会从某些治疗项目中得到这样的理念）。相反，我们的理念是要众所周知的一个疾病引发另一个疾病的螺旋式下滑获得控制，因此两种疾病中的共同议题会被强调，例如"隐秘性"（secrecy）和"控制"（control）等。

关注患者的理想

很难想象两种精神障碍可以单独导致如此严重的道德混乱与理想缺失。在创伤后应激障碍领域，这种理想丧失在Janoff-Bulman（1992）的著作中被称为"破碎的假设"（shattered assumptions）而在 Frankle（1963）的著述中则被称为"寻求意义"（search for meaning）。有患者说："我觉得似乎每个人出生时都是好的，而世界将此毁坏了。我不停地想，'活着有什么意义？'可我找不到答案。"创伤带来了一个两难处境：在遭遇了磨难和邪恶之后，幸存者会陷于那个层面，是继续生存于不信任、破坏性与孤立中（对自己和对他人的），还是超越它而创造出有关诚实、正直、联结和更高的价值的对话？这些主题在有关创伤的文献中，无论是"二战"大屠杀幸存者，还是在经历战争的老兵、犯罪受害者或者儿童虐待案的幸存者中都反复出现（Frankle，1963；Herman，1992；Shay，1994）。研究表明那些能够从他们的创伤中创造出积极意义的人，要远比那些无法这样做的人生活得要好（Janoff-Bulman，1997）。而很多患者报告理想的丧失，例如信任感的丧失，远比外在的一些困难境况例如贫穷或者没有工作更加令人痛苦。

在物质滥用中，也存在着理想的丧失。生活变得非常局限，在严重的情况下，患者生活在"底层"——置身于那些无能应对、逃避现实、与正常生活脱节（工作、家庭、关系）、对物质滥用撒谎、无法面对情感痛苦的人中间。令人震惊的是，在几乎整个 20 世纪，在对物质滥用的治疗中，匿名戒酒会（AA）是唯一一个带有大量精神成分的对精神障碍的治疗。匿名戒酒会的目标——过有道德尊严的生活——是对物质滥用中理想退行的矫正。

因此，本治疗明确地追求重建丧失的理想。每个主题的标题都以"积极理念"的方式出现——跟某些创伤后应激障碍和物质滥用的病理性特征相反。例如，**诚实**对抗否认、谎言以及"假性的自我"，**承诺**是不负责任与冲动的反面，**照顾好自己**则是针对躯体忽视问题的解决办法。每个主题中的引言都是一种激励人心的尝试，在整个治疗中所使用的语言都强调"尊重"、"关照"、"整合"、"保护"和"疗伤"。希望患者能够向着这些积极的理念积聚起动力以投入令人难以置信的艰苦的康复工作。如果治疗要求他们放弃药物，那么就应该提供更好的东西来取而代之。

四个方面的内容：认知、行为、人际和个案管理

本治疗的基础是认知行为治疗，它直接地满足了第一阶段治疗"安全"的需求。Beck、Emry 和 Greenberg（1985）阐述了其中的几个关键特征。它以当下和问题为取向来减轻现有的症状。它是短程、时限性、结构式的，以在短时期内取得疗效作为目标。它具有教育性，强调新技能的练习。它具有指导性与合作性，在强调患者对自己的治疗做出贡献的同时，也给予患

者指导（如同好父母）。这些过程借助于本治疗的形式，为创伤后应激障碍和物质滥用中所固有的无力感与控制缺乏感提供了矫正的方法。认知行为治疗同时也教授自我控制的策略，帮助患者习得未曾习得的或者由于创伤后应激障碍和物质滥用而减弱的功能适应性行为（例如解决问题、认知控制、关系技巧、自我关照）。创伤后应激障碍和物质滥用领域的专家特别推荐这些应对技巧（Ouimette et al., 1999）。认知行为治疗明确地提供了在物质滥用的复发预防中常用的训练（Beck, Wright, Newman & Liese, 1993；Carroll et al., 1991；Marlatt & Gordon, 1985），它们也可以直接地应用于创伤后应激障碍（Foy, 1992）。而且，研究发现认知行为治疗分别应用于创伤后应激障碍（Marks, Lovell, Noshirvani, Livanou & Trasher, 1998；Ruzek et al., 1998；Solomon et al., 1992）和物质滥用时（Carroll et al., 1991；Maude-Griffin et al., 1998；Najavits & Weiss, 1994a），都是最有前途的治疗方法之一。

在行为主题上，患者被鼓励承诺做出行动。本治疗教授患者"行为的底线"：单单谈论行为是不够的，还需要真正的行动，无论行动多么小，都是至关重要的。在每次治疗中，患者都要针对某一个具体的步骤做出承诺，以促进康复（参见第2章）。治疗师则应"倾听"患者的行为而非言辞，以便更有效地理解（例如把自我伤害行为作为"呼唤帮助"）。安全应对表（Safe Coping Sheet）中，指导患者去"认领"他们的行为——无论生活中发生什么，他们都能够学着不通过药物去应对。

认知的重要性则通过标准的认知治疗干预的方式（如信念的识别与重建）来提升。同时，指导患者在创伤后应激障碍的背景下对物质滥用的意义进行探究（例如，是自我用药，还是补偿、慢性自杀或复仇？）。识别创伤后应激障碍和物质滥用中的认知歪曲（Burns, 1980）（例如"打击自己"），并与更健康的意义系统做对照（例如"好好活"、"尊重你的感受"和"你可以选择"）。**同情**主题则是联结认知与情感的工具：在更深的层面理解一个人的行为而非评判它们。这样一来，创伤后应激障碍不再意味着"疯狂"，而只是令人难以承受的情感上的痛苦；物质滥用并不意味着"坏"，而只是一种误入歧途的解决问题的方式。简言之，患者可能赋予他们的生活各种各样的意义，有的会讲述一个人生被毁的悲惨故事，有的会讲述一个克服不幸的令人振奋的故事。因此，认知主题的目标是帮助患者将他们的意义系统向着自尊与适应性转换。

本来该治疗只包括认知与行为两部分，但与患者的工作显示人际和个案管理两方面同样重要，因而增加了这些内容。目前人际的主题大概占了1/3，而个案管理始于第一次治疗，在每次治疗中都有提及，贯穿了整个治疗。由于大多数创伤后应激障碍都来自于别人施加的创伤（与自然灾害或者意外事故相比，Kessler et al.，1995），所以患者在人际方面有着特别的需求。无论创伤是儿童时期的躯体或者性虐待，还是战争或者犯罪，都有着人际关系中的情绪影响，在经历者心中都可以引发对他人的不信任，对关系中可以期待什么的困惑，以及对虐待重演的担忧（Herman，1992；Shay，1994）。相似地，物质滥用也常常由关系所引发并维持。很多患者成长在有物质滥用家庭成员的环境中，物质滥用也可能是一种获得他人接受（Miller，Downs & Testa，1993）以及管理人际冲突（Marlatt & Gordon，1985）的努力。如 Trotter（1992）等所指出的，创伤后应激障碍和物质滥用的患者常常更多地关心人际问题而非自主性问题（例如工作功能），自主性可能代表着后续的发展步骤。

因此，治疗中的人际主题旨在如何让患者最大限度地增加生活中提供支持的人，而远离破坏性的人。治疗中患者可以选择邀请重要的人来参加一次治疗，以支持康复（参见"让他人支持你的康复"）。患者应在安全的情况下坦诚地沟通，但同时也要认识到此时他们只能改变自己，在康复早期想要改变别人通常不是很有效。患者接受指导去探讨他们跟自己以及他们与他人之间的平行关系（例如，无法跟自己设立内在界限与无法跟他人设立外部界限的情况很常见），并留意关系中那些重新诱发创伤（例如过度顺服、伴缠等）以及物质滥用（例如那些不断提供药物的"朋友"）的动力来源。

个案管理部分来自于"寻求安全"项目的前期研究数据，这些数据显示患者在参加此项目前已经接受的治疗服务很少（Najavits et al.，1998e；Najavits，Dierberger & Weisss，1999a）。这跟我们预期的不同，我们预期他们可能已经接受过很多治疗。有些创伤后应激障碍和物质滥用的患者可能确实接受了很多治疗，尤其当他们跟某个治疗系统如退伍军人事务管理局（Department of Veterans Affairs，VA）相关联，或者是接受住院治疗时（例如 Brown & Wolfe，1994）。对比之下，参与我们研究的患者则是通过报刊广告招募而来，吸引的可能是不一样的样本，他们大多数需要很多帮助方能获得他们所需要的照顾（心理药理问题、工作咨询、住房问题等）。在**治疗介绍 / 个案管理**主题中提供了更详尽的有关个案管理原因与方法的讨论。简而言之，此处的假设是只有当患者具有了足够的治疗基础，心理干预才有可能有效。

对治疗师过程的关注

　　治疗本身是没有活性的，是治疗师赋予其活力。确实如此，研究表明，尤其是在物质滥用患者中，治疗师对治疗效果的影响等于或大于治疗的理论取向或患者的个人物质所带来的影响（Luborsky et al.，1986；McLellan，Woody，Luborsky & Goehl，1988；Najavits，Crits-Christoph & Dierberger，2000；Najavitz & Weiss，1994b）。将一个治疗区分为内容和过程可能有刻意做作之嫌（Strupp & Binder，1984）。但治疗师的确代表了治疗展开的形式，有可能强化或者削弱其影响。而且患者的病情越严重，治疗师过程有可能更消极（Imhof，1991；Imhof et al.，1983）。

　　本治疗所强调的治疗师过程包括：建立联盟；对患者的体验抱有同情；使用自己生活中的各种应对技能（例如，不要求患者做治疗师本人做不到的事情）；尽可能让患者拥有控制权（因为缺乏控制感正是创伤后应激障碍与物质滥用的固有特征）；示范什么是尽力"不半心半意"地去面对患者（例如，在职业界限之内像个英雄一样尽最大的努力帮助患者好转）；从患者那里获得他们对治疗的真实反应。与这些积极的治疗师过程相对应的则是消极的反移情，包括：严苛的对质；虐待；出于错误的同情而无法让患者担当责任；成为患者施虐的受害者；权力斗争；在小组治疗中，允许让某个患者成为替罪羊。如 Herman（1992）所指出的，治疗师可能不自觉地重演着创伤中的角色——受害者、行凶者或者旁观者。同样也要注意创伤后应激障碍和物质滥用中的所谓"反移情悖论"，即创伤后应激障碍和物质滥用似乎会激发起相反的反移情反应，令治疗师难以平衡两者。创伤后应激障碍易于唤起同情以及对患者的脆弱性的认同，但如果过分的话，则会导致过多的支持和放纵，而非鼓励负责与成长；物质滥用则易于唤起对患者用药的担忧与焦虑，如果过分的话，则会变成严厉的评判和对质。治疗师往往在这两个极端之间偏于某个方面。因此，治疗师的目标是整合赞扬与负责，这被视为该治疗的两大核心过程。

　　在本治疗中，治疗师过程在每个主题中经由不同的方式得到体现：治疗"介绍"提供了主题的背景以及对反移情的讨论；"疑难案例"部分则为治疗师提供了可以预习的治疗中的典型挑战；"治疗结束问卷"则可以从患者处获得对每次治疗的反馈（参见第 2 章）。

　　此外，虽然具有高度结构化的取向，但该治疗的设计能让治疗师根据喜好灵活地进行。例如，有些治疗师喜欢在治疗中使用认知行为治疗的表格，而有些则不喜欢，我们提供了这些表格，可以随意取用；很多主题具有几个分主题，可以从中选择使用；与僵化的守则不同，提供了多种使用材料的建议。没有必要按照一定的顺序选择主题，也可以多种形式来进行该治疗（参见第2章）。简而言之，对治疗师个人风格的尊重以及对他们所承担的困难角色的支持贯穿了整个治疗。

本治疗的其他特点

除了上述五个主要的特点外，下面是本治疗的其他一些特点。

运用教育研究的策略。有几个策略源自教育学的研究，以将学习最大化（Najavits & Garber，1989），包括对照教育（比较两个极端，例如安全对不安全应对，支持性对破坏性的人），角色准备（例如，明确地告诉患者如何最大程度地从治疗中获益），教导如何扩展（例如，要求患者教伴侣一个可以用来提醒患者的新技巧），结构式的治疗（例如，每次治疗都遵循一致的形式），能够卷入情感的话题与资料（例如，每个主题用的引言），以及强化记忆的方法（例如，治疗的核心概念的清单，参见第2章）。

关注潜力而非病理。为了提升患者的（和治疗师的）希望，该治疗更多地强调现在及未来而非过去，并强调患者的长处而非病理。了解患者的缺陷是必要的，但是，治疗的早期目标是帮助患者实现安全，集中于过去或者病理只会令患者气馁。因此，我们的立场是保持一个积极的态度，设立较高的目标（例如，相信患者能够真正好转），使用赞扬而不是负性强化来促使改变发生。特别的技巧包括：要求患者在每节治疗的治疗登记中报告良好的应对，教授同情而非自责，允许患者无论在何种情况下都可以回到治疗中（除非确实有人身危险），并将对过往创伤的探究以及心理动力性的阐释性工作推迟到治疗的后期（参见下文"什么不是本治疗的内容"）。

关注语言。该治疗使用简明的日常用语，使用人性化而非科学性的术语，尽可能使用患者自己的语言来表述他们的体验。例如使用"重新思考"而非"认知重构"，"诚实"而非"断言"，以及"情感痛苦"而非"精神症状"。为了关注长处而非病理，认识到消极语言可以令患者对自己感觉更糟后，本治疗几乎对每个消极的用语都做了重新调整。所以，标准的认知行为用语"认知歪曲"（cognitive distortions）调整成了"创造意义"（creating meaning）。另外，治疗师应让患者决定适合他们的语言。例如，有些创伤后应激障碍患者偏爱用"疗伤"而非"康复"，因为他

17

们相信无论他们好转成什么样，创伤都永远地改变了他们。这也说明，创伤后应激障碍是存在层面的，而不是一种可以完全治愈的"疾病"。最后，尽可能使用性别中立的语言，这样女性和男性都能够跟材料发生联系。在整个治疗手册中贯穿着男性患者和女性患者在各种创伤方面的例子。

强调实际的解决办法。本治疗努力提供高度实用的资料：全美范围内的资源清单，每个主题都有丰富的材料，有关安全应对技能的清单，在每节治疗中可以使用的特定的练习（例如，一个可以用于练习"着陆"技术的真实脚本）。目标是使患者永远都不再去相信"我什么都做不了"。如果一个工具没有效，那么就去使用另一个。

将材料与患者的生活联系起来。这么多的书面资料，如何令治疗具有治疗性而不要变成讲座便成了一个挑战。解决的方法包括将材料跟患者生活中一些当前的、特定的问题联系起来。另外，在任何可能的情况下，直接在治疗中和治疗外练习技能，这样患者就如著名的教育学家约翰·杜威所言，"边做边学"（杜威，1983）。

临床现实。虽然我们描述了理想中治疗应该怎样进行，但也对临床前沿工作中的现实给予了很多关注。因而，对于可能会令部分患者难受的资料加了"临床警告"；每个主题中的"建议"则强调了治疗中可能出现的问题；每个主题下都有"疑难案例"，呈列了部分患者倾向于做出的挑战性评议；而在第 2 章末尾则指出了在制订本治疗过程中所发现的行不通的地方。此外，本治疗自始至终强调要理解患者生活中的局限，当实施策略时，要避免简化的方法（例如，认知主题中的"积极思考"。）

时间上的紧急取向。一方面，很多物质滥用患者难以长期坚持参与治疗（Crits-Christoph & Siqueland，1996），另一方面，具有此种双重诊断的患者病情的严重性又促使临床工作者急迫地想要帮助他们。事实上，本治疗正是作为一项由一位治疗师单独带领的短程（3 个月）团体项目来接受检验的，以确认它是否能在这样的限制下依然有所收益（Najavits et al.，1998e）。如果条件允许，它可以在一个比较长的时间框架中进行，我们也希望能这样，但是对大多数患者来说要做的太多而时间太少了。因此，治疗高度集中以充分利用有限的时间，同时尽可能地使用治疗外的时间来促进康复（例如，在治疗与治疗之间通过电话进行个案管理，在治疗间歇完成承诺）。治疗师需要掌握的一个关键技巧是"重新定向"，以帮助保持治疗的目标指向。

针对患者将治疗设计得有趣。我们花了很多心思努力将治疗设计得更能被人接受，我们提供了"人生选择游戏"等工具，在治疗中做治疗录音，在患者手册中提供自我探索的问题，使用比喻，以及用引言开启每个主题。相比物质滥用患者而言，这些努力可能对同时患有创伤后应激障碍和物质滥用的患者更为重要，因为他们的损害更严重，对治疗也更抗拒（Brady et al.，1994；Najavits et al.，1996b，1998c）。他们的临床表现，尤其是在治疗早期，可能有着明显的注意力差、分离症状和冲动性，这些可能使传统的言语治疗的影响受限。不少研究者探讨过"勾住"患者的必要性（Abueg & Fairbank，1991；Jelinek & Williams，1984；Kofoed et al.，1993）。物质滥用治疗中患者的高脱落率（Craig，1985）要求临床工作者投入很大努力以确保他们坚持治疗。认知行为治疗有时会被认为是机械化的、肤浅的以及对情绪不敏感的（Clark，1995；Gluhoski，1994），因此将治疗设计得有创意显得格外重要。而且，这样正好利用了创伤后应激障碍中一个主要的防御——幻想——作为康复的工具（Herman，1992）。

优先关注物质滥用。在 20 世纪的大部分时间里，物质滥用的治疗与精神卫生的治疗属于两种不同的文化。每种文化都随着时间的积累，从与患者的临床工作中总结出了自身的策略。对于那些对物质滥用不熟悉的治疗师来说，通常需要学习的东西很多。在本治疗的方法中包括了不少针对物质滥用的工作技巧：将物质滥用的治疗作为每次治疗的优先项；向患者传达虽然治疗的目标是理解物质滥用的诱因，但任何事情都不应成为使用药品的借口（永远有可能找到更好的应对方法）；使用尿检和呼吸分析测试；对放弃用药的混杂的情感予以确认；承认放弃药品不会令人感觉好；理解药品何以在短期内"解决"某些创伤后应激障碍的症状以及其他一些问题（但长期来看它们并没有用）；理解成瘾的生物基础；辨识物质滥用中典型的防御机制，如否定等；将戒除毒瘾作为目标，但在必要时可以允许患者在医生监管下使用药品，作为达到最终目标的手段；虽然强烈鼓励患者参加十二步自助小组，但永远不要强迫他们。

什么不是本治疗的内容

本治疗明确地省略了两个主要的方面：对过去的创伤的探究以及心理动力性的阐释工作。前者本身就是对创伤后应激障碍的主要干预方法，它包括多种形式，如哀悼（Herman，1992），暴露治疗（Foa & Rothbaum，1998），眼动脱敏加工（Shapiro，1995），数数方法（Ochberg，1996），倒带（Muss 1991），以及思维场治疗（Figley，Bride & Mazza，1997）等。通过对创伤性记忆的直接加工，它们不再对患者在情感上有那么巨大的威力。例如，在暴露治疗中（Foa & Rothbaum，1998），患者对创伤进行详细的描述（"想象暴露"），可能需要对患者的创伤叙述录音并让其在治疗外的时间里听该录音，同时还要让患者去面对所害怕的创伤的提示物（"实体暴露"，例如开车经过曾经遭受到人身攻击的桥）。当患者面对这些创伤的提示物时，他们经历着颠覆性的情感——典型的如焦虑、伤感或者愤怒——它们会随着反复的暴露而渐渐地消散。这是对所害怕的刺激源的经典的行为暴露模式，在少至 9 节治疗或者对比较复杂的案例的加长治疗中对创伤后应激障碍均十分有效（Foa & Rothbaum，1998；Marks et al.，1998）。Herman（1992）所描述的"哀悼"与此相似，但是受到了心理动力学的影响，强调回顾患者在创伤前的生活，创造意义来理解所发生的事，关注创伤是如何影响关系的以及创伤的意象。

创伤探究未纳入本治疗有以下几个原因。首先，目前不知道它对于还在滥用物质的患者是否安全和有效。很多专家建议，对物质滥用者，这样的工作要在稳定地停用药物、恢复功能一段时间后才开始（Chu，1988；Keane，1995；Ruzek et al.，1998；Solomon，Gerrity & Muff，1992）。这样做是考虑到如果患者被过去的痛苦记忆所压倒，那么他们的物质滥用会作为错误应对而恶化。而且，本治疗起初是作为一项短程团体治疗项目来接受检验的，在那样的条件下对人生早期有反复创伤的患者应用暴露方法似乎并不合适，而这样的患者恰恰占据了具有该双重诊断的群体中的大部分（Najavits 等，1997）。哪怕是略微提及创伤体验都会刺激其他患者，而在一个短程小组治疗中，并没有足够的时间来完全地处理这些情况。

然而，值得一提的是，当"寻求安全"被用于比较长程的个人治疗时，则常与暴露治疗合并使用。到目前为止，这种混合治疗显得很匹配。本章稍后将报告一个运用这种混合治疗对男性患者进行试点研究的实证结果（Najavits，Schmitz，Gotthardt & Weiss，2001）。在第 2 章的"治疗指南"一节中，则提供了整合治疗的一些初步的指南。然而，在对具有双重诊断的各类型患者对暴露技巧的适用性进行进一步研究之前，寻求安全疗法不包括暴露技巧。

"寻求安全"也刻意地回避心理动力学的阐释性工作，极少对患者与治疗师的关系或小组成员之间的关系进行处理，也不包括对内心动力或动力性的领悟的探究。虽然在治疗的后期这会是很强有力的干预方法，但它们对处于此阶段的患者来说过于超前，因而有可能令患者不安。有关此点的更多信息参见安全主题。

"寻求安全"是如何发展起来的

"寻求安全"起始于1993年美国国家药物滥用研究院（National Institute on Drug Abuse, NIDA）一个有关行为治疗发展项目的基金支持，目标是设计治疗并进行试点研究来科学地评估它对患者的影响。由于女性当中同时具有该双重诊断的患者很多，所以研究样本为女性，形式是时限性的小组治疗（为了经济有效）。当时，还没有一项已发表的研究是在同时具有创伤后应激障碍和物质滥用的患者当中进行的，而仅存的治疗资源不是简短的文章（Abueg & Fairbank, 1991；Bollerud, 1990），就是尚没有实证支持（Abueg & Fairbank, 1991；Bollerud, 1990；Evans & Sullivan, 1995；Trotter, 1992），要么就是非认知行为取向的（Bollerud, 1990；Evans & Sullivan, 1995；Trotter, 1992）。

治疗的内容主要基于几类传统：物质滥用治疗（Beck et al., 1993；Carroll et al., 1991；Marlatt & Gordon, 1985；Miller, Zweben, DiClemente & Rychtarik, 1995），创伤后应激障碍治疗（Chu, 1988；Davis & Bass, 1988；Herman, 1992；van der Kolk, 1987），认知行为治疗（Beck, Rush, Shaw & Emery, 1979），女性治疗（Jordon, Kaplan, Miller, Stiver & Surrey, 1991；Lerner, 1988），以及教育研究（Najavits & Garber, 1992）。

发展这个治疗经历了几个研究，其中包含了大量的试误过程：第一个试点研究采用的是小组形式（Najavits et al., 1998e）；一个对照试验，用小组形式对照"常规治疗"的情况（Najavits, 1996）；在患有物质滥用的市区女性中应用个人治疗形式进行复发预防治疗，我们针对它进行了比较的对照研究（Hien, 1997）；在一个女子监狱中应用小组形式进行的试点研究（Zlotnick, 1999）；在男性患者中以个人治疗的形式进行的试点研究。它也被应用于三家军人医院，提供了来自经历战争的男性退役军人（C. Smith，个人交流，2000年4月21日；T. North，个人交流，1999年10月12日）和女性退役军人的数据（J. Ruzek，个人交流，1998年9月15日）。在这些项目中，我们跟很多治疗师密切地合作，并认识到要将纸上看似行得通的内容有效地传达给他人还需要做很多工作，这对完善该治疗手册至关重要。我在开始的试点研究中带领了头两个治疗小组，之后就为带小组的治疗师提供督导，听了很多节治疗的录音，并密切地跟治疗师合作以识别什么有效什么无效。患者对该治疗的各方面的回应以及他们有关如何改进的建议也为我们提供了重要的反馈。同时，该手册也交由该领域里的几个专家审阅。

有两个相关的研究提供了进一步的信息。第一个是对 50 个认知行为治疗师的调研，收集他们对治疗手册的反应，请他们对手册的不同部分进行评分，并报告他们如何使用手册（Najavits，Weiss，Shaw & Dierberger，2000）。第二个研究针对 30 个患有创伤后应激障碍和物质滥用的女性与 30 个仅患有物质滥用的女性，使用了一整套的评估工具进行比较（Najavits et al.，1999b）。研究的目标是探究那些可以将同时患有两种疾病的人与只患有一种疾病的人区分开来的变量（例如，对共存的精神问题、童年期的危险与保护因素、认知歪曲、治疗史以及应对风格等进行评估）。

基于这些试误以及信息收集过程，我们对治疗做了几大修改。这里详细地介绍一下我们尝试过的哪些要素在临床设置中无效。

- **完成认知、行为和人际关系治疗的全套模块（8 节连续治疗）**。开始时，治疗是按照认知、行为和人际关系模块进行的（每个模块有 8 节治疗），所有治疗都按事先决定的顺序进行，以确保患者对每一个方面都真正掌握。曾经每个模块里都单独设计了安全应对清单。然而，这样并没有很好的效果。患者们偏爱于在模块之间转换，而不是在每个模块上"卡"几个星期。这样在各个模块之间来回穿插进行更利于他们学习。所以，现在的形式是让患者和治疗师自行选择治疗主题的顺序。
- **消极命名的主题**。例如，治疗主题曾经被命名为"认知歪曲"和"被毁坏的自我"等，现在它们成了"创造意义"和"创伤后应激障碍：要回你的力量"。在整个治疗中，凡是用病理性用语命名的主题要么被删除要么被相对应的健康应对所替换（例如："严厉的自我对话"相对"同情"，"分裂"相对"整合分裂的自我"）。我们发现这样能给患者更多的支持与动力。
- **分派小组伙伴**。患者被随机地分配，跟另一个小组成员结成"对子"（有人可以一起去匿名戒酒会，一起完成承诺，如果错过治疗有人可以打电话联络）。患者给这个治疗成分的评分很低，并且这似乎造成了一些严重的人际界限方面的问题。
- **家庭作业**。家庭作业最初遵循标准的认知行为治疗模式：是书面的，被称为"家庭作业",并且是必须完成的。所有这些现在都得到了改变:可以是任何能够鼓励患者往前走的实际的、确定的功课(参见第2章);不一定是书面的(很多患者从来都不喜欢上学,而书面的功课会唤起他们失败的体验);它被称为"承诺";治疗师会强烈地鼓励患者去做,但它绝不是硬性要求。

- **向治疗师而非患者提供大多数书面资料**。起初我们的想法是确保分发给患者的资料是简洁的一页纸小结,而大量信息则放在治疗师指南中。然而,在尝试之后,我们发现患者非常喜欢在治疗外能够有大量的书面资料供他们阅读,而这也减轻了治疗师需要传达大量信息的负担。

- **书写创伤后应激障碍和物质滥用经历的自传**。书写个人物质滥用经历的自传是预防复发(Marlatt & Gordon,1985)的一个标准练习。然而,当患者被要求同时书写创伤后应激障碍和物质滥用经历的自传时,一些患者觉得遭到非常严重的激发,有几个人甚至没再回到治疗中来。确实,书写有关个人的创伤后应激障碍历史是创伤后应激障碍暴露治疗的一个正式的部分,如今已经了解到它会激发极度的焦虑。因而,将此作为本治疗的一个常规部分并不安全,不过如果经过谨慎的计划,合并使用"寻求安全"与暴露治疗——可能会富有成效(Najavits et al.,2001)。

- **将每一次物质滥用与创伤后应激障碍挂钩**。早期的一个天真的设想是认为每次物质滥用都是创伤后应激障碍的反应。而实际上,除了试图控制自己的创伤后应激障碍之外,具有该双重诊断的患者还有其他很多原因滥用物质(例如,习惯、周围有用药的人、生物性因素)。

实证研究

目前为止本治疗已经经过了四个实证研究的检验:门诊女患者、市区女性、男性以及监狱女服刑人员(Hien, Cohen, Litt, Miele & Capstick,审阅中,1998c,2001;Zlotnick, Najavits & Rohsenow,审阅中)。目前还有其他几个研究正在对其进行评估:青少年女性(Najavits,1998),女性退伍军人(Rosenheck,1999),在物质滥用治疗中的女性(Brown, Finkelstein, &

Hutchins，2000），门诊女患者 (Najavits，1996)，以及在住院治疗中的女性 (Detrick，2001)。有些治疗是以团体形式进行的，而有些则是以个人治疗的形式进行的。

试点研究的结果具体参见杂志文章 (Najavits et al.，1998c)。这里简单地总结一下，一共有 27 个女性报名参加该项目，其中 17 个 (63%) 完成了"最小剂量"的 6 次小组心理治疗。根据结构化临床面试，所有患者都符合 DSM - IV 轴 I 中的创伤后应激障碍和物质依赖诊断 (First, Spitzer, Gibbon & Williams，1994)，所有人都在入组评估前一个月之内用过兴奋类物质。（注意，物质依赖是物质使用障碍中最严重的形式。）另外，有 65% 的患者达到了一个或多个人格障碍的诊断标准。大多数研究对象有童年早期反复的躯体和 / 或性受虐史，而这一点随着越来越多的研究报告的发表变得越发的清晰——这是大多数具有该双重诊断的女性患者的共同特点 (Najavits et al.，1997)。研究中所有的女性都至少经历了 5 次创伤事件，第一次创伤事件的平均发生年龄是 7 岁。94% 的人有性受虐史，88% 有躯体受虐史，71% 为其他类犯罪的受害者。根据 DSM - III - R 的诊断标准，各类物质依赖的发病率为：41% 为药物依赖，41% 为酒精依赖，两者兼有的为 18%。按物质类型细分，59% 为酒精，29% 为大麻，24% 为可卡因，6% 为抗焦虑类药物，6% 为镇静药，6% 为非处方类安眠药。白人女性占样本的 88%，黑人女性占 12%。大多数女性失业 (59%)，大多数有子女 (59%)。

在治疗前、治疗期间和治疗后，我们收集了大量的数据以研究几个关键的问题：在何种程度上患者的创伤后应激障碍和物质滥用症状（以及很多其他方面的功能）会随着时间而改变？患者对治疗的满意程度如何？他们喜欢治疗中的什么？又不喜欢什么？为什么有些患者坚持下来了，而有些则脱落了？

该试点研究的目的是评估治疗的影响，于是我们从 17 个至少参加过 6 次治疗的研究参与者那里得到了结论。患者平均参加了 67% 的治疗。基于治疗之前、治疗期间、治疗结束时以及治疗结束后 3 个月的评估，结果表明：在物质的使用、与创伤有关的症状、自杀风险、自杀想法、社会适应、家庭功能、问题解决、抑郁症、物质使用以及治疗的相关知识等方面都有了显著的改善。患者的治疗联盟的牢固度和对治疗的满意度都很高。有趣的是，17 例符合治疗最低要求的患者比起那些脱落的患者在各种评估工具中都显示出有更多的损害，但他们也更积极地投入治疗。然而，由于缺乏对照组，缺乏多元统计的比较，以及缺乏对脱落患者的评估等原因，以上内容显然只是初步的结果。

在一个对 5 名男性门诊治疗患者的试点研究中，使用了"寻求安全"与对创伤后应激障碍的暴露治疗相结合的个人治疗模式（Najavits et al., 2001 年）。研究为患者提供了一套历时 5 个月共计 30 次的治疗，患者和治疗师根据患者的需求和偏好共同确定每种治疗的治疗次数。研究参与者平均接受寻求安全治疗 21 次，暴露治疗 9 次。所有的男性都有儿童期创伤史（首次创伤性事件发生的平均年龄为 8.8 岁）；所有患者患有慢性创伤后应激障碍和物质滥用已多年。结果表明：治疗结束时，患者在药物使用、创伤症状、分离症状、焦虑、敌对、自杀想法和计划、家庭/社会功能、总体功能以及意义感等各个方面都得到改善。治疗的参与率、治疗联盟的牢固度和满意度都很高。但是，由于缺乏对照、小样本以及对治疗外的因素缺乏控制等原因，该研究具有局限性。

另外两个研究也提供了初步结果。对 17 个被监禁的妇女的研究，在最低限度的保安条件下进行和评估了"寻求安全"的小组治疗。治疗共 25 次，历时 3 个月（Zlotnick et al., 审阅中）。所有参与者都达到了创伤后应激障碍和物质依赖的诊断标准，都经历过多次躯体或性的虐待，或两者兼有（首次创伤发生的平均年龄为 8 岁）。最常用的药物是可卡因。凡是被提供治疗的妇女都接受了治疗。结果表明，她们共参加了 83% 的治疗，并具有高满意度和联盟牢固度。17 名妇女当中的 9 个（53%）在 3 个月治疗结束时已经不再符合创伤后应激障碍的诊断，在治疗结束 3 个月后的随访中，依旧有 46% 不符合创伤后应激障碍的诊断标准。创伤后应激障碍的症状在治疗后比治疗前有显著减轻，并且这样的改善在治疗后 3 个月依旧维持着。监禁期间，对囚犯的随机尿检显示，没有妇女使用药物。获释 6 个星期后的随访表明，29% 使用了非法药物。获释后 3 个月的随访则显示 33% 使用了非法药物。获释后 6 个星期与 3 个月的研究表明，在使用药物和酒精以及法律问题等方面比起治疗前都有了显著的下降。再犯率（即重新回到监狱的比例）为 33%，符合该人群的典型数据。研究参与者认为，创伤后应激障碍的治疗与对物质滥用的治疗同样有效。

一项针对 100 名市区低收入女性的研究中，对"寻求安全"的个人治疗与复发预防治疗进行了随机对照研究，并有一组非随机的对照组接受常规治疗。25 次治疗在 3 个月中完成，所有参与者都符合创伤后应激障碍和物质滥用诊断标准（Hien et al., 审阅中）。在治疗结束后，"寻求安全"与复发预防治疗的参与者在物质使用频率和强度、创伤后应激障碍症状、精神科症状的严重程度方面都有显著的下降或减弱，而接受常规治疗的对照小组则没有显著变化。寻求安全小组与复发预防小组在创伤后应激障碍严重程度的改善上一直维持到治疗后 6 个月随访时，但没有维持到治疗后 9 个月随访时。而物质使用或者精神科症状的严重程度在统计学上的显著改善没能维持到治疗后 6 个月的随访中，但是发现物质使用以及精神科症状的严重程度有减少和减轻的趋势。该结果可以解释为，认知行为干预对于难以接触到的人群若使用得当可在相对短的时间内明显减少创伤后应激障碍和物质滥用的症状。

欢迎访问 http://www.seekingsafety.org 以获取更多有关寻求安全疗法的信息。这个网站提供了可供下载的最新的研究资料和期刊文章、培训治疗师的信息以及进行有关本治疗的研究的所需资源。

"寻求安全"与其他现存的治疗有何不同

心理治疗目前正处在一个繁荣期，新的治疗方法层出不穷。因此，将一种新的治疗与现存的治疗做个区分很重要。尽管本治疗是基于几种传统的治疗发展起来的（参见前述），但它是为满足不曾得到解决的问题而制订的。大致说来，"寻求安全"跟现存治疗的区别在于：它在理论上的综合性（例如，把安全作为治疗目标）；它对人本主题的强调（例如，安全、同情、诚实）；为那些理解上可能有困难的患者，它努力将认知行为治疗变得易理解而有趣；个案管理的强化；它的形式（例如，对引言的使用）；它为治疗师和患者针对每个主题提供了详细的资料；它对过程中问题的关注。下面介绍几个同样已经手册化并经实证研究的治疗，它们与本治疗密切相关，因此我们同时也阐述了本治疗与它们的不同。此外，下列所有治疗都跟患有创伤后应激障碍和物质滥用患者高度相关，我们鼓励治疗师们自己去阅读这些治疗手册。参见参考文献中带 * 号的条目。

认知行为治疗（CBT）。 认知行为治疗是用得最多的经手册化和实证研究的治疗之一。近年来，它被调整后用以治疗创伤后应激障碍（参见 Ruzek et al.，1998）和物质滥用（Beck et al.，1993；Carroll et al.，1991）。但是，两者都并不是设计用于治疗创伤后应激障碍与物质滥用双重诊断的。此外，"寻求安全"的某些特点与认知行为治疗并不一致。"寻求安全"与认知行为治疗的两个近亲——复发预防（是认知行为治疗在物质滥用方面发展出来的分支）和应对技能培训（参见 Monti，Abrams，Kadden & Cooney，1989）之间的关系也同样如此。

辩证行为治疗（DBT）。该治疗使用应对技能的方法，并在近期进行了调整用于物质滥用（Linehan et al.，1999）。然而，它针对的是边缘性人格障碍患者，并没有涉及或者解决创伤后应激障碍。虽然有些患者同时患有边缘性人格障碍和创伤后应激障碍，但这两者是分开的（Herman，1992；Linehan et al.，1999）。确实，在"寻求安全"的一个前期研究中，只有 29% 的患者符合边缘性人格障碍的诊断标准，而偏执性人格障碍则占了 47%（Najavits et al.，1998c）。辩证行为治疗的疗程更长，强度更大，整整一年的时间，合并小组治疗与个人治疗，每周超过 3 个小时，还要加上随需安排的电话辅导（Linehan et al.，1999）。"寻求安全"则是一个较低成本的治疗（由一位治疗师带领的短程小组治疗），如果患者想得到更多的关照，则可以扩展成强度更大、疗程更长的小组治疗及个人治疗。辩证行为治疗的形式、教授的技能、使用的语言以及抽象的程度也与本治疗不同。

创伤后应激障碍的暴露疗法。这是一套广泛使用的对创伤后应激障碍基于实证的行为治疗。它的主要技术是暴露于创伤性的记忆和触发事物、虽然它可以被合并使用，却是"寻求安全"有意不包括的内容。而且它相对简短（9～12 次治疗），并不涉及物质滥用问题、个案管理或者深入的应对技能（虽然有时候它也用到一些认知行为治疗的干预方法）（Foa & Rothbaum，1998）。

动机强化治疗。此项针对物质滥用的治疗重点在于积极的人际治疗过程（例如，"化解阻抗"、"表达共情"、"回避争论"），以期在治疗中吸引和留住患者。它已经被手册化，并在实证研究中得到验证（MATCH 课题研究小组，1997；Miller & Rollnick，1991）。然而它并不练习应对技能进行练习，不特别针对创伤后应激障碍和物质滥用该双重诊断，也不单独针对创伤后应激障碍，它也不是认知行为治疗。

十二步小组治疗。虽然匿名戒酒会等使用的十二步治疗跟本治疗以及其他的心理治疗十分匹配，但它们只关注物质滥用（不包括创伤后应激障碍），只提倡一种戒断模式，并非为专业治疗师而设计，也不明确地提供对应对技能的练习。不过，有些在十二步小组治疗的基础上经过调整的心理治疗（Mercer，Carpenter，Daley，Patterson & Volpicelli，1994）则具有后两个特征。

创伤后应激障碍和物质滥用的治疗。有几个治疗是针对该双重诊断发展出来的。除了"寻求安全"外，还有三个治疗完成了前期的实证研究：Dansky 及其同事对创伤后应激障碍和可卡因依赖的共同治疗（Dansky，Back，Carroll，Foa & Brady，2000），Triffleman 及其同事对物质依赖和创伤后应激障碍的治疗（Triffleman，Carroll & Kellogg，1999），以及 Donovan 及其同事的"超越"课程（Donavan，Padin-Rivera & Kowaliw，出版中）。Dansky 等人（2000）采用 16 次治疗的模式，整合了 Foa 对创伤后应激障碍的暴露治疗（Foa & Rothbaum，1998），预防复发技术（Carroll，1998；MATCH 课题研究小组，1997）以及对有关创伤后应激障碍与可卡因依赖的心理教育，并进行了调整。它跟"寻求安全"的不同在于，它包括了暴露技术，它更短程，对物质滥用的针对范围只包括了可卡因，它的形式以及一些具体技术。Triffleman 等人的治疗（1999）与"寻求安全"的不同之处在于，它包括了对创伤后应激障碍的实地暴露、它的形式与一些具体技术。Donovan 等人（2001）的治疗是为退伍军人制订的一个 12 周的课程，包括每周 10 个小时的小组治疗以及必须参加一个物质滥用康复课程，还有补充活动（例如社区的义务服务）和 6 周的技能发展与创伤工作。该治疗基于结构主义、存在主义、动力性认知行为和十二步理论的整合。它跟"寻求安全"的不同在于，它是一个高强度的半住院式治疗，它的特殊技术以及对加工创伤的强调。最后，还有五个模式要么尚未得到实证测试，要么不提供治疗师和患者的详细资料（例如，对每次治疗的计划以及患者资料）。其中包括了 Trotter（1992）和 Evans 及 Sullivan（1995）的著作，两者都沿用十二步治疗的传统；Abueg 和 Fairbank（1991）发表的文章，描述了在退伍军人医院内的一种行为疗法；Bollerud（1990）的有关住院患者的折衷模式的文章；Meisler（1999）的提及创伤后应激障碍和酒精滥用的小组治疗的著作章节；以及 Miller 和 Guidry（2001）的书。

一个患者的创伤后应激障碍和物质滥用体验

以一个患者对自身创伤后应激障碍和物质滥用经历的陈述来结束这一介绍性的章节似乎很合适。对于刚开始跟这一群体工作的治疗者来说，从患者的角度来看这两个疾病可能会有帮助；对所有临床工作者而言，它则再次提醒我们这些案例的复杂性。下面的内容来自一个参与本治疗试点研究的女性，她允许我们复制这些内容，所有的身份性信息都已经删除。

"从我开始记事起——我甚至还不会走路或者说话——我的大哥就开始在身体上伤

害我了。我记得他第一次对我施加性虐待时，我才三岁半。那是我第一次感到那种令人瘫痪的焦虑，并从此一直为此遭罪。从早年到六七岁之间，我不断地遭受来自我大哥躯体上的、性的以及情感上的虐待。那时候，我的母亲在情感上跟我很疏远。我总觉得她憎恨我。我母亲和我大哥两人经常地嘲笑我，令我难堪。我的父亲也在性方面虐待我。在我4岁到9岁之间，他饱受脑瘤的折磨。在那段时间里，他不断地进出医院。他回家时，有时躁狂，有时抑郁，有时则非常的糊涂困惑。我记得他对我的大哥在躯体上非常的暴力。他令我非常的迷茫和害怕。在那段时间里，一个邻居强迫我与他口交，而我大哥的一个朋友常常会痛打我，我持续地生活在恐惧中。我觉得自己是个坏人而所有的错都在于我。别人哪怕看我一眼，我都无法接受。我9岁那年，我的父亲死了。他死后，我不记得这所有的一切。我将我整个的童年时期都变成了空白，只是到最近这几年这些记忆才开始回来。

"我记得我长大了，总觉得别人憎恨我并想要伤害我。跟他人在一起时，我总是非常神经质。我11岁的时候就开始喝酒了。酒让我不那么紧张，容易和人打交道。12岁的时候，我开始用药，麻醉剂、兴奋剂、迷幻剂、大麻，当然还有酒精。那时候我是出于好奇而尝试，同时也感觉好一些——这是我试用不同药物的原因。我12岁的时候有了第一个男朋友，他16岁。他是我大哥的好朋友，并跟我们住了一段时间。我刚13岁的时候经历了第一次性交，是我的那个男朋友强奸了我。他试图让我窒息。那是一段可怕的经历而我没有人可以倾诉。我还有两个兄弟，一个是哥哥，一个是弟弟，他们并不是虐待者，可他们也没有做任何事情来试图阻止，我不知道他们究竟知道多少。

"14岁的时候，我交了一个22岁的男朋友。他让我迷上了海洛因。我们两个都上了瘾。我离开他去戒毒，而他碰上了一次很大的火灾。他们说我是个魔鬼，再也不许见他。从那之后我的焦虑完全失控了。从15岁到17岁，我用了很多很多麻醉剂和兴奋剂。我憎恨我自己，只想去死。我16岁的时候，三个男人用枪顶着我并强奸了我。到17岁的时候，我已经用过了所有的药物，我也知道什么都都不了我。

"17岁的时候，我的焦虑严重得让我无法离开家门，我觉得自己无法再坚持下去了。那个时候除了自杀我看不到任何别的选择。我终于鼓足勇气吞下98颗巴比妥类药片，可没死成。之后我又重新开始喝酒、抽大麻。我想让大麻帮助我晚间入睡，用酒精控制我的焦虑。大约23岁的时候，我搬到了南方，觉得如果我离开家乡一切就会好的。后来的事证实那是错的。我在那里卷入了虐待关系。最后，我被打碎了下巴。我重新回来，并继续喝酒、吸大麻，一直到我二十好几。

　　"后来我被介绍到匿名戒酒会。我住进了一个康复院，三个半月后我离开了。我觉得我又一次可以管理自己的生活了。可不久我就又一次住进了康复院，这次只住了六个星期。三十出头的时候我碰到了一个人，我们两个一起吸可卡因。这是又一段虐待关系——我们待在一起直到有个晚上他差一点杀了我，结果我住了院。后来我回到了他身边，虽然他没有再在躯体上虐待我，但是在精神上虐待我。跟他在一起的时候，我都觉得很恐惧。我35岁那年，我们彻底地分了手。我现在接受治疗。我开始意识到我所处的虐待关系的一些规律，我开始明白为什么我的人生会变成这样。我现在38岁了，正服用戒酒硫，这样当我在应对我的回忆和焦虑的痛苦时我不会去酗酒。但我依旧在吸大麻，希望能够对我的梦和焦虑找到控制感。我很骄傲，我活过了那个虐待我的大哥——他从18岁开始就对海洛因和可卡因上了瘾，直到他在36岁时杀死了他自己。"

第2章

治疗的实施

本主题提供了实施治疗的基本策略，接着介绍了所有治疗中使用的治疗师清单和分发给患者的治疗讲义。我们建议先通览一遍治疗主题，然后再回顾这一章节。有关培训治疗师如何使用本治疗的一篇文章（Najavits，2000）以及治疗创伤后应激障碍和物质滥用患者的两个录像中则有更多的建议（Najavits et al.，1998a，1998b）。注意下面的这些指南都是为研究项目培训治疗师而制订的，可以根据治疗的情境进行灵活宽松的调整。

治疗形式

本治疗可以根据治疗师的偏好、患者以及治疗情境的不同而极为灵活地应用。同时，它又具有高度结构性以便最好地使用手头的时间。下面是有关治疗形式的几个要点。

可以按任何顺序来实施主题。每个主题都是独立于其他主题的，让患者和治疗师自主选择主题的顺序。因此，主题刻意地没有用数目来排序。然而，如果你计划进行完整的治疗，那么建议你首先实施"治疗介绍／个案管理"和"安全"两个主题以提供基础。另外一些你可能想早点实施的主题或许有"创伤后应激障碍：要回你的力量"（如果患者不了解创伤后应激障碍是什么），"脱离情感痛苦（着陆技术）"（主要技能之一），以及"承诺"（因为它跟每次治疗结束前要讨论的问题有关）。建议治疗师鼓励患者来选择主题的顺序，因为如果他们觉得可以控制自己的治疗会具有最大的动力。简单的做法是给患者一份"治疗主题清单"（见本章结尾处的讲义3），并询问他们想要进行哪一个主题。这可以在本次治疗结束时，也可以在下一次治疗开始时做。对于动机较强的患者来说，你可以提供讲义让他们下次来治疗前在家里阅读。对于小组治疗来说，为了避免冗长的小组讨论，简单的做法就是由治疗师来选择治疗的主题。

治疗可以多于或者少于 25 次。治疗提供了 25 个主题，但可以调整使用，实施多于或者少于 25 次的治疗。由于医疗保险的费用限制或者住院治疗的时间限制，有些患者可能只能接受几次治疗，而一些高强度的长程的治疗则可以提供更多次治疗。在临床上，本治疗少则只实施过一次，多则长达一年。根据条件不同，每个主题在制订的时候考虑到两点：第一，主题之间相互独立，不需要事先具备知识基础或者设定可以参加治疗的最少次数。第二，每个主题都有大量的资料，可以通过几次治疗来实施。例如"创造意义"包含了很长的讲义，通常需要几次治疗来完成。因此，如果能够进行超过 25 次的治疗，该治疗可以扩展并以更深入的方式进行。下面的"将寻求安全应用于不同的情境"和"治疗实施"中提供了如何在不同的情况下使用本治疗的具体的建议。

一般的假设是，在每个治疗主题上花越多的时间，效果就越好，对严重受损的患者来说更是如此。创伤后应激障碍和物质滥用持续多年后，可能需要相当多的治疗性工作才能取得临床上有意义的以及持久的积极效果。然而，究竟什么是最佳的治疗剂量还有待于研究。测试是否可以在短期内（在 3 个月之内进行最多 25 次治疗）取得显著的效果是"寻求安全"的试点研究的目标（Najavits et al.，1998e）。确实，那些完成最小治疗剂量（不少于 6 次治疗）的患者样本在不同的测评工具上都显示出显著进步（参见第 1 章"实证研究"一节）。然而，患者和治疗师对 25 次治疗的主要批评之一是他们想要进行更长的治疗。针对严重受损人群的其他治疗则倾向于提供长期的和高强度的治疗（例如，Linehan 对边缘性人格障碍和物质滥用患者的辩证行为治疗则为患者提供为期一年的每周 3 个小时的治疗，加上按需进行电话辅导；Linehan et al.，1999）。

本治疗可以与其他治疗整合。 虽然本治疗可以作为单独的干预使用，但患者复杂的需要通常提示他们需要同时接受不同的治疗（例如，精神药物治疗、个人治疗、十二步小组）。因此，我们在设计寻求安全治疗时，不仅考虑到让它能与其他的治疗合并使用，而且也纳入了极大分量的个案管理成分，以帮助患者参与治疗。参见"治疗介绍／个案管理"主题。

本治疗可以以多种形式实施。多种形式包括 50 分钟的治疗、90 分钟的治疗、小组治疗、个人治疗、封闭性小组（所有患者同时开始和结束治疗）、开放性小组（持续进行，任何时候都可以有新患者加入），可以由一人或者两人带领，以及不同的节奏（每周 2 次，每周 1 次，或者前一半的主题每周 2 次，后一半的主题则每周 1 次）。总之，该治疗适用于不同的形式。然而，虽然临床上对不同形式的印象比较积极，但研究还需要对此进行效果评估。已经发表的研究结果（Najavits et al.，1998c）是在严格限定的情况下进行的，以评估在典型的管理式照顾的局限下治疗效果如何。它采用每周 2 次共计 12 周的小组形式，每次治疗为 1.5 小时，每个小组不超过 8 个组员和 1 个治疗师，以及准封闭性小组（5 次治疗后不再有新患者加入）。有关"寻求安全"的其他三个实证研究则采用了不同的形式：一个对市区女性的研究采用每次 1 小时的个人治疗（Hien & Litt，1999），一个对监狱中服刑女性的研究则采用每次 1.5 小时的小组治疗（Zlotnick，1999），另一个研究则是对男性患者提供每次 1 小时的个人治疗。两种形式都显示出了初步的正性结果（参见第 1 章中"实证研究"一节）。

本治疗可能适用于患有创伤后应激障碍和物质滥用的各种患者。本治疗已被广泛地应用于不同的患者，包括女性、男性、混合小组（小组治疗）、成人、青少年、监狱服刑人员、军人、门诊患者、住院患者、市区患者、郊区患者和少数族裔患者。至今为止的初步数据显示，各亚人群对该治疗满意，进一步的效果数据还在收集中。

本治疗是高度结构化的。治疗的结构是用来提供示范的，在每一次治疗中如何更好地使用时间，如何恰当地"抱持"，如何制订并坚持目标。对于常常冲动或者觉得被症状压倒的患者来说，治疗的结构可以帮助他们树立对治疗的恰当预期。而且，治疗的过程本身提供了从这两种障碍中恢复所需要的细致规划、组织和焦点。引人注意的是，在对该治疗的测试中，患者汇报治疗结构令他们感觉舒适并从中获得帮助。但是，有些治疗师在习惯该治疗的过程中有点困难(尤其是那些主要接受非结构式治疗训练的治疗师)。如果治疗师不确定此结构是否可行，可以试着使用一下，然后征求患者对结构的反馈，这样可能会有帮助。

患者不需要完全符合创伤后应激障碍和物质滥用的正式诊断标准。虽然该治疗是在符合 DSM - IV 的创伤后应激障碍和物质滥用障碍诊断标准的患者（Najavits et al.，1998c）中测试的，但在临床上也可用于不完全符合该双重诊断的患者。例如，具有创伤历史但没有创伤后应激障碍诊断的患者，只患有创伤后应激障碍而没有物质滥用的患者，患者具有这两种疾病史但目前只符合一个诊断的。这些患者报告说觉得该治疗对他们是有意义的。大多数患者除了创伤后应激障碍和物质滥用外还符合其他的诊断（例如，重症抑郁、人格障碍或其他焦虑障碍）。有关物质滥用的内容可能与其他的冲动控制障碍特别有意义（例如，摄食障碍、赌博、工作狂、性成瘾、网络成瘾）。因此，患有创伤后应激障碍和赌博的患者也可以就这两个方面尝试本治疗中的各个主题。治疗师可以告诉患者，"当看到'物质滥用'时，把它想成你的赌博行为。"但是，尚没有研究评估该治疗对创伤后应激障碍和物质滥用以外的障碍的作用，所以无法预见结果。另外，患者应该转诊到针对其他障碍的必须的治疗中去（例如对摄食障碍的治疗）；本治疗显然并非对其他有效治疗的取代。

将"寻求安全"应用于不同的情境

由于治疗设置不同，患有该双重诊断的患者不同，以及对治疗的一些限制，寻求安全治疗可以经过调整用于多种情况。下面是一些治疗指南，但目前这些指导建议主要来自于临床经验，尚没有研究基础。

如果你只能进行一次或者几次治疗。考虑以下几个主题，它们可能是最重要的主题。

- 安全
- 创伤后应激障碍：要回你的力量
- 被物质滥用控制的时候
- 脱离情感痛苦（着陆技术）
- 寻求帮助

你可以根据患者需求的紧急性和偏好做出选择。例如，如果这是患者第一次听说创伤后应激障碍，可以考虑用 1 ～ 3 次治疗实施有关创伤后应激障碍的主题，集中于教授患者有关该障碍的知识以及今后如何获得更长的创伤后应激障碍的治疗。此外，可以要求患者在治疗外的时间里阅读讲义，更好地利用有限的时间来提高干预的力量。最后，考虑实施个人治疗而非小组治疗，因为前者可以令患者得到更多关注。

如果你有多于 25 次的治疗。如果可能，每个主题至少实施两次治疗，根据患者和你的判断，按需要增加治疗次数。例如，如果主题是"康复思想"，患者可以在第一次治疗时取得该主题的讲义，在下一次治疗时带回来。这样有利于在治疗之间强化对技能的深入练习，以及对承诺的实施。事实上，有些主题连着进行过三四次。本治疗也曾有历时一年的，患者反复循环经历各个主题并表示满意。有患者曾说："每一次我都会发现有新的东西要探索。"不过，如果你有很多次治疗，你可以将患者已经掌握的主题省略，或者以一种更随意的方式进行（每次治疗可以有更宽松的结构）。在比较长的时间里进行治疗的关键是，了解最吸引患者的是什么。同样，如果你有多于 25 次的治疗，你可能想进行综合式治疗（例如，加入动机强化治疗或者暴露治疗）。这对个人治疗来说尤其有意义。如果要加入暴露治疗，请参见下面的"治疗指南"中所提到的一些安全因素。

如果患者有阅读困难。有些患者可能不识字，或者阅读起来比较慢，或者就是不喜欢讲义。在这些情况下，建议治疗师为患者简洁地总结一下资料，并将其结合到治疗中。在对服刑女性（Zlotnick，1999）、市区女性（Hien，1997）以及青春期女性的研究中（Najavits，1998）都成功地实践过。然而，治疗师不能脱离资料太远。有时候没有讲义作为引导，治疗可能变得完全没有结构。同时，建议治疗师先鼓励患者去阅读讲义，仅仅在患者确实不能阅读或者多次拒绝阅读讲义的情况下才省略它。在小组治疗中，能阅读的患者可以为不能阅读的患者大声地读出来，但建议治疗师不要大声读讲义，因为这样显得太像是上课而非治疗。

如果你为某个特定的人群治疗。有些治疗师专门为军人、无家可归者、HIV 患者、少数族裔、青少年或者服刑人员治疗。有很多人群具有该双重诊断。尝试将一些与患者相关的例子加进这些资料中。例如，如果你在为少数族裔治疗，你可以加进一些基于种族歧视的例子（例如，"如果有人对你说了种族歧视的话，你该如何应对？"）。如果你为军人治疗，你可以将资料和战争联系起来（例如，"你能向你自身的物质滥用开战吗？如何用你得到的军事训练来战胜物质滥用这个敌人？"）。但是，在你照章使用资料并得到患者的反馈前，不要做太大的改变（例如忽略整个主题）。有时，你认为在你工作的人群中不一定有用的主题（例如，"照顾好自己"对于男性军人而言）同样可能成功。聆听患者的反应，然后再对治疗做相应的调整。

以下是几个使用寻求安全疗法的不同样例：

1. Maria，一个日间治疗组的社会工作者。Maria 进行每周两次的小组治疗。大多数患者可以参加几个星期到一年的治疗，他们有严重的功能受损，所以她决定"每周一题"，每个主题进行两次。星期一的时候，她介绍主题并将所有讲义发给患者，他们讨论一部分，然后在星期三的时候继续。在治疗组中时间短的患者只接受几个主题的治疗，而住的长一些的则可以接受多个主题的多次治疗。

2. Rick，短期住院患者的物质滥用咨询师。Rick 在一个戒毒中心工作，那里的患者接受从几天到几个星期的治疗。他决定对患者进行个人治疗。他根据对患者需求紧急程度的评估选择主题。有一个叫 Martha 的患者有很多闪回和分离症状，但离出院仅剩两天时间，Rick 决定就帮助她学习着陆技术。随后，他将她转诊到当地一个精神卫生诊所的创伤后应激障碍门诊接受治疗。

3. Klein 博士，对门诊患者进行无次数限制的治疗。 Klein 博士在过去几年里一直每周 3 次为一个门诊病人做个人心理治疗。该患者有着严重的孩童期创伤和多种物质滥用。患者的配偶愿意支付治疗费用，因而不受保险的约束。患者表示有兴趣学习应对技能和讨论创伤记忆，而 Klein 博士在对患者进行仔细的评估后，觉得这样做可能会有帮助。他们开始只围绕着"寻求安全"中的主题以奠定应对技能的基础。两个月后，当患者显示出有能力使用这些技能的时候，他们根据制订的手册增加了暴露治疗（参见 Foa & Rothbaum, 1998）。注意，Klein 博士是在达到一定的安全指数以后才这样做的（参见"治疗指南"所列清单）。他们制订了一个计划，并尝试将暴露和应对技能交替进行，但是可以在每次治疗中根据患者的情况灵活决定。如果患者情况不太好，他们则回到应对技能上，直到患者能够再次安全地讨论创伤记忆。

准 备

下面的一些建议可能对你为治疗做准备有帮助。也可参见本章节末的"治疗前的清单"以及"适用于所有治疗的资料"。

在实施治疗前通读本书。如同踏上旅程前研究地图一样，浏览全书可以为整合各个成分提供一个视角。而且，很多资料适用于整个治疗过程。例如，在任何一次治疗中，倘若有患者汇报使用了药物，你都可以使用"被物质滥用控制的时候"这一主题中的内容。

取得与治疗相关的资料。在治疗开始前，列出当地的资源清单有助于实现个案管理的目标。同样，"社区资源"主题中则提供了从国立机构索取免费资料／资源（例如，患者手册、宣传单、有关物质滥用的事实清单、单印本）的免费电话，其中包括了不同的主题，如物质滥用、HIV、创伤、精神卫生和家庭暴力等。最后，你可以考虑参加一些关注创伤或物质滥用的专业机构或者宣传机构。参见"社区资源"主题中的手册1。

考虑交叉培训。该治疗的主要领域是物质滥用、创伤后应激障碍和认知行为治疗。如果你对任何一方面不熟悉，你可以考虑寻找专门的培训或者督导。在参考文献中打了＊号的是一些有用的背景阅读材料。同时，你要了解自己专业能力的局限，应当在需要时将患者转诊或者寻求咨询，这可能包括诸如家庭暴力、心理药理和对其他问题的治疗（如摄食障碍、强迫症和惊恐障碍）。最后，确保你自己对创伤后应激障碍和物质滥用"找到感觉"。除了倾听患者外，最好的方法之一是观看或者阅读描述这些疾病的直接经验的电影或者书籍，在参考文献末附有一个清单。

事先为治疗中的挑战做准备。下文的"治疗指南"与"困难处境和紧急状况"提供了如何在治疗前做好准备的建议。同样，你可以斟酌每个主题中的"疑难案例"。如果可能，可以跟同事或督导进行角色扮演，以练习你的回应。

至少参加一次匿名戒酒会或者其他的十二步治疗小组会议。如果你从未参加过，强烈建议你至少参加一次十二步治疗小组的会议。任何人都可以参加开放式会议，你也不需要表明自己是个专业人员。一般的物质滥用治疗，特别是本治疗，都依赖于自助小组，真切地了解它们究竟是怎么样的，可以帮助你更实际地解决患者的问题。如果可能，参加一次"演讲会"或者"演讲者讨论会"，在这些会上会员们讲述他们物质滥用的历史，这可以比任何客观的描述更有力地说明物质滥用是如何影响人们的生活的。你也可以试一下"步骤会议"（step meeting），在这样的会上会讨论十二步治疗中的某一步。如何找到十二步治疗小组会议，请参见"社区资源"主题。

获得支持。治疗师大多被建议在为病情严重的患者工作时，寻求一个支持网络以帮助解决可能产生的情绪上的挑战。事实上，对于物质滥用，有些临床工作者以匿名的"成瘾者身边关系密切的人"的身份参加十二步小组来得到支持（例如：酗酒者的成年子女）。在创伤工作中也需要重视获得同事们的支持（Herman，1992）。

将治疗主题应用到你自己的生活中。有意识地将技能应用到你自己的生活中是体验和理解患者经历最好的办法之一。这并非说教，而只是建议你直接地在你自己的问题上试试治疗的应对技能，它可以为你的治疗工作提供宝贵的理解。例如，"重新思考"技能听上去简单，但实际非常困难，当处境越是重要的时候，就越难重新思考。相似地，尝试在某段时间里放弃你喜欢的一种"物质"（例如，巧克力、香烟、葡萄酒），以这种微小的方式体验患者的经历可以为你提供很多信息。

仅对研究适用。如果你计划用本书进行研究，建议在收集数据前，你可以跟一个真实的患者或一组患者进行一次 25 个主题的全部治疗。另外，你可以根据列在寻求安全反馈问卷末的地址或者传真联系我的研究小组（参见治疗结束主题）。

过　程

鼓励患者发现任何一种有用的方法。没有某种正确的应对方式，有的只是对某个特定的患者来说比较好或者比较糟糕的方式。相似地，在本治疗中，没有什么患者必须掌握的知识基础，患者可以决定什么对他们有用什么没有用。如果一个患者说某种技能没用，比起就某个特别的技能展开辩论，确认患者的体验更为有用（例如，"那没什么，每个技能并非对每个人适用"），然后问及什么是有用的（例如："那你觉得有什么可能对你有用？""在安全应对技能的清单中有没有你觉得可以尝试的策略？"）。

深入。干预不起作用的一个主要原因在于治疗师自以为是，不去全面地了解患者情感上和实际的阻碍。简单的建议（"就是要寻求帮助！""与他划清界限！""你需要相信自己是个好人！"）可能非常没用。如果患者使用某个技能有困难，那么通常需要在治疗中花些时间来探索，并真正地理解患者的困难处境。可以问的问题包括："当你情绪低落的时候，为什么觉得去寻求帮助很困难？""如果你寻求帮助而没有得到，你会觉得怎么样？"总之，要避免将患者的体验当作是轻微的，在"修正"患者的内心世界前先要花时间对之进行探究。

运用共情让那些烦躁不安的患者平静。患者的情绪变得很强烈并不少见。让这样的患者平静下来的最有效的办法是安慰。在这种时候试图理性地探讨任何问题，给予患者反馈或者努力让患者理解你的观点，都是无益的。共情和确认是关键（Miller et al., 1995）。"我了解你是真的很烦恼"，"我完全理解该主题令你不安，我们不一定要继续这个主题"，"现在最重要的是帮助你感觉好一点"，"我知道此刻对你来说不容易"。

患者说的话比治疗师说的重要得多。同样的内容，如果是患者自己体会到并加以应用，比由治疗师进行指示要重要得多。如果患者说"也许我可以试试看每天运动一会儿"比治疗师说"也许你可以试试看每天运动一会儿"更容易带来实际行动。这并不意味着削弱治疗师的重要性，而是说，诱发患者的改变比命令患者改变效果要好得多。从这一原则出发，我们应注意以下几点。第一，应用提问代替直接陈述。例如，最好不说"我认为你吸大麻是为了缓解焦虑"，而是问"吸大麻是不是你试图缓解焦虑的一种办法呢？"这样使得患者可以自己探索答案。第二，仅就发言数量来说，治疗师说的话应该比患者说的少得多。第三，不要急于给患者提供答案，先看看他们是否能够自己思考。例如，最好不说"帮助者卡片是为了给你一个可以求助的名单列表"，而是问"你知道帮助者卡片是什么吗？"

赞扬和负责是关键的过程。本治疗基于两个根本的同样重要的过程：赞扬和负责。"赞扬"是指需要不断地注意到患者好的方面——他们做对了什么，他们有什么长处。简而言之，赞扬是强化行为的最有力的工具（Rimm & Masters, 1979）。"负责"是指要患者对其行为坚持最高的标准：去激励患者坚持他们的承诺，并对撒谎或者其他的不恰当行为带有尊重地面质，注意到物质滥用或其他有害行为，并建立一个正直、诚实的总体氛围。两者不可缺其一。事实上，很多患者在成长的过程中曾经走极端，而任何极端都是不健康的。

记住，患有创伤后应激障碍和物质滥用障碍的患者可能在情感的层面上发育迟滞。不能假设他们能意识到自己在做什么；事实上，他们通常像青少年一样需要明确的指导。因此，治疗师在本治疗中不应中立，而是要提供直接的反馈，包括正面的（"你能那样做给我留下了深刻印象！"）和负面的（"我认为去做酒吧招待是个严重的错误"）。但反馈不是质问性的。这意味着治疗师不坚持某个观点，不强迫或者表达惩罚和评判。这些都不如一种支持性的风格有效（Miller, Benefield & Tonigan, 1993）。对有童年早期的创伤后应激障碍的患者来说，严厉的质问可能如同重新体验情感虐待。治疗师常见的一个错误是一味表扬患者的努力；除非治疗师同时也能够给予对改善有用的建设性的反馈，否则患者就无法进一步成长。对所有患者，治疗师应努力找到一些可以改善之处以帮助他们提高能力。例如，在角色扮演中，患者应该因好好排练得到赞扬，但同样重要的是提供建设性的反馈。如果患者的角色扮演成功得没有提高的余地了，那么选择一个更难一点的。

给予患者控制力。创伤后应激障碍和物质滥用在本质上都是失去控制的疾病。在创伤后应激障碍中，一个人永远不会选择遭遇创伤；在物质滥用中，人对自己的药物使用失去了控制。因此，只要有可能，让患者拥有控制力以帮助他们对自己的生活重新加以把握。相反地，如果治疗师想控制患者的话，通常会引发患者的防御和无效的权利争斗（有关更详细的讨论参见 Miller & Rollnick, 1991）。给予患者以控制力的一些做法包括：永远允许他们对某个主题或者练习说"不"，允许他们在合理的前提下做出自己的选择（例如他们的承诺；寻求什么别的治疗；生活中重要的决定，只要是安全的就行）。给予患者力量以掌握自己生活是本治疗中没有明言的目的。通常治疗师必须鼓励患者去把握，因为患者可能更习惯于被动和习得性无助。

重新引导和集中以更好地使用时间。治疗师需要掌握的很关键的技术之一，是在治疗中重新引导并防止治疗离题而变得无效。在治疗的后期，更宽松的结构可能有帮助，但是在此时让患者没有目标地冗长叙说通常没有好结果。温和地重新引导患者的方法包括：提问题（"我听到了你对你姑妈的担心，你觉得寻求安全的主题怎样才能帮助你应对呢？"）；提醒（例如，"那是很重要的资料，但我担心如果我们不让别的患者开始的话，我们会没有时间讨论了"）；以及议程设定（例如，"听起来这个星期你经历了很多。我觉得你在晚上酗酒入睡可以是我们集中讨论的方面"）。如果患者反复地支配小组治疗，则可能需要在小组治疗前或者小组治疗后跟患者单独面谈。

确认患者对你和治疗的批评。当患者批评你或者治疗的时候，最有用的做法是严肃地对待它，在某种程度上确认它是真实的，并看看是否能更好地调整你的工作以满足患者的需求。相信患者是错的或归结为仅仅是"病理性"，或者不回应都无济于事。而且，在治疗早期去试图解决抱怨常常是没有用的，而应当接纳患者，确认他们的感觉是有一些好的原因的。虽然治疗师理解真正的原因可能是出于移情或者针对错了人，但在治疗当下平静地表达共情通常是最好的策略。当患者更稳定的时候，他们更有可能在治疗中围绕关系来工作。另外，很多患有创伤后应激障碍的患者可能从未能够向别人表达消极的情感，因此批评可能是个好征兆，说明治疗师为患者创造了一个可以自我表达的安全的环境。最后，记住，给予患者以确认并不等于同意患者；你可以确认患者的感受但同时不同意他的观点。它同时并不意味着被患者"欺负"（参见上文有关"赞扬和负责"的讨论）。注意在本治疗中，批评非常可能会在治疗结束中或者治疗结束问卷中（参见本主题手册6）体现出来。

坚持言简意赅。治疗师面临的最常见的困难之一是讲得太多或者有"聊天"的倾向（例如，听上去像朋友而非治疗师）。避免讲得太多的一个最好的方法是尽量做到言简意赅，并朝4:1的比例努力，也就是说在一个50分钟的治疗中，病人讲40分钟，而你占用不到10分钟的时间。如果你能够坚持这个准则，那么就不可能陷入到"讲演模式"中去——你对患者讲话，而不是去聆听患者并做出回应。另外，不要因为那些仅出于好奇的问题或者不是患者当前生活中的优先问题而分散了治疗。为了得到真正的成长，将治疗的每句话都视为神圣。哪怕患者开始了一个类似聊天的主题（例如有关天气或者运动），你都没有必要将之继续下去，除非你经过大脑的过滤后认为这正是此刻最相关的话题。记住，只讲那些简洁的并跟患者最紧急的临床需求相关的话。

在小组治疗中保护患者不互相激发。创伤后应激障碍和物质滥用都是"激发"障碍：病人可以很快地被激发进入痛苦的情感症状中或者对药物的渴求中（参见"应对扳机点"主题）。小组形式对这个人群有很多的好处，但危险之一是患者可能以一种有害的方式互相激发。例如，如果患者被允许对过往的创伤或者物质滥用进行"血淋淋的细节"描述，可能会给其他患者带来严重的焦虑。小组的安全需要带领者将患者朝目前应对的焦点方向引导，现在能够做什么以及将来如何才能变得更好。提醒患者本治疗的核心概念（本章讲义2）可能会有帮助。

治疗实施

该治疗的流程在治疗的形式（本章末的治疗师工作单）上得到了总结，可以复印下来用以在每次治疗中给予提醒。注意每次治疗都有四步：（1）治疗登记；（2）引言；（3）将主题跟患者的生活相联系；（4）治疗结束。另外几个成分则可以任意选择。下面是对每个成分的建议，然后是一些综合的评论。注意在本章末的手册1中有对治疗登记和治疗结束的小结。

治疗登记

治疗登记可以当作是"量体温"，它让患者告诉你他们怎么样，识别出一些你可以整合到治疗内容中去的问题，并让每次治疗都有一个一致的开头。有几条指南对治疗登记可能会有帮助，但它们也有可能会误入无效的方向。

凡是自上次治疗后出现的任何不安全事件都需要在此次治疗中优先讨论。患者在治疗登记中汇报到"不安全行为"的时候，仔细聆听。如果患者自上次治疗后使用了药物（或有其他任何一种严重的不安全事件，例如自伤、家庭暴力或者HIV危险行为），这些需要在本次治疗中得到优先讨论。注意治疗登记是非常简洁的，但要注意不安全行为并将之与主题联系起来（参见下面的"将每个患者的治疗登记控制在5分钟内"）。例如，如果主题是寻求帮助，而患者汇报使用了药物，那么可能的焦点为："星期二你喝酒前有没有试着给任何人打电话？""下一次你再想喝酒的时候，怎样才能让你给他人打电话？""你可以给谁打电话？"如果主题是整合分裂的自我，则可以集中地问如下问题，"你的头脑里有没有关于用药的'对话'，即你的不同方面？""如何强化那部分不想用药的你？"简而言之，基本上所有的危险事件都可以在不跑题的情况下得到讨论。在一些罕见的情况下，如果你和你的患者就是不能将两者联系起来，那么你可能需要转换主题。例如，如果患者那个星期没得到食品券，而主题是脱离情感痛苦（着陆技术），你可能需要转换成更相关的危机管理的主题，例如社区资源主题。

"好的应对"是治疗登记的一部分。作为治疗登记的一部分，患者要列举出自上次治疗后至少一次好的应对的简单例子。这能鼓励患者去尊重自己的长处，强化了行为治疗的一个核心原则：对正性行为的赞扬是成长的最强有力的方法（Rimm & Masters，1979）。尤其对童年期创伤的幸存者来说，关注长处可以为通常是充满了贬抑的过去提供一种拮抗。它也抵制了以病理来定义患者的倾向，并强调了他们的资源。

患者需要引出"好的应对"——而不是治疗师。很常见的一个倾向是治疗师会替患者辨认出好的应对（例如，"你来参加这次治疗这个事实就是一个好的应对！"）。但是，训练患者让他们自己引出好的应对则更有价值。在实施该治疗的时候，哪怕是功能受损最严重的患者被给予期许和指导，也能够识别出好的应对——但永远不要由治疗师来提供。好的指导的例子如："你能够想到什么事情吗？再小的事也行""人们在一个星期的时间里总会做些正确的事情——对你来说是什么呢？"或者"看一看安全应对技能清单——在过去的一个星期里你有没有做到上面的某条？"后者可能尤其有用，因为通常患者都能在安全应对技能清单上找到一条过去一周里做过的事情。该清单被纳入安全主题下。最后，注意患者偶而会提到破坏性的事情（例如，"我吸了海洛因，那让我感觉好些"），如果发生了这种情况，你可能需要重申该练习的目的，并提醒患者在治疗登记这个部分只有安全应对才行得通。

将每个患者的治疗登记控制在5分钟内。这似乎是该形式中治疗师要掌握的最困难的一部分。将治疗登记看作"量体温"或者"快照"而非治疗本身可能会有帮助：目标仅仅是看看患者怎么样，是否有什么关键的问题需要在治疗中讨论。它不是治疗的主要焦点；或者是进行治疗干预的地方；或者在小组治疗中，作为小组成员之间互动的时间。在小组治疗中，这5分钟的限定很关键，超过的话只能为主要部分留下很少的时间。下面是一些将治疗登记控制在5分钟之内的方法（有些可能也有助于在治疗的其他部分保持焦点）：

- 除了5个问题外不要在治疗登记的部分提任何其他的问题。有时候治疗师想就患者提出的某个重要问题了解更多。在这种情况下，治疗师可以做个记录以便等会儿在治疗的主要部分回到这一点来并告知患者，这样患者会知道他们的问题将得到讨论（例如，"Dave，我知道你在那个工作决定上有些纠结，等会儿我们再回到这上面来"）。毋庸置疑，要仔细地记录以便你记得这样做（尤其在小组治疗中，你可能要回到多个患者的问题上来）。注意在治疗登记中个案管理的那一部分可能会出现一些重要的问题，不仅仅需要在治疗中加以关注；对有紧急需求的患者也有可能需要临时增加个人的个案管理治疗（参见治疗介绍/个案管理主题）。

● 不要在治疗登记中提供反思或者解析，这会激励患者继续发言。将你的评论限制于简单的赞扬（"那好！"），关切（"我对你的物质滥用很担心"），或者非常简洁的建议（参见下面的"给予简单的反馈"）。

● 非常简单地回顾患者的承诺。了解患者是否完成了承诺，给予简洁的赞扬（如果没有完成，则表达关切），并让患者用一两句话概括一下进行的情况。小组治疗中由于人员多，这样做尤其重要。哪怕是在个人治疗中，承诺的主要目的是让患者在他们的生活中继续进步，而并非要解决具体的问题（参见下文的讨论）。

● 在小组治疗中，训练患者不在任何人的治疗登记中发言。例如，你可以说，"这是Karen 的时间，我们需要给她发言的空间。"你可能需要在每次治疗开始时提及这 5 分钟的限制，这样患者就不会觉得被打断，而会理解这样做是为了确保治疗的其他部分有足够的时间，并能够讨论最重要的问题。如果患者不记得在 5 分钟的时候结束，那么你可以温和地重申该规定（例如，"Chris，我明白这个星期发生了很多事情，但我希望你不介意我们让下一个成员发言，这样他也能有时间"）。其他的患者一般对这样的限制如释重负，因为这表明治疗师能够平衡小组成员的需求。

● 记住，一般来说总有比在小组中所讨论的更多的内容。让患者在治疗登记中长篇大论听上去可能有治疗意义，但是如上所述，最终它并不能在治疗早期为该人群提供最高水准的治疗。同样记住，虽然在开始时很多治疗师难以在治疗登记中坚持"量体温"的目的，但是，一旦这变成了一种常规和期待，患者通常做到这点没有困难。

如果患者忘记了治疗登记的部分，提醒他们。例如，患者可能会由于羞耻而忽略提及物质滥用，或者他们可能会提及但没有说出用了多少或者用了哪种药物。帮助患者学着诚实地面对羞耻感或者评判是治疗的一部分，因此应该指出来。

在患者治疗登记时，给予正面的和负面的简单反馈。在治疗登记中，对患者提及的任何进步都要找机会给予热烈的赞扬（例如，"那好极了！"）。但是，当患者报告不安全的行为时，要表达真切的关注，如果合适，提供简单的建设性的建议同样重要（例如，"我对你每天持续使用大麻感到担忧，我们可以将这部分放在后面的治疗中讨论吗？"或者"你能写下那些你有需求时可以打电话的人的号码吗？"）。既表达赞扬也表达支持性的关注，这样简单的反馈有望激励病人更坦然地面对真实的起起落落。

小组治疗中，如果一个患者迟到，允许患者做治疗登记但不需要提供一个小结。原因是你和小组成员需要知道患者做得如何，但是花时间提供小结会强化迟到行为并打断整个治疗的进程。让患者登记治疗，但是不让别的患者重复他们的治疗登记。然后告诉迟到的患者论及了什么问题并继续下去，他可以在治疗后了解错过了什么内容。

引言

每个主题的引言是用来在情感上吸引患者的，为他们提供一个便于回忆的简要的鼓励。让一个患者（或者来个自告奋勇的人）大声朗读引言，然后问："这篇引言的主要意思是什么？"如果你问一个泛泛的问题，例如"你觉得这个警句怎么样？"或者"这个警句对你意味着什么？"，你可能会得到10分钟的自由联想而阻碍治疗的正常进行。引言是一个花一两分钟帮助开始治疗的方法，但如果没有指导，它就会像治疗登记一样，被某个滔滔不绝的患者变成整个治疗的焦点。有时患者自己会带来他们的引言，根据你的判断来决定它是否可以整合到治疗中。找到对你来说有意义的引言也可以强化这个过程。每个治疗主题中都有如何将引言跟主题联系起来的建议内容，但你可以根据自己的风格来做调整。

将主题与患者的生活相联系

将主题与患者的生活在情感上和实际中联系起来是治疗的核心。每个主题在实施上都提供了一些具体的建议。下面则是一些普遍适用的建议。

注意每次治疗都有相似的程序：（1）要患者通览讲义；（2）将资料跟患者生活中当时的特定问题联系起来。下面是围绕这两点展开的讨论。

要患者通览讲义

通常所提供的资料要多于一次治疗所能用的。这是有意的——目标是提供足够多的资料，这样治疗师可以选择吸引患者的资料，选择跟他们的患者特别相关的资料，并进行超过研究所使用的 25 次治疗。特别是"创伤后应激障碍：要回你的力量"和"被物质滥用控制的时候"这两个主题很长且是综合性的，因为它们直接针对本治疗的靶障碍。因此，对于有很多资料的主题来说，你可以只选择一份（为某个需要深入集中于该方面的患者），或者根据需要可以组合起来使用。治疗师的临床判断永远是高质量治疗工作的关键。提供诸多的选择是希望治疗师能够拥有最大的灵活性。治疗的进程对患者来说不能太匆忙，不要急于将清单上的条目划去，而应倾听他们的临床需要。使用资料依旧应该像你了解的治疗一样，增加的资料只是为了让你的工作容易一点。参加研究的治疗师发现，他们在试用了一两次后就对这些讲义习惯了，并觉得挺自然的。

如果你觉得某个主题的阅读材料过多，下面是一些具体的建议：

- 让患者选择他们想要用的那部分资料。你可以说明有哪些资料，或者让患者看一下然后由他们决定。
- 慢慢地进行。将资料分给几次治疗使用。确实，很多主题并不是为一次治疗所设计的（例如"创造意义"有很长的讲义）。
- 一次只讨论一份资料，只有当手边的这个彻底地完成后才进入下一份。
- 让患者浏览资料以体验一下，而不是全部阅读。
- 根据你对患者的了解，选择你认为相关的资料。
- 先做一两份，等对患者的需求有了更清楚的了解时，再在治疗中回来。
- 要患者在治疗外阅读一些资料（例如，当作患者的承诺）。
- 在治疗前将资料发给患者。你可以要他们提前 10 ~ 20 分钟到，并将资料留给他们阅读。或者在治疗结束时，给他们下次治疗前可以阅读的资料。
- 为患者简单地概括一下要点，例如对那些不能自己阅读的患者。
- 小组：要患者轮流读一两行，当某个部分特别适用于他们的时候，请他们举个手。

在与使用本手册的治疗师工作的时候，我们很快就发现了几个不该使用的方法，包括：在治疗的大多数时间里让患者默读，集中于讲义而非患者以至于听上去像是上课，或者相反地完全忽视了讲义。在另外一些情况下，治疗师讲得太多而不是将患者的顾虑整合到治疗中；将之当成一个没有情感联结的智力化的过程；匆匆忙忙地完成（追求数量而非质量）；或者讨论太过抽象而难以跟患者的生活联系起来。

总之，在拥有这么多资料的时候，真正的危险是失去患者！使用讲义来试图传达要点，并根据患者的程度来调整你涉及的内容。尽量以吸引人的方式来审读讲义。最重要的是，治疗性地使用它们。讲义应该成为帮助患者迈向真正改变的工具。

将讲义跟患者生活中当时的特定问题联系起来

关注"当下特定的问题"的原因在于，虽然患者可能有种种不同的担忧，但帮助病人实现 / 达成当下的安全应该得到优先关注；对话越有针对性，越有可能有助于患者。下面是这样做的一些方法。

找出患者觉得最相关的主题。患者在浏览资料后（或者是你选择的部分）会问以下的问题：

- "你认为这些资料传达了什么信息？"
- "对此你有什么想法或者反应？"
- "这些是如何跟你的生活相关联的？"
- "对你现在生活中的什么情况有帮助？"
- "这如何与你的创伤后应激障碍和物质滥用相关？"
- "你曾经试过这个策略吗？如果它没有用，是什么出了错？"
- "你是否喜欢这样看待它？"
- "如果你能真正地应用这个策略，你认为你会感觉如何？"

另外，当你开始了解患者时，你可以将你了解的相关主题整合起来，比如："我知道你最近正跟毒瘾做斗争。你觉得着陆技术会有帮助吗？你可以试试哪些着陆技术？告诉我这个星期可能出现的一个状况，以及你可以如何使用着陆技术。"

辨识出要解决的患者问题。有几条原则可能有用。第一，如治疗登记中所述：将病人任何坦诚的不安全行为作为优先项。第二，无论主题是什么，试着去探索患者为什么不能采用那个技术。例如，对"诚实"主题，探索患者不诚实的情形；对"应对扳机点"主题，探寻患者不能成功应对扳机点的情形。第三，关注治疗的"大图景"。这些能帮助患者：（1）消除物质滥用；（2）减少创伤后应激障碍症状；（3）提升安全（远离 HIV 危险、家庭暴力、自我伤害等）。由于患者通常有很多生活问题、当前的危机和难以承受的情感，很容易开始感到对治疗的目标不确定。记得优先考虑这些"大图景"，可能有助于对患者所提出的不同的担忧／问题做出选择。第四，选择"热点问题"——跟患者情感相关的问题。倘若患者觉得某次治疗平淡或者肤浅，常常是因为患者对目前的问题没有投入情感。第五，选择患者想要讨论的问题。第六，关注当下，而非过去。患者有很多有关过去的重要问题可以讨论，但是在治疗早期，关注现在被认为是最有帮助的；尽量让现在和将来变得好一些。第七，识别一个具体问题去工作。如果患者提出宽泛的话题（例如"我恨我自己"或者"生活很无望"），那么指导他们识别具体的问题（例如："上个星期发生了什么事情以致你觉得这样？""当你感觉这样的时候，你是如何应对你的情绪的？"）。与患者陷入哲学式的辩论则是效果最差的（例如，"但你真的是个好人！"或者"生活不是无望。"）最后，选择中等难度的问题，如果难度不大，患者可能收获不多；如果太难，通常无法深入。有时可以要病人对困难程度做个估计，按"0～10"进行评分。

决定如何针对患者的困难工作。为患者的问题工作的关键原则是"示范胜于言传"。这意味着要患者真正地预演某个新的技能而非抽象地谈论它。让患者大声说出他们将采取什么行动来解决某个行为问题。如在"康复思想"中，建议示范一个重新思考的练习。

- 针对认知主题，要患者大声说出他们将如何重新考虑某个问题。
- 针对人际主题，要患者针对某个人际关系问题进行角色扮演。
- 针对行为主题，要患者预演，让患者开始大声说出他们对解决某个行为问题的具体做法。

下面描述了帮助患者积极地在新技术上努力的不同方法。

- **大声预演**。要患者识别出一个特定的、对某个技能可能有助的情境，然后让患者大声地练习。这在认知主题的治疗中尤其有用，目的在于要患者改变内在的对话。例如，在"同情"主题上，你可以问："这个星期你被解雇的时候，你如何带着同情跟自己交谈？"

- **问题与答案**。问患者他们知道什么，不知道什么。这是介绍某个主题的最佳方法之一。你要在他们阅读讲义之前这样做。在小组治疗中这样做对吸引小组成员尤其有用。如在主题"创伤后应激障碍：要回你的力量"中，你可以问："有谁知道什么是创伤后应激障碍？""有谁知道创伤后应激障碍指的是什么？""创伤后应激障碍的主要症状是什么？"

- **在治疗中练习**。有些主题本身会指导患者去体验而非对它进行讨论。例如，治疗师在"脱离情感痛苦（着陆技术）"主题中，建议示范着陆技术，指导患者进行一个10分钟的练习，并看看它是否能帮助他们感觉好一些。

- **角色扮演**。这是用得最多的方法，尤其是在人际主题上。在角色扮演中你通常需要扮演"另一个人"，并根据患者的问题调整练习（例如，在患者说"不要"之后，坚持要患者喝酒）。如果让另一个患者扮演"另一个人"，则要小心地监察角色扮演以防它脱离主题。

- **进行演习**。呈现一些情境，并问他们如何处理。例如，在"生活选择游戏（回顾）"主题中应用了这个方法，它也可以被用于任何你想指导患者工作的方面。"在关系中设立界限"主题中，你可以说，"我理解你很难向你的伴侣要求安全的性生活。你如何将资料中的建议应用到这上面来呢？"

- **确认榜样**。要病人试着想想一个已经知道这个技能的人，并探究一下这个人会怎么做。例如，在"承诺"主题上，你可以问："你认识任何会兑现承诺的人吗？你能跟他们交谈并找出他们是如何做到的吗？"

- **让安全的家人／朋友参与**。家人和朋友可以通过几种方式来参与帮助患者。在"让他人支持你的康复"和"红旗与绿旗"主题中，患者有机会邀请安全的（例如不用药物的）重要的人来参加治疗。同样地，对很多具体的技能来说，你可以要求患者教会自己身边的人们如何在他们需要的时候提醒他们使用技能（例如，如何着陆）。

- **情境回放**。要患者识别出出错的事情，然后回顾之，就好像让他们重新体验（例如，"这一次你怎样做会不一样？""如果可以重来，你怎样会做得更好？"）。安全应对表正是为此而设计（见下文），或者你可以更随意一点去做。你可能想要患者以"慢动作"来进行练习——注意他们所思、所感、所做的所有细节。

- **讨论**。本书对于每一个主题都提供了如何激发讨论的意见。

- **录音**。录制录音带以供患者在治疗外使用。有些主题特别要如此建议（例如"同情"主题），但它可以用于任何一个主题中，可以录下跟该主题相关的有用的建议。另一种选择是记录治疗本身，让患者带回家听。但是，一定要确保有关隐私和安全问题，因为有时法庭可能会提出要录音或者可能被不安全的家人听到（如家庭暴力事件中）。

- **处理障碍**。这意味着要求患者预测在实行某个技能的时候可能会发生什么。例如，"在关系中设立界限"主题中，你可以问："如果你坚持要求安全的性行为，你的伴侣可能会说什么？"或者"你对你的朋友说'不'的时候，你最害怕的是什么？"。

- **总结要点**。要患者总结该手册的要点,然后以此为基础开始就技能进行工作。例如,"你认为该手册想要传达的是什么？"

每一次治疗都要提到创伤后应激障碍和物质滥用。由于这两种疾病是治疗的目标，所以在每次治疗中都提及两者显得很重要。即使你决定深入讨论别的具体问题（例如患者找住房等），训练患者观察、处理和整合这两个疾病也很重要。请注意，根据患者和背景情况，"创伤"这个词可以在整个治疗中被用来代替"创伤后应激障碍"。显然，你需要对这些问题进行更全面的干预，在这里特别提及是为了演示创伤后应激障碍和物质滥用如何能被加到任何一个主题中去。

例如对需要住宿帮助的患者，下面列举了如何整合创伤后应激障碍和物质滥用的方法：

创伤后应激障碍"我听说找房子很难。听上去你似乎有点无助——这在创伤后应激障碍中很常见。但我依旧希望如果我们一起合作，一定能找到的！"

物质滥用　"我完全理解住房是你的当务之急。你认为清醒住房（Sober Living）[1] 能够帮助你吗？我们都知道，物质滥用是很容易复发的。"

可选：安全应对表

安全应对表（本章末讲义 4）是帮助患者处理一周中不对劲的事情的临床工具，但更重要的是，它传达了一种强大的治疗理念：人们可以对生活中发生的任何情况进行安全应对。因此，安全应对表不仅是书面的练习，而且还传达了几个关键的信息：（1）困难的事情会发生在每个人身上；（2）你的应对方式至关重要；（3）安全的应对可以带来积极的结果，而不安全的应对可以导致消极的结果。当事情出错时，重要的是要慢下来，仔细考虑应对策略。创伤后应激障碍的患者倾向于感到无能为力，好像听任消极结果发生在他们的身上；安全应对表则传达了一个人的主动选择才是重要的。物质滥用患者易冲动行事；安全应对表则鼓励他们深思熟虑地对处境的应对做出选择。总之，该工作表鼓励患者从经验中学习，并在下一次做得更好。如果你决定使用工作表，请记住以下建议。

每次治疗只深入使用一张安全应对表。在任何一次治疗中，通常只有时间考虑一个患者的问题，这样可以有足够的深度来关注它。同样重要的是，要注意到由于纸张有限，已经填好的安全应对表中的例子非常的简短。这可能让该练习看上去简单，但如果做得好，这些练习对很多患者都是非常有意义的。当你在治疗中使用该表时，对患者问题的复杂性可能需要集思广益。有时候需要几页纸来对"老策略"和"新策略"进行全面记录。另外，治疗师应至少试用一次安全应对表，哪怕它跟治疗中典型的认知行为治疗形式不一样。

请注意工作表的底部是对患者的"安全"评估，而不是"情绪"评估。在标准 CBT 的表格中，例如功能失效性想法的每日记录（Daily Record of Dysfunctional Thoughts, Beck et al., 1979），患者是对情绪改变进行评估。相比之下，安全应对表则要求病人对安全进行评估。这样做的原因是，即使创伤后应激障碍和物质滥用患者做的都是正确的，他们的情绪却可能很久都不会改变——所以在康复中提到他们的安全程度是第一步。例如，当患者停止使用药物，他们可能会

---

[1] 清醒住房，为自愿戒除物质滥用的患者提供的临时住房，以安全、支持性为宗旨，有助于患者回归正常生活环境。——译者注

觉得很糟糕（抑郁、被剥夺、孤立），但禁用药物依旧是正确的事情。事实上，创伤后应激障碍和物质滥用问题的患者常常太专注于情感，并基于情感而对非安全的引导做出错误决定（滥用药物的真正目的是为了"感觉好些"）。请注意，在 CBT 中对情绪的评估源于对抑郁症的治疗（Beck et al.，1979）。而抑郁是一个情感障碍，对这些患者进行情绪的评估是有道理的，因为情绪正是抑郁症的本质。在创伤后应激障碍和物质滥用中却并非如此。

鼓励患者提出解决办法。当使用安全应对表时，你可能要问这样的问题："每个人都会犯错误，但是要从错误中学习。下一次你如何做得不一样？""如果你能回到那一天，你会怎样改变自己的行为，以确保你的安全？""还有什么是你可以做的，以帮助你在下一次把事情变得更好些？"。记住，患者不必同意在同样的情况出现时使用新的策略（即使这是一个好主意），他们只需开始培养习惯，去考虑他们的选择可能性。在要求患者对新策略进行安全评估时，提问"如果你决定使用这个新策略，你觉得会更安全吗？"通常会非常有益。 通过反复地预先练习安全应对，他们的自尊以及对自己生活的掌握感都会有极大的提高。

如果可能，集中于工作表中"你的应对方式"那一行。大多数的主题都在手册的最后一页提供了针对该主题的安全应对表。由于工作表可以用很多不同的方法来填写（例如应用行为的、认知的或者人际的技能），这样做可以强化该主题。例如，患者可能会提到"我的父母不愿见我，我感到沮丧"。如果主题是"寻求帮助"，你可能会问："你能得到别人的帮助来解决这个问题吗？"如果主题是"康复思想"，你可能会问："他们这样说的时候，你对自己怎么说？"以及"是否有别的看待事情的方式呢？"如果主题是"应对扳机点"，你可能会问："你的父母是否会刺激你？如果是这样，你怎样保护自己不受他们的刺激？"不过，如果这种集中的方法行不通的话，还有其他各种安全应对策略可供选择。

治疗结束

出于跟治疗登记同样的考虑，在治疗结束这部分保持治疗的框架非常有益。这意味着在这部分不再讨论新的问题，治疗师除了获取三个部分的信息外不做其他的干预。

"请说出你在今天治疗中的某一个收获。"

这第一个问题用以帮助强化患者的学习。另外，也可以为治疗师提供有关这次治疗对患者有何影响的反馈。

"你的新承诺是什么？"

承诺实质上就是回家作业。将回家作业称为承诺，在名称和内容两方面传达了一种在个人的生活中坚持往前进的精神理念。对承诺的总体的了解，可以参见"承诺"主题（该主题同时也提供了一些鼓励患者完成承诺的具体的建议）。康复承诺（本章讲义5）还为患者和治疗师提供了书写记录。值得一提的是，诸如"回家作业"、"操作练习"、"技能练习"和"保证"等用语都曾经在本治疗的旧版本中试用过，但是发现"承诺"一词最能够激励人。另外，你还可以告诉患者，至少在一个对CBT的回家作业的研究表明，那些完成回家作业的患者比起没有完成回家作业的患者症状改善了3倍（Burns & Auerbach，1992）。下面是如何做出承诺的一些说明。

根据患者的具体情况，量体裁衣选择适合患者的承诺。在每个主题的结尾处都有一个"对承诺的建议"。但这里总的目标是帮助患者选择任何与他们那个星期的状况最相关的承诺，哪怕那并没列在清单上。因此，如果治疗中你跟患者讨论的是医疗照顾的缺乏，对患者来说跟医生做好预约可能是下一周最重要的目标。除了清单上的建议外，患者也可以增加其他的承诺或者以其他的承诺取代清单上的承诺。对每一个主题，至少有一个或者两个建议是以行动为取向的，而不仅仅是书面练习，因为在对本治疗的测试中发现，有些患者对书面作业抱有反感，而当他们没有完成书面作业时，又会觉得内疚。另有一些患者则相反，测试发现书写带来了极大的平静和成长。在小组治疗中，明确每个患者努力想达成什么目标有益于提升小组的凝聚力。患者能够列出贴切相关又切实可行的承诺是最理想的，但是如果患者找到自己的想法有困难，治疗师可以提出一个建议。下面是量体裁衣适合患者的承诺的一些例子：

● **读一本书**（例如，"在当地图书馆或者书店找到一本有关愤怒的书来阅读。"）

- **寻找信息**（例如，"给两所本地的大学打电话，询问入学要求。"）
- **找到一个榜样角色**（例如，"问你周围的人他们是如何确认谁是安全的、值得信赖的人。"）
- **发现**（例如，"试着给热线打电话并体验一下感觉如何"，注意发现主题中对此提供了更多讨论。）
- **自我监察**（例如，"填写一张空白的日程表，看看你是如何度过的"。）
- **温习讲义**（例如，"将你在今天的治疗中所学到的东西做一个书面小结，并看看如何将之应用到你的生活中去"，或者"重读讲义并在那些你想做的事项上画上圈"。）

在下次治疗中非常简洁地对承诺进行回顾。承诺一般不该成为下次治疗的主要部分，而只是提供一个简单的干预来鼓励患者在治疗外继续进步。如果患者完成了，简单的一句赞扬就足够了；如果患者没有完成，简单地说"那样很遗憾"通常也够了，同时可以在治疗结束时根据患者的康复情况重新设计承诺。例如，如果患者没有给医生打电话，重新设定承诺可能包括要求病人在治疗后立即给医生打电话，或者请一个朋友打电话。如果承诺是一个至关重要的目标（例如性交时使用避孕套），你可以将承诺作为治疗的焦点整合到当日的治疗主题中。如果患者做了一个书面承诺，那么可以要求患者在治疗外阅读它并在上面写些反馈，然后在下一次治疗时带来。书面的承诺可以很简短，所以不会花费很多时间。如果你是在做个人治疗，需要在承诺上多花点时间的话，你可以问诸如此类的问题："你在做的过程中学到了什么？"或者"在实施的过程中有什么成功之处或者困难之处是你想讨论的？"

对反复不完成承诺的患者进行随访。询问这样的患者为什么没能完成。不要接受那些反复的借口，而要以此为机会促进患者进步。例如问："你说你没有时间，但是你花了很多时间购买衣物。可能你忽视了此时的康复？"或者说，"我有个建议可以帮助你记得去做练习。你能将它写下来贴在冰箱上吗？"另外，也可以试试"承诺"主题下更多的建议。其他的资源包括 Burns 和 Auerbach（1992）的文章，以及 Beck 和同事制订的回家作业不依从表（1979）。这些论及了回家作业对积极的治疗结果的重要性、相关研究综述以及提高依从性的建议。

"你会给哪些社区资源打电话？"

该问题是对那些具有各种个案管理目标的患者的提示。这些目标可能在治疗早期就已经被认识到了（见"治疗介绍／个案管理"主题），并一直在围绕着它们进行工作。这对有着很多需求的患者或者那些完成个案管理目标有困难的患者来说是很常见的。或者，这也有可能是在治疗进行中新产生的问题。例如，在进行"从愤怒中愈合"的主题时，患者可能从愤怒管理小组中获益。治疗师可以为患者联系并转介到这样的小组。注意在康复承诺（本章末讲义5）中提供了在承诺之外写下社区资源目标的地方。最后，注意使用的是"社区资源"而非"个案管理"，因为前者少一点官腔，更有吸引力。

任选：治疗结束的问卷

该问卷（本章末讲义6）为患者提供了机会以表达对治疗的正面和负面的反应。在创伤后应激障碍和物质滥用的康复早期，病人可能觉得书面表达这些意见比口头表达更容易些。对治疗师来说，取得这样的反馈极其重要。在小组治疗中，强烈建议患者不要将名字写在反馈表上，因为研究发现匿名的反应可能更诚实。在个人治疗中则无法这样做，但治疗师可以在患者离开后再看。

治疗指南

有几项治疗策略可能有助于治疗的实施。

事先建立有关在治疗之外联系你的方案。参见"治疗介绍／个案管理"对此话题展开的讨论。该主题的讲义为患者提供了患者了解你的联系方案的书面材料。

进行尿样分析。对物质滥用治疗不熟悉的治疗师来说，尿检往往会激发起消极的反应："我相信我的患者"，"如果我问他们，他们会觉得受了侮辱"，"如果患者有创伤后应激障碍，在观察下进行尿检会重复他们所受的虐待"，"当患者撒谎的时候我能知道"，"我不知道怎样才能让患者接受检查"以及"这会破坏治疗联盟"。但尿检在很多物质滥用治疗项目中是一个标准，并被认为是治疗师获得治疗的最关键信息的唯一确定的方式：这个患者还在用药吗？很多物质滥用患者有时候确实会撒谎，无论他们如何不想再用，无论他们多么喜欢你，也无论你是个多么有经验的临床工作者。有时候治疗师认为他们足以了解他们的患者并可以觉察谎言，但是物质滥用治疗的经验告诉我们事实并非如此——当患者想隐藏物质滥用时，他们通常能够成功。

测试的第二个重要原因——除了提供清晰和必要的信息外——更多的时候如果你要求尿检，患者实际上会觉得被帮助。它传达的信息是你足够在乎他们，并想知道真正发生了些什么（对在过去受到忽视的、在家里没有人注意到或者在乎他们在做什么的患者来说，尤其具有治疗作用）。而且，这增加了他们保持"干净"的额外动力。很多患者说，如果不是为了尿检，他们可能更多地使用药物。知道自己会被测试让他们更加努力。因此，这样做通常会增强而非削弱治疗联盟。治疗师们通常对创伤后应激障碍患者对尿检有很高的赞同度感到吃惊。在本治疗的试点研究中，仅有几个患者感到受了触发，我们对整个过程做了修改，免去了直接的观察；大多数患者对在观察下的尿检几乎没有消极的反应。进行观察下的尿检时，一个与患者同性别的工作人员陪伴患者进入洗手间——这是一个必要的步骤，因为在提供尿样时有很多欺骗的方法。但患者对尿检的依从性有一个例外，当尿检的结果会有严重影响（例如法律的或者与工作相关的）时，患者会有很高的抵制尿检的动机（Weiss et al., 1998a）。

- **了解如何进行尿检**。大多数的保险公司和政府的公共卫生保险会支付尿检费用。你可以从当地医院、电话黄页或者给当地的物质滥用治疗项目打电话，找到患者可以进行尿检的地方。也有一些方法可供你在诊所进行简单快速检验，不需要经过正式培训就可以进行（http://www.avitarinc.com/）。更多的信息请参照"社区资源"主题中讲义1的"物质滥用"一栏。

- **就事论事地介绍检查**。跟患者解释尿检是很多物质滥用门诊所采用的标准程序，以便进行有效的监视。虽然他们有很好的意图，但很多患者在使用药物后依旧会觉得羞耻而想要隐瞒真相，这些都是可以理解的物质滥用的后果，但是却会干扰治疗。如果你介绍尿检时传达出你对该问题的坦然态度，他们可能将之视为正常。就如患者应该尊重治疗中的界限（例如他们的治疗不能超时，他们需要付治疗账单等），尿检也将成为治疗中的一个常规。与患者探讨"信任必须靠自己赢得"——而不是自动来的——而尿检是赢得这份信任的一个方法。

● **提供特定的参数。** 详细地确定患者在哪里接受尿检、频率（通常是每周一次或者每两周一次）、多长时间（例如3个月）以及形式（例如随机或者根据预约）。随机检查特别有效。这意味着你在某一天通知患者而患者需要在24小时内接受尿检，你可以随机抽一个星期中的某一天进行。随机的尿检使得患者无法计划性地使用药物以避免"脏尿"（物质滥用的证据）。例如，如果患者知道他们将在每个星期四被检查，他们可能从星期二至星期四不用可卡因，以使尿检结果"干净"。同样，如果检出"脏尿"后有什么后果，需要事先让患者理解。

● **将"脏尿"作为帮助患者的一个机会。** 在本治疗中，物质滥用的事实不该被用来作为停止治疗、责备患者或者评判的原因。相反，它成为患者如何找到比物质滥用更好的方法来应对的讨论的基础。哪怕患者撒了谎（是"脏尿"但否认使用过药物），也可以带有共情地进行讨论。"脏尿"有时在于尿检结果是先前多久用药的结果，因此有必要了解每种物质在尿液中停留多长时间（例如，可卡因通常为2天，而大麻则通常是30天）。不过，"脏尿"很少是由于实验室的差错（无论患者多么想这么说！）。如果你在进行小组治疗，建议在一对一的简单会面中（花5～10分钟）讨论"脏尿"问题，而不要在小组中讨论。在物质滥用治疗中通常采用后者（在小组中讨论），但是对创伤后应激障碍的患者来说，这样做可能会增加他们已经很强的屈辱与羞耻感，公开的批评可能令他们原本已经很低的自尊进一步降低，他们也有可能在暴露于这样的干预之后从治疗中脱落。

强烈建议进行HIV测试。 由于创伤后应激障碍和物质滥用都可以增加患者高风险行为的危险，所以所有的患者都应该接受HIV测试。有关你和你的患者可以联系的全美国范围内的HIV/AIDS的资源，请参见"社区资源"主题讲义1。

确立有关在治疗外患者之间相互联系的规定（针对小组治疗）。 如果患者们表达出在治疗外保持联系的愿望，建议治疗师询问每个患者的偏好，很多创伤后应激障碍的患者在确定界限方面有困难。在测试本治疗时曾有过一些负面的经验，因此该规定对确保安全有所帮助。

采取积极的办法将患者留在治疗中。跟多数患者群体不同，物质滥用患者很难在治疗中留下来，可以少至仅 5% 的患者进入治疗，而当中 50% 能够完成治疗（Craig，1985；Najavits & Weiss，1994a；Rounsavile，Glazer，Wilber，Weissman & Kleber，1983）。让患者参与并留在治疗中的方法包括：当患者不来治疗时打电话、寄信（为了保密起见，不提及物质滥用或者创伤后应激障碍）、联系家人（如果你得到患者的书面同意）以及提供鼓励措施（例如照顾孩子、提供小吃等）。

对患者创伤史的讨论保持在安全的范畴。有些患者不想讨论他们的创伤史，而有些则会提及。建议对于前者，治疗师尊重患者的防御而不要尝试讨论创伤记忆。如第 1 章中所论及，探索创伤记忆不是寻求安全疗法的一部分。不过，假如有患者开始提及创伤记忆，情况就更复杂些，会出现如下一些问题：患者是否可以在小组中或者个人治疗中提及创伤记忆，患者讨论它有多安全，治疗中什么时候可以提及，讨论是否会令患者的情况恶化，如果患者情况恶化后，治疗师是否能够接受紧急联系等。如第 1 章中所述，对创伤记忆的讨论本身就是一个治疗干预（被称为"暴露"或者"哀悼"），它已经超过了本治疗的范围。然而，如果有患者提及，有益的响应非常重要。下面是一些具体建议：

- **小组治疗**。如果患者在小组治疗中提及创伤的细节，强烈建议治疗师能够友善温和地限制这样做，以保护其他患者免受刺激。例如，你可以说："你提到的信息很重要，但是对小组来说听到这些创伤的细节不安全，因为这可能刺激小组成员。我们可以在治疗后单独见面来帮助你找到一个安全的谈论它的地方。"或者"非常抱歉我要打断你，但是如治疗同意书中所讲述的，我们应该在治疗以外的时间里讨论创伤的细节情况。"（治疗同意书包括在"治疗介绍／个案管理"主题中。）如果需要，打断患者——记住你优先考虑的是小组的安全，而不是社会性的礼貌。

- **个人治疗**。如果你在给患者做个人治疗时，患者明确表示要讨论创伤，那么给予一定的空间来讨论发生了什么可能是有帮助的。允许患者讨论它，意味着你确认了它的重要性，你可以有机会表达共情和支持，而聆听它则有助于你得到跟治疗相关的信息。如果你将患者提起的与所有创伤相关的资料都拒之门外不加讨论的话，患者可能会得到一个信息——"它并不重要"或者"我的治疗师无法对付它"。然而，危险更多地在于患者可能被情绪压倒，而无法应对所激发起来的情感的强度。因此，下面列出了一些建议：

1. 预先要求患者做好准备，讨论创伤可能会令人不安，而在治疗结束后还有可能会有一些延迟的效果（例如噩梦）。

2. 在对安全进行评估之前，不要让患者谈论得太多。例如，问："这样继续谈论下去你觉得安全吗？"或者"告诉我这些你感觉怎么样？"

3. 如果患者变得极端的不安，你可以温和地教导患者：在有足够的应对这种情感的策略之前先暂缓一下，等到治疗的后期再讨论创伤。你可能需要将患者重新引导到治疗主题上或者练习着陆技术（参见主题"脱离情感痛苦"）。

4. 如果患者有治疗外的反应，准备好一份紧急状况程序计划。例如，患者应该传呼谁或者给谁打电话？如果它会导致危险行为，患者应该去急诊室吗？

5. 在下次治疗中询问患者，上次治疗中对创伤的讨论是否有任何负面的效果令其觉得难以应对。如果患者报告增加了物质滥用或其他消极行为，那么可能对患者来说强度太大了。在这种情况下，你可能需要停止所有有关创伤的讨论，并回到单独的应对技能上去直至患者情况稳定。

6. 确定对创伤的讨论是明显而有意识的。有时候病人开始一提及创伤相关的资料时会很快就很深地进入，他们可能并不知道这些是怎么涌现在他们头脑里的。因此，当患者一提及创伤素材，你可以说诸如这样的话："你在这里提到了一些非常重要的事情。让我们一起看看进一步讨论是否安全，或者我们应该推迟这样做。"

7. 准备好在治疗结束前至少有10分钟的时间将患者引向着陆技术或者其他的安全议题。永远不要让患者在分离状态、哭泣或者极端不安(例如，0～10分评分标准的5分以上)中离开治疗室。因此，在治疗结束时询问患者是否可以安全地离开很重要。

8. 不要让治疗全部集中在过去的创伤素材上。短时间是一回事（例如在治疗中一共占用10～15分钟），但如果它占用了整个治疗，你可能没有时间就治疗主题或者安全应对进行讨论。如果你准备将暴露治疗结合"寻求安全"一起进行（参见第1章），最有帮助的是将两者在不同的治疗中进行，以确保足够的时间。

9. 记住，即使患者想要讨论创伤素材，最终还得由你这个治疗师来评估是否安全并做出是否允许这样做的决定。在康复早期的患者基本上都不了解谈论创伤可能带来的全面影响。

10. 有些患者在讨论创伤时带着"强迫性"或者"翻来覆去地讲"，而没有真切的体验和情感的沟通。你可能要对这样的讨论加以限制，因为这样可能对他们并没有帮助，可以等到以后的治疗中他们能够对这些问题进行探索后再加以讨论。

11. 不要对患者的创伤记忆"深入挖掘"。

12. 对大多数正在经历物质滥用的患者来说，"哀悼"阶段通常是处理创伤素材的时机（参见第1章）。然而，一些患者可能在物质滥用康复早期就能够承受暴露治疗并从中获益。如第1章中所述，至少有两个研究（Back et al., 2001；Najavits et al., 2001）显示它对一些患者有益。在经过仔细的筛选后，你可以考虑对部分患者保留该部分的工作。然而，如果你以前没有进行过这样的工作，那么你需要接受有关暴露治疗的培训，阅读治疗手册和/或接受督导，或者转诊给其他提供暴露治疗的地方，并可以与你的工作平行开展（这也适用于小组治疗的患者）。不过，要确保个人治疗师要对患者目前和既往的物质滥用情况以及其他危险行为的历史都有全面的了解。

● **评估**。评估的总体原则是将对患者创伤历史的评估保持在最低限度。考虑到需要对创伤和创伤后应激障碍进行治疗而这样做似乎有点奇怪，然而，如果了解到患者大致的创伤历史和/或目前的创伤后应激障碍，针对患者创伤史的详细情况就要加以限制。有些治疗师得到训练在治疗一开始就引出全面的创伤史，但是这可能导致病人被强烈的情感压倒而无以应对。事实上，引出一个全面的创伤史如同进行一次暴露治疗——但是却完全没有本治疗中的安全措施和对治疗的准备。另外，成功的治疗并不有赖于对患者创伤史的综合性了解。下面是一些建议：

1. 如果你已经了解到患者有严重的创伤史，并了解创伤的性质（例如性虐待），你不需要在此时进一步地询问，但你可以问："你是否希望我对你的创伤有些什么了解？"

2. 如果你对患者一点都不了解，可以考虑在治疗前让患者自己填写一个创伤问卷。比起访谈，患者更容易在书面测评工具中报告创伤，因为这样带给他们的不安要少一点（Najavits et al., 1998 d）。如果测评在治疗前完成，可以在治疗中对测评的消极反应加以讨论。

3. 如果你想用书面的自评报告，可以考虑就问几个简单的问题，例如："你曾经有过非常困难的生活经历吗，比如战争、飓风或者犯罪行为？""你有躯体虐待史吗？""你有性虐待史吗？"告诉患者他们只需要回答"是"或者"否"，而不需要细节。

4. 如果患者为上述的任何一点而感到不安，就此打住。在治疗中，只要集中于患者现在的问题就可以开展很多工作（例如，物质滥用、个案管理、管理负性的情绪等）。

5. 努力使用病历中已经有的患者信息。有时倘若患者已经提供过病史，那么询问创伤史就没有必要，可以先寻找有关信息。然而有可能患者从未被问及过创伤（Kofoed et al., 1993 年），病史中就没有相关的信息，那么此时询问患者就可能很重要。

患者可以在任何时候回到治疗中。确实，治疗师目标是不管患者缺席有多久，也要不断地尝试将患者重新带回到治疗中来。因此，在本治疗中没有"缺席四个星期就排除出治疗"（Linehan, 1993）或者类似的规定。创伤后应激障碍早期的治疗典型地允许脱落，而重回治疗时没有任何惩罚（Herman, 1992）。唯一的例外在于，患者呈现出严重的安全问题。

仅在特定的情况下将患者排除出治疗。将患者排除出治疗是非常罕见的。将患者排除出治疗的原因通常有两大类：（1）患者对其他的患者或者工作人员构成了危险（例如：出售药品给患者，威胁工作人员）；（2）治疗似乎让患者的情况变得更糟糕（例如：激发起的情感无法被安全地包容）。患者情况变得更加糟糕的指征包括：使用以前未曾用过的药物，增加药物使用量，以及自伤行为的增加。如果患者是第一次违反治疗同意书（例如将药品出售给另一个患者，或者对他人进行人身威胁），治疗师可以考虑跟患者制订协议再给患者一次机会，并对患者进行严密监视。如果事件非常严重，可以立即终止患者参加治疗。如果患者被排除出治疗，与患者单独地会面提供平静而肯定的反馈，并转介新的治疗将会有帮助。在小组治疗中，应该向其余的小组成员解释为什么某患者终止了治疗。

不要因为患者使用了药物而排除患者。由于患者使用了药物而将患者拒绝于治疗之外，无助于患者得到所需的学习如何停止使用的技能。事实上，其他任何的精神病症状（例如，分裂症症状、抑郁），不会因为患者有症状而要患者离开治疗。在物质滥用疾病中使用药物正是一个精神病症状，并需要高质量的帮助。这里的目标是尽量久地将患者留在治疗中，以帮助他们获得戒掉药品的技能。将患者排除出治疗不能治愈物质滥用。

困难处境和紧急状况

创伤后应激障碍和物质滥用的患者总体来说是一个高危人群。由于物质滥用（可以导致判断力受损，人身危险，甚至违法的情况）以及创伤后应激障碍（可以导致自杀和应对不能），患者可能会面临各种严重的紧急状况，包括躯体的感染（HIV、性病、肝炎）、被赶出住所、失去工作、家庭暴力、自杀、儿童虐待以及没有能力照顾自己。下面是一些患者可能发生的紧急状况：

- 严重的自杀威胁（"严重"意味着即刻的危险，例如接下来一两天的危险；高意向，例如在 0 ～ 10 分表上得 6 分以上）。
- 在诊所关门后闯入诊所（例如，偷钱）。
- 过量服药然后传呼你。
- 被伴侣殴打。
- 骚扰另一个小组成员。
- 威胁要在躯体上伤害别人（例如，孩子）。
- 被赶出住处，无家可归。

出现这些情况时，可能牵涉到生死并需要细致的干预。虽然对这类高危患者进行紧急状态程序的细致描写已经超出本书的范围，而且特定的解决方式有赖于治疗的情况与特定的患者，但下面列出了一些简要的指南。对精神科急诊的更详细指南，请参见 Hyman 和 Tesar（1994）的书。

事先准备好如何应对紧急状况。解决问题的方法包括：给当地警察局打电话，要他们去患者家里（例如，如果患者已经打电话来）或者将患者护送到当地的急诊室。了解向何处转诊自杀患者，包括那些没有保险的患者。这些同样适用于突然无家可归、需要紧急住处的患者。查明如何将患者送到庇护所。

如果你在对患者进行生命威胁行为的评估，记着要问一些特定的问题："从 0 ～ 10 分之间进行评分，10 分意味着"绝对是"。在 24 小时内你有多大可能会杀了自己？""你能够向我保证在警察到来之前不会伤害你的孩子吗？""你喝了多少酒？"等等。

最后，帮助患者获得足够安全的照顾，这可能是与你或者另一个治疗师即刻进行的紧急治疗，也可能是把患者送到医院急诊室或者住院部。如果可能，可以让一个安全的家人、朋友或者匿名戒酒会的赞助人来护送患者。注意，在治疗开始时就从患者处得到那些安全的人们的电话号码，这在出现紧急状况时非常有帮助。如果你要患者到一个当地的急诊室，约定好患者到达那里后给你打电话的时间（或者要一个医生打电话给你），以确认患者已经抵达；如果患者没有在约定的时间来电，则给他打电话，如果没有回音，则给警察打电话。

"当你不确定的时候，寻找帮助。"这包括给督导老师打电话，联系患者的其他治疗人员，把患者送到当地的急诊室，联系律师或者给警察打电话。不要独自处置危险情况，因为这可能导致情况恶化，可能没有效果，也可能造成法律纠纷。在紧急情况下，宁可过度应对也不要应对不足——也就是说，宁可采取更多的安全措施，也不要采用太少的措施。

明确告诉患者保密的局限性。临床工作者和治疗中心是在标准的职业保密程序内运作的，但是很多临床工作者和患者不了解如果患者卷入法律事件的话，患者的记录可以被法庭取得。有关物质滥用或其他违法行为的不良信息可能会向法庭披露，即使临床工作者和患者不想这样做。

了解并告知患者在哪些情况下你必须将他们汇报给权威机构。这些包括"警告的责任"（你负有法律责任去警告被患者施加人身伤害威胁的人）；有儿童或者老人虐待的嫌疑；由于严重的自杀危险或者无法照顾自己而需要非自愿（强制）入院。如果在某个个案中在程序执行上有问题，请向律师咨询。

为工作人员制订安全程序。包括将治疗师的座位安排在离门最近处，这样如果患者变得有威胁性的话，治疗师可以很容易地出去；确保只在同一楼里还有其他员工时才进行治疗，以在紧急状况时获得帮助；确保患者无法得到治疗师的家庭电话和地址；告知临床工作人员紧急电话以及安全程序。

与物质滥用患者工作的人员必须接受肝炎疫苗接种并了解感染控制程序。此外，如果可能，在患者参加治疗前需有医疗上的证明，以防患者互相感染或者感染到工作人员。

了解并告知病人在发生紧急情况时应该做些什么。 在"治疗介绍／个案管理"主题中，这些问题都得到了讨论。明确地告知患者你在什么时候有空，以及你会在哪个时间段里给患者回电，如果你不在患者应该做什么（例如到最近的急诊室，联系替你顶班的临床工作人员等）。另外，应了解在非自愿的情况下将患者送去住院的标准和程序。

了解并告知患者如果他们在服药状态下来参加治疗会发生些什么。 如果一个患者在中毒状态下来参加治疗，除了计划安排如何将患者安全送回家外，不要尝试进行任何治疗性的干预。可以要求患者在工作人员的视线范围内留下来直到清醒，或者坐在急诊室的候诊间。在患者的许可下，可以给朋友或者家人打电话来接患者。可以打电话要出租车将患者送回家。如果患者用药过量，将患者送到急诊室进行评估。永远不要让中毒状态的患者独自开车回家；你可能需要将患者的车钥匙取走，直到患者足够清醒可以开车。

如果患者想讨论安全回家以外的问题，你应该坚决地说："我很想跟你谈，但现在你处于中毒状态，除了送你安全回家以外，无法跟你讨论任何别的事情。"你这样做向患者传达了一个信息，那就是在服药后来治疗将无法进行任何有用的对话。然而，设立这样的界限需要共情的技术而不是传达拒绝。你可以说："一切都会好起来的，我们会找到办法让你安全回家。"或者"我们现在无法交谈，但我很高兴等你清醒后与你交谈。"最后，通常需要随访，例如给患者的主要治疗者打电话，告知他们患者的情况，下一次患者来治疗的时候，再次强调不要在中毒的情况下来诊所（根据治疗同意书）。

如果你感到非常愤怒或不安，或者对某个患者有强烈的情绪，应寻求咨询。 这些迹象表明治疗的过程需要得到回顾。跟督导老师或者同事咨询，并为患者提供治疗外的临床工作者咨询的机会，以防止情况恶化。

保持镇定。 在紧急情况中，记着"情绪培育情绪"。如果你保持镇定，会让你的患者安静下来；如果你烦躁，也会让患者变得烦躁。

治疗前的清单

必备资料

- 复印每个主题中的引言和讲义（参见治疗主题），将这些装订在一起非常好用。

- 复印"适用于所有治疗的资料"（见下一节）。

- 为个案管理准备一个资源手册（参见"治疗介绍 / 个案管理"主题）。

建议

- 阅读参考文献中带有 * 号的那些关键的背景资料。

- 至少参加一次匿名戒酒会。

- 准备一些患者在治疗外可以阅读的资料（例如匿名戒酒会的清单，有关 HIV 危险的小册子等）。你也可以放置一些鼓励患者的海报。为个案管理准备一个资源手册（参见"治疗介绍 / 个案管理"主题）。索取免费海报、手册以及其他物质滥用的资料，请致电：

☎ 美国国家酒精和药物信息交换所（National Clearinghouse for Alcohol and Drug Information）电话：800-729-6686。

☎ 物质滥用治疗中心（Center for Substance Abuse Treatment）热线：800-662-HELP[4357]。

☎ 美国国家药物滥用研究所（National Institute on Drug Abuse）信息传真服务：888-NIH-NIDA[644-6432]（24 小时免费传真有关治疗、物质滥用趋势与药物疗效的信息）。

☎ 另外参见匿名戒酒会和其他资源的免费电话，见社区资源主题手册 1（副标题"物质滥用"和"创伤"）。

- 与同事或者督导预习每个主题中列出的"疑难案例"。

- 试着将每个治疗主题应用于你自己的生活以理解它们有多么困难。

- 如果你计划用自评量表得到患者的背景信息，建议患者在有治疗师的情况下填写，万一患者对这些测试有负面反应，可以立即见治疗师。虽然负面的反应并不常见，但是有可能存在，尤其对创伤量表来说。

■ 安排任何你的治疗项目能够提供的额外服务与设施（例如：照顾孩子、停车、阅读讲义、观看与治疗相关的教育录像、图书借阅等）。

适用于所有治疗的资料

治疗开始前张贴在告示板上

有一些资料设计来用以张贴在墙上（或者告示板上），以供患者在整个治疗过程中使用。如果你选择不张贴，那么将它们放在文件夹中供患者使用。你可以使用所提供的所有资料，或者选择那些你认为对你的患者有帮助的资料。

- 治疗登记和治疗结束。提醒患者在治疗登记和治疗结束时要回答的问题（本章末讲义1）。
- 安全应对技能。治疗中患者可以使用的资源（安全主题讲义2）。
- 治疗的核心概念。总结了整个治疗的要点（本章末讲义2）。
- 治疗主题清单。得以让患者和／或者治疗师挑选主题的次序，并帮助记录完成了哪些主题（本章末讲义3）。

供治疗中使用

以下内容可以被复印来供所有治疗使用。

- 治疗形式。作为对治疗形式的提醒，供治疗师在治疗中参看（本章末治疗师工作单）。
- 安全应对表。在所有的治疗中都需准备好，可以在治疗中使用或者用于治疗之间的承诺（本章末讲义4）。

● 康复承诺。在所有治疗中备用，用于每次治疗结束（本章末讲义5）。

● 治疗结束问卷。在所有治疗中备用，用于每次治疗结束（本章末讲义6）。

● 成功证书。可以在治疗结束后颁发给患者，以奖励他们的参与（本章末讲义7）

治疗形式

简介

1. 治疗登记

　　了解患者的情况如何。患者就 5 个问题做汇报。自上次治疗后：（1）"你的感觉如何？"（2）"你做了哪些好的应对？"（3）"是否有任何物质滥用或者其他的不安全行为？"（4）"你完成了承诺吗？"（5）"是否有社区资源方面的更新？"（每个患者至多花 5 分钟。）

2. 引言

　　帮助患者在治疗中带有情感地投入。由一个患者大声朗读引言，治疗师问："该引言的要点是什么？"并将之与治疗联系起来（2 分钟）。

治疗主题

3. 将主题与患者的生活相联系

　　将主题有意义地跟患者的体验联系起来，这是治疗的核心部分。使用患者当前生活中的特定实例，并针对治疗资料进行强化练习（30 ～ 40 分钟）。

　　程序：

　　A. 要求患者通读手册（最多 5 分钟）。

　　B. 将治疗资料跟患者当前生活中的特定困难联系起来。

❑ 任选：安全应对表

结束

4. 治疗结束

　　强化患者的进步以及给治疗师反馈。患者回答三个问题：（1）"说出今天治疗的一个收获（以及这次治疗中的任何问题）。"（2）"你的新承诺是什么？"（3）"你会给哪些社区资源打电话？"（最多 5 分钟）。

❑ 任选：治疗结束问卷

　　　　　　　　　　　　　提醒：优先的"大图景"为……

　　1. 消除物质滥用

　　2. 减轻创伤后应激障碍症状

　　3. 增加安全（远离 HIV 风险、家庭暴力、自伤等。）[1]

《寻求安全》，由 Lisa M. Najavits 著（2002）。凡购买本书者只可以为个人使用复印该表（详情参阅版权页）。

治疗登记与治疗结束

治疗登记

自上次治疗以来……

1. 你的**感觉**如何?

2. 你做了哪些**好的应对**?

3. 是否有任何**物质滥用**或者其他的不安全行为?

4. 你完成了**承诺**吗?

5. 是否有**社区资源**方面的更新?

治疗结束

1. 说出今天治疗的一个收获(以及这次治疗中的任何问题)。

2. 你的新**承诺**是什么?

3. 你会给哪些**社区资源**打电话?

治疗的核心概念

★ 保证安全

★ 尊重自己

★ 使用安全应对——而非药物——来脱离痛苦

★ 把现在和未来建设得比过去更好

★ 学会信任

★ 好好照顾你的身体

★ 从安全的人那里获得帮助

★ 不再使用药物，并充分疗愈创伤后应激障碍

★ 如果一个方法行不通，试试别的方法

★ 永远，永远，永远，永远，永远，永远，永远，永远不要放弃！

《寻求安全》，由 Lisa M. Najavits 著（2002）。凡购买本书者只可以为个人使用复印该表（详情参阅版权页）。

治疗主题清单

	完成（是／否）
治疗介绍／个案管理	
安全	
创伤后应激障碍：要回你的力量	
脱离情感痛苦（着陆技术）	
被物质滥用控制的时候	
寻求帮助	
照顾好自己	
同情	
红旗与绿旗	
诚实	
康复思想	
整合分裂的自我	
承诺	
创造意义	
社区资源	
在关系中设立界限	
发现	
让他人支持你的康复	
应对扳机点	
尊重你的时间	
健康的关系	
自我滋养	
从愤怒中愈合	
生活选择游戏（回顾）	
治疗结束	

《寻求安全》，由 Lisa M. Najavits 著（2002）。凡购买本书者只可以为个人使用复印该表（详情参阅版权页）。

安全应对表

姓名：_____   日期：_____

无论生活中发生什么，你都能够学着去安全地应对。

	旧方式	新方式
情　境		
你的应对方式		
结　果		

你用旧的应对方式有多安全? _____   **你用新的应对方式有多安全?** _____

从 0（绝对不安全）到 10（完全安全）评分

《寻求安全》，由 Lisa M. Najavits 著（2002）。凡购买本书者只可以为个人使用复印该表（详情参阅版权页）。

康复承诺

承诺是一种保证——对你自己，对你的康复以及你的治疗师。
如果你没能完成承诺，也许需要对它做出更改，
请务必在你的下一次治疗前给你的治疗师留言。

姓名：_____ 日期：_____

对下一次治疗的承诺：	
我将做：	在此日期前：

下次治疗前要打的社区资源的电话：	
我会致电：	在此日期前：

提 醒

● 你的下次治疗时间为：_____（日期）_____（时间）

● 你将把这张表放在哪里以确保记得它？钱包里_____ 冰箱门上_____ 笔记本_____
  其他地方：_____

(沿此线剪开)--(沿此线剪开)

治疗师备份

患者名字缩写：_____ 今天的日期：_____

对下一次治疗的承诺：	
我将做：	在此日期前：

下次治疗前要打的社区资源的电话：	
我会致电：	在此日期前：

治疗结束问卷

匿名填写，不要填写你的名字。

治疗主题：_____ 日期：_____

请如实分享你对今天治疗的看法，以帮助将治疗变得尽可能有用。请对下面 6 个问题做如下的评分：

0	1	2	3
一点也不	一点	中度	极度

1. 总的来说，今天的治疗对你有多少帮助？_____

2. 今天的治疗中有多少帮助：

 a. 治疗主题？_____

 b. 手册？_____

 c. 引言？_____

 d. 治疗师？_____

3. 今天的治疗对你的问题有多少帮助：

 a. 创伤后应激障碍？_____

 b. 物质滥用？_____

4. 你觉得有多大可能将把今天治疗中所学习到的应用到你的生活中？

5. 对于今天的治疗，你还有其他的看法或者建议吗？请如实提供正面和负面的反应。

 正面反应：_____

 _____

 _____

 负面反应：_____

 _____

 _____

6. 本治疗如何做能对你更有帮助？

 _____

 _____

 _____

成功证书

授予

完成了寻求安全治疗

共计 _____ 次治疗中的 _____ 次治疗

颁发者 _____

颁发日期 _____

有关"寻求安全"的更多信息

请访问 http://www.seekingsafety.org 以获取更多有关"寻求安全"的信息。这个网站提供了可以供下载的最新的研究资料和期刊文章、培训治疗师的信息以及对本治疗进行研究的一些资源。

治疗主题

治疗介绍／个案管理

（个案管理方面）

概　述

该主题包括两个部分：（1）治疗介绍以及开始了解患者；（2）个案管理。如果是小组治疗，该主题可以在小组开始前以个人治疗形式进行。

介　绍

第一次治疗对于定下治疗的"安全与支持"的基调以及将患者引向应对技能的信条上比其他的治疗主题都更为关键。第一印象很重要！物质滥用患者一贯以来具有高治疗脱落率（CritsChristoph Siqueland，1996），而创伤后应激障碍患者则总是难以信任他人（Herman，1992）。来参加第一次治疗可能令患者觉得脆弱并激起他们的焦虑感。今天的主题通过针对患者所需求的资料（例如有关治疗的信息）、具体的获益（例如个案管理转介信息）以及治疗师所给予的情感上的确定等来帮助患者感受到他们的努力得到了回报。

治疗开始时，治疗师转达乐观而现实的预测非常有益，那就是如果能够参与治疗，所有的患者都能获得好转。创伤后应激障碍和物质滥用患者可能倾向于保持一种被动或者无望的姿态，任他人（或者药物）控制他们。与治疗师和治疗建立强大的联盟能够帮助他们更靠近他们健康的那部分，并增强他们积极疗伤的动力。

个案管理是一个主要的焦点，这有几个原因。第一，我们的研究发现很多患者在接受治疗之前得到过很少，甚至从来没有得到过专业的关照（Najavits et al., 1999a，1998e）。例如，有一位女性患者十多年来每晚都借助酒精入睡，但从未接受过精神性药物的评估以得到更合适的睡眠药物。在加入我们项目前的一个月，在接受调查的 50 个女患者中有 42% 未曾得到过专业治疗（Najavits et al., 1999a）。因而，患者的生活有时在得到一些辅助性的服务时，例如职业咨询、住房转介、药物治疗和应有的利益（例如老年人医保），就可能发生极大的改变。第二，由于该治疗是一个短程的治疗，而个案管理目标的实现可能需要重复的工作，有必要在治疗开始时就为治疗后的计划做准备。如果其他的服务没有到位，病人在完成该治疗后复发是很常见的。从情感上来说，如果没有向其他支持的顺利过渡，他们可能会觉得治疗结束得很突然并有被抛弃的感觉。第三，该治疗是制订来与其他尽可能多的治疗联合使用，以提高患者成功地与创伤后应激障碍和物质滥用该双重诊断做很困难的斗争（Drake & Noordsy，1994）。而且，如果困难超出治疗师的技能之外（例如家庭暴力、职业咨询、精神性药物），患者应该被转介给接受过相关培训的人员。最后，该治疗是制订来帮助患者踏上两个疾病的康复之途的，但很少有患者能够在几个月里从两种疾病中完全康复。现实地说，该治疗可以给予患者新技能，激励他们留在治疗中，并显著地减轻症状（Najavits et al.，1998e）；然而，对疾病非常严重的患者来说，他们的生活通常被疾病所摧毁，可能需要在不同的治疗中参与很长时间才能取得持久的进步。

有三种个案管理的问题是生死攸关的紧急情况：家庭暴力、HIV 风险以及自杀或他杀的意向。强烈建议治疗师在这些情况下对患者的危险做细致的评估，并向患者介绍其他的帮助（参见本主题治疗师工作单 B）。如果患者抵抗，可能需要增加个人治疗（为小组治疗患者）和／或介绍更多的治疗人员。参见第 2 章的"困难处境和紧急状况"。

在进行个案管理时，请注意在跟患者交谈时使用"社区资源"一词。"个案管理"这个用词有将病人当成简单的"个案"来"管理"之嫌，而"社区资源"一词则带有"存在于外面世界上的机会"的更加振奋人心的语调。因此，在每次治疗登记与治疗结束时都使用"社区资源"

一词。不过，在治疗的设置中"个案管理"一词用得普遍，因而在此保留以避免混淆。

治疗开始后，你也会开始听到每个患者的故事：是什么导致他来这里？这个人在日常生活中经历着什么样的挣扎？在病理当中又透露着哪些成功和长处？这个患者跟人的联结如何？你自己的反应也会自此开始：治疗可能会有多大的困难？你对患者在诸如情感表达能力、聆听你的能力以及整体的表现等方面有什么样的反应？

注意该主题有大量的资料，它可能比其他的主题需要更多的准备，尤其如果这是你第一次进行该治疗的话。确实，如果可能，最好将这次治疗分成两部分（治疗介绍与开始了解患者作为第一次治疗，个案管理作为第二次。）

反移情问题

在治疗中有那么多任务和资料，关注患者可能会显得困难。然而，大多数治疗师在试过一两次后就会上手。至于个案管理，治疗师可能觉得太麻烦或者困难，有关这一点的更深入的指导请参见本主题治疗师工作单 A－D。

致谢

在讲义 3 中提到的有关完成治疗回家作业的文章《如何从治疗中得到最大的收获》，来自 Burns 和 Auerbach（1992）。

治疗准备

■ 如果可能，要求患者在治疗前就阅读讲义。可以要求患者提前半小时到，或者在第一次治疗前邮寄给他们。

■ 在讲义 1 有关"寻求安全"治疗的结尾，填写你作为治疗师的背景资料。它放在末尾，你可以根据自己的偏好，选择填写或者也可以完全省略。

■ 在完成讲义 2"有关治疗的实用信息"时，为患者准备好附近急诊室和当地电话热线的号码。

■ 为个案管理准备一本资源手册（参见治疗师工作单 A）。

治疗形式

注意，在这次介绍性治疗中没有治疗登记，但是建议按标准程序结束治疗。

1. **引言**（简洁地）。将引言与治疗联系起来，例如："你来参加治疗真是太好了。正如引言所提示的那样，永远有机会创造你想要的生活。"

2. **将主题与患者的生活相联系**（深入地，占治疗的大部分时间）。

   a. 要求患者通读手册，手册可以分开用或者一起用。注意每个手册都有一个副主题。参见"治疗内容"（下节）以及第 2 章，如何根据患者的需求和你的时间，从大量的手册中做出选择。如果你有时间，可以在几次治疗中讲述。

   治疗介绍

   讲义 1：有关寻求安全治疗

   讲义 2：有关治疗的实用信息

   讲义 3：如何从治疗中得到最大的收获

   讲义 4：寻求安全治疗同意书

   个案管理

   治疗师工作单 A：让它成为现实：个案管理策略

   治疗师工作单 B：治疗师对患者个案管理的需求评估

   治疗师工作单 C：个案管理目标单

   治疗师工作单 D：个案管理的治疗师清单

   b. 帮助患者将技能与他们生活中当前的、特定的问题联系起来。参见下面的"治疗内容"以及第 2 章。

3. 治疗结束（简洁）。参见第 2 章。

治疗内容

如前所述，本主题实际上由两个部分组成：(1) 治疗介绍以及了解患者；(2) 个案管理。只要有可能，建议分开进行，尤其是对那些有严重的个案管理需求的患者。

如果你受限于一次治疗，比较有用的平衡时间的方法是花 10 分钟介绍治疗，15 分钟了解患者，余下 35 分钟用以个案管理。

讲义 1、2、3 和 4：治疗介绍

目标

- 介绍治疗（讲义 1）。
- 提供有关治疗的细节，以及紧急状况下所采取的措施（讲义 2）。
- 探索如何帮助患者从治疗中获益最多（讲义 3）。
- 回顾治疗的规定（讲义 4）。
- 告知患者你的治疗项目所提供的"额外"帮助（例如：托儿服务、停车、阅读小册子、观看与治疗相关的教育录像、图书借阅等）。

将资料与患者生活相联系的方法

■ **回顾讲义**。简单介绍治疗的议程。例如，"我们今天的目标是讨论本治疗，帮助大家对彼此有一点了解，并帮助你找寻治疗外可能有用的资源。"然后将讲义发给患者。理想情况下，手册应该在治疗前就发给患者；如果没有那么做，就给患者 5 ~ 10 分钟时间浏览讲义，然后将资料带回家再具体地阅读。填好讲义 2 中的信息和紧急状况的程序，以及有关你的治疗的实用信息。要求患者在讲义上（两份）签字。在讲义 4 "寻求安全治疗同意书"上也签字（一份给患者保存，一份由你来保存）。将患者带进对即将进行的治疗的讨论，对患者可能有的问题和建议给予回应。

■ **自我探索**。鼓励患者在阅读讲义3"如何从治疗中获得最大的收获"时认清自己的长处和弱点。他们可以在已经在做的条目旁打上钩，在困难的条目上画上圈。如果你有时间，你可以帮助他们处理如何克服那些困难（虽然此时可能没有时间或机会来完全地讨论）。例如，如果患者来参加治疗有困难，讨论如何克服这样的情况，比如如果患者不能来参加治疗可以进行电话治疗，或者安排一个人将患者带来。

■ **讨论**

- "你想从这个治疗中得到些什么？"
- "你对治疗有些什么顾虑吗？"
- "你觉得怎样才能从治疗中获益最多？"
- "我可以做些什么让你在治疗中觉得安全？"
- "如果你想停止治疗，你能让我知道吗？"
- "你觉得你能够在物质滥用上对我坦诚吗？"
- "有些人觉得在使用了药物后很难来参加治疗，你觉得你无论如何都能继续参加治疗吗？"
- "你在治疗中容易出现分离吗（'忘记了时间'或者'出神'）？如果是，你是否发现在那种时候有些策略可以让我帮到你？"
- "你是否有什么特别的话题需要我们在治疗中涉及的？"

建议

■ **赞扬患者来参加这个新治疗的勇气**。帮助患者感到因为寻求帮助而被确认和尊重。

■ **不要为患者对资料进行小结**。目标是当你根据资料引导着治疗进行时，让患者进行大部分的谈论。另外，不要觉得你必须讲到每个点，而应找到跟特定的患者相关的关键方面。

■ **在填写讲义2"有关治疗的实用信息"时，你可以根据你的治疗设置进行修改**（例如，紧急状况程序与你的角色）。但是，强烈建议当患者在治疗外有紧急状况发生时让其能够找到你，尤其是在没有其他的治疗者时。在本治疗的早期研究中，患者报告能找到治疗师对他们非常重要，虽然他们很少需要这样做。如果你很关注如何应对治疗之外太多的电话，那么Gunderson（1996）的文章可能对你会有帮助。

■ **事先确定在治疗之外给你电话的政策**。注意在讲义 2 "有关治疗的实用信息"中要求制订患者在使用药物或者自杀以及有其他严重的精神科急诊需求的时候应该给谁打电话的计划。你可能需要好好想一想在那些情况下是否想让患者找到你，尤其当患者没有其他治疗者的时候，或许她或他不愿给热线打电话。建议在治疗外可以通过传呼或者电话找到治疗师，但是必须对此加以小心的规范，并提供详尽的解释。另外，治疗的一个目标是帮助患者建立一个社会网络，这样患者也可以给别的人打电话。

疑难案例

■ "我拒绝尿检——它会触发我的创伤记忆。"

■ "我需要在治疗与治疗之间常给你打电话。"

■ "你曾经用过药物吗？"

■ "上次我停止用药的时候，我的创伤后应激障碍变得更糟糕了。我无法应对。"

了解你的患者

目标

■ 为患者提供机会告诉你她／他的更多情况。

将资料与患者生活相联系的方法

■ **讨论**

● "你有什么想让我知道的吗？"

● "对你来说现在最重要的是什么？"

● "这些天什么对你来说是最困难的？这些天有什么事比较顺利？"

● "如果你好起来了，有谁的生活会得到改善（例如你的孩子或者配偶）？"

● "你最喜欢的活动是什么，例如爱好或者运动？"

● "你是否有什么生活目标想达成（例如职业、搬家）？"

● "如果你能做到不用毒品就能应对，那么你觉得你的生活会是怎么样的？"

- "你是否有些最喜欢的象征着希望的'事物',例如照片、书或者歌曲、格言?"

- "你想了解我什么吗?"

- "是否想让我知道你过去经历了什么?"(注意:你可能应该先问患者是否准备好谈这些,以及是否有可能发生诸如毒品使用复发或者在情感上被压倒而想自杀的可能。更多讨论参见第2章。)

建议

■ **由患者引导,主要集中在确认与聆听上。**目标是在完成治疗任务的框架下,努力了解有关患者的一切。

■ **如果患者变得不安,那么对患者的情感痛苦要有共情,然后将谈话转移到一个中性的主题上。**记得提供这样做的理由以免患者觉得没有被确认(例如,不要下结论说强烈的情绪是坏的或者是好的,或者你不能承受它们)。你可以说:"我很想听你的经历,但是我担心我们的治疗还没有进展到能够安全地这样做的时候。"

■ **尽量别提供有关你自己的信息,除非患者特地问你。**这样可以将患者的需要作为焦点。

治疗师工作单A、B、C和D:个案管理

目标

■ 评估个案管理需求,并与患者一起设立在下一周将要完成的即刻的目标(治疗师工作单A、B和C)。

■ 个案管理贯穿整个治疗(治疗师工作单D)。

将资料与患者生活相联系的方法

■ **进行一次个案管理的面谈。**治疗师工作单A至D为此目标提供了大量的资料。步骤如下:

1. "让它成为现实:个案管理策略"(治疗师工作单A)提供了个案管理的背景。

2. 对有需求的方面进行评估,使用"治疗师对患者个案管理的需求评估"(治疗师工作单B)。

3. 对每个尚没有完成的个案管理目标,分别填写"个案管理目标单"(治疗师工作单 C)。提供一份已经填写好的样本。

4. 结合患者所提供的信息,确定至少一个特定的个案管理目标用以在下一次治疗前完成,并提供特定的书面的转诊信息以及截止日期。

5. 处理情感上或者实际上的可能干涉个案管理目标完成的障碍。

6. 在将来的治疗中,参见"个案管理的治疗师清单"(治疗师工作单 D)来帮助无法执行个案管理目标的患者。

■ 讨论

- "对执行这些转诊目标你有什么顾虑吗?"
- "你觉得给这些转诊机构打电话怎么样?"
- "你如何记得去这样做?"
- "当你完成这个的时候能否让我知道?"
- "是否有什么实际的困难会妨碍你完成这个目标(例如交通、日托)?"

建议

■ 详细的建议请参照治疗师工作单 A 至 D。

■ 在跟患者交流时,使用"社区资源"一词。 对他们来说,这要比"个案管理"更容易理解,在语气上也更加积极。注意在康复承诺(第 2 章讲义 5)和所有治疗小节的开始(治疗登记)与结束中(治疗结束)(第 2 章讲义 1)都使用"社区资源"一词。

疑难案例

■ "虽然我知道我应该做,但就是无法让自己开始去做。"

■ "我没有电话,没有人看孩子,没有钱——我怎样才能到那里去呢?"

■ "我完完全全地被情感压倒了。"

■ "我在医生那里的经历都很负面,我再也不会信任他们了。"

■ "当然,我会去做的!"(然而患者每周回来都没有做。)

87

让它成为现实：个案管理策略

实际的问题

个案管理中的一个通则是"多多益善"！进入其他的治疗既有助于患者当前的恢复，也可以作为本治疗结束后的关照。

● **制订一本资源手册**，将治疗师工作单B（治疗师对患者个案管理的需求评估）所列的每一个个案管理需求都作为一个部分。最简单的做法是做一个文件，用标签标出"住房"、"工作培训"、"家庭暴力"、"治疗师"等。将网撒得大一些：给在社区资源的主题中（讲义1）所列出的免费热线打电话；在互联网上寻找信息；使用电话黄页，你的社区一般都有个人服务黄页；问同事；寻找州和联邦的机构与热线；跟你所在区域里了解社区资源的社会工作者交谈；保留寄给你的"职业垃圾邮件"（例如传单、目录等）。另外，保留一份你会转诊患者的治疗师名单以及他们接受保险的情况，列出戒毒机构（公立的和私人的）以及"清醒住房"。虽然很不幸的是我们还没有系统的方法去找到这些机构，但我们还是有很多资源可以使用。一旦你制订了你的资源手册，它将是非常宝贵的，并可以为将来节省很多时间和努力。

● **全面评估患者需求**，将治疗师工作单B（治疗师对患者个案管理的需求评估）作为一个访谈提纲。尽量多地提问题，以确定个案管理的目标是否已经达到，或者还需要进一步的工作。例如，有关住房你可以问："你有住房方面的困难吗？""你现在的居住环境是否有什么不安全的地方？"或者"你有没有跟任何滥用物质的人住在一起呢？"注意，可能有些情况下患者觉得他们的需求已经被满足了，而你觉得还没有（例如，患者觉得跟一个滥用物质的人住在一起是可以的，但你觉得不可以）。在这种情况下，根据你的立场与看法来填写表格，但可以标明患者在这上面有不同的看法。

● **一定要找出患者的医疗保险情况**，因为这对你向哪里转诊患者有着极大的影响。

● **制订优先顺序**。对有着大量需求的患者来说，要首先解决最重要的危及生命的事情。想想马斯洛的需求等级，食物和住房的需求优先于社会关系的需求。

● **给患者一份书面的单子**，使用你的资源手册，列出对每一个未曾满足的方面的一些特别的转诊信息（姓名和电话号码）。最简单的方法是将这些信息列在"康复承诺"讲义中（参见第2章讲义5），患者可以将之带回家。如果患者有某个需求而你没有资源的话，告诉患者在下一次治疗前你会找到相关的资源。

● **给患者几个可以选择的可能性**，但不要令患者觉得太多了。一般来说，对任何一个个案管理提供两个转诊是个很好的开端。

《寻求安全》，由 Lisa M. Najavits 著（2002）。凡购买本书者只可以为个人使用复印该表（详情参阅版权页）。

- **为患者提供个案管理目标的理由**。例如，"有一个个人治疗师可以给你提供更多的支持，提高你康复的可能性"。

- **制订截止期**。如果患者一次只能完成一个目标，那是可以的，但是每个目标必须有一个患者同意的截止期。如果没有截止期，很多患者会周而复始地不完成他们的目标。拖延是人的本性！只要可能，将截止期定在"下一次治疗"。

- **识别实际的障碍**。有些患者无法搭车去某个转诊处，有的没有电话或者没有人帮忙照看孩子。尽一切办法找到解决问题的方法格外重要。例如，"你能否在邻居家打个电话？""你能得到一个传呼机吗？""能够让医疗保健计划为你提供交通工具吗？"这里的底线是：尽一切努力解决问题，只要在职业界限之内。

- **将复杂的目标分成小的步骤**。例如，如果患者多年来都未曾做过身体检查，那么让患者从做一个普通的体检开始，然后是牙齿检查、视力检查等。

- 任何时候如果患者在上次治疗后无法完成个案管理的目标，**就使用治疗师工作单D（个案管理的治疗师清单）**。

- **将你的资源手册直接交给患者**，如果需要，在治疗前后可以通阅。

- **在每次治疗中要确保患者的目标进展**，直到达到所有的个案管理目标。在每次治疗中，治疗开始（治疗登记）与结束（治疗结束）是个案管理部分（被称作"社区资源"）。在很多情况下，你需要在整个治疗过程中持续帮助患者解决情感上的妨碍。

- **在治疗后期，如果有需要，约定额外的个案管理的治疗**。这可能发生在有很多需求的患者或者完成个案管理目标有困难的人身上。

情感问题

除了提供转诊的名单外，大多数患者将需要你的帮助来克服一些妨碍寻求帮助的情感上的困难。

- **找出患者最想追求的目标并集中于此**。唯一的例外是在极端紧急的情况下，你可能需要制订你自己的目标以保护患者。例如，如果患者有严重的自杀危险，你可能需要取得患者可被强行送入医院的承诺。

- **传达"任何进步都是进展"的理念**，哪怕是极小的步子。不要放弃！

- **鼓励患者采取消费者的态度**。患者在找到他们觉得真正有用的治疗前，可以"货比三家"。鼓励他们可以试用不同的资源，但不必觉得有义务在那里留下来。迫使患者留在一个他们认为没有帮助的治疗中是没有用的，并可能让他们觉得受逼迫且没有人聆听他们的需求。这种感受对患有创伤后应激障碍和物质滥用的患者来说尤其真实，因为对他们来说控制是一个主要的问题。要寻求有关消费者眼光的更多信息，请参见"社区资源"。

- 观察患者的实际行动——执行目标的能力——以此作为指导你干预的信息。对你或者其他患者来说简单的事情，可能对该患者并不简单。

- 记住，如果个案管理目标不切实际或者不够具体的话，**患者可能会觉得被压倒**或者感觉失败。积累成功的经验可以强化患者的努力。

- 对可能与患者相关的**文化、种族以及系统的问题保持敏感**，他们可能会对进入一个他们所不熟悉的治疗体系感到害怕，或者可能在以前的治疗系统中有过负面的体验。

- 在患者个案管理的目标上**要有紧迫感和关切感**。要进入所需的治疗可能需要做很多工作。每个星期都需要有新的目标和策略，直到患者安全地进入所需的治疗中。

- **当试图解决一个棘手的转诊问题时**，问自己，"如果我的一个近亲需要帮助，我会如何找到这个资源呢？"

治疗师的问题

- **将自己作为每个患者主要的个案管理人员**，哪怕患者还有别的治疗者。原因是很多治疗师没有时间、训练或意向去跟患者就个案管理的目标进行工作，很多时候患者得不到足够的服务。哪怕患者已经有一个正式的个案管理人员，治疗师也要确保跟患者有着紧密的接触，并仔细地随访患者的进展，在需要的时候增加帮助。

- **有些治疗师得到的训练是在治疗中保持中立，行动则"在于患者"**。个案管理完全不同：假设患者可能需要额外的照顾，会需要从治疗师那里得到帮助以让一切得以发生。具有严重病史的患者可能从未学会去如何得到帮助，并常常在灾难面前感到很被动。因此，本治疗的原则是在所有的个案中都要往个案管理的方向努力，除非有合理的原因不这样做（例如，患者由于怀孕而无法开始精神药物性治疗）。

- **确保不让你的患者做一些你不理解或不知道的事情**。了解和使用诸如社会福利、医院管理以及政府机构等体系需要极大的技能与努力。而找寻减租住房或者取得医保的享用权可能需要患者打无数通的电话，患者可能受挫而放弃。如果患者自己能够跟这样的系统协商，那么很可能他们已经找到了自己所需的。如果你对某个特定的问题不明白，在治疗中就打电话，这样可以给患者示范这个过程是怎么样的，同时也得到某个确定的答复；或者告诉患者你会在下次治疗前找到相应的信息（例如，咨询同事）。如果需要，可将患者转诊到精通个案管理的社会工作者那里。通过不放弃，通过应用地方的和全国范围内的资源，通过使用任何一种可能的方法来帮助患者得到帮助，你在示范资源的丰富性以及诚信。最糟糕的是告诉患者去寻求帮助，但是不为他们提供特定的人名或者电话——这样传达了一个令人困惑的、没有帮助的信息（"按我的说法去做，而不是按照我的做法去做"）。

- **成功的个案管理要求治疗师抱有坚持性和创造性并适应患者的需求**。将你自己想象成一个患者的可能有帮助，而患者需要得到既不"太逼迫"又不"太软弱"的指导。很多患者在成长的过程中从未得到过别人的帮助，因而极需要有效的指导。

治疗师对患者个案管理的需求评估

患者：_____　　治疗师：_____　　日期：_____

患者居住的城镇（或者区域）：_____　　保险：_____

注意：在本表格的末尾有一部分为"患者个案管理需求"，患者可以在治疗前确认他们的关键需求。但是，由于患者可能并不知道某些需求，所以治疗师对每个目标进行直接评估依旧很重要。

(1) 住房	
目标	安全稳定的居住情况。
注解	不健康的居住情况包括短期庇护所、与物质滥用的人住在一起、不安全的邻里、家庭暴力。
状态	●如果目标已经达到，在这里打钩☐并描述之_____ ●如果目标还没有达到，在这里打钩☐并填写个案管理目标单（治疗师工作单 C）。
(2) 个人心理治疗	
目标	患者认为有帮助的治疗。
注解	努力让每个患者都接受个人心理治疗。询问患者是否有任何偏好（例如,治疗师的性别、理论取向。）
状态	●如果目标已经达到，在这里打钩☐并描述之_____ ●如果目标还没有达到，在这里打钩☐并填写个案管理目标单（治疗师工作单 C）。
(3) 精神科药物	
目标	对患者的精神病性症状有帮助（例如，抑郁症、睡眠问题）
注解	如果患者从未接受过精神科药物的评估，除非患者严重地抗拒，则强烈建议进行评估；即使患者抗拒，在最终决定之前评估和信息依旧有帮助。
状态	●如果目标已经达到，在这里打钩☐并描述之_____ ●如果目标还没有达到，在这里打钩☐并填写个案管理目标单（治疗师工作单 C）。
(4) HIV 测试 / 咨询	
目标	应该尽快进行 HIV 测试，除非在最近 6 个月内测试过并在测试后没有高危行为。对于不愿接受测试和咨询的 HIV 高危患者，强烈提议治疗师与患者进行一次个人治疗来探讨并鼓励测试。

《寻求安全》，由 Lisa M. Najavits 著 (2002)。凡购买本书者只可以为个人使用复印该表（详情参阅版权页）。

续表

注解	参见"社区资源"主题所列出的全美国范围内的有关 HIV/AIDS 的资源。
状态	●如果目标已经达到，在这里打钩□并描述之＿＿＿＿＿＿＿ ●如果目标还没有达到，在这里打钩□并填写个案管理目标单（治疗师工作单C）。

(5) 工作 / 义工 / 学校

目标	每周有规划、有成效地进行至少 10 个小时此类活动。
注解	如果患者完全不能进行上述的活动，那么要求患者每周交上户外建设性活动日程安排（例如，去图书馆、健身房）。参见主题"尊重你的时间"来进行。
状态	●如果目标已经达到，在这里打钩□并描述之＿＿＿＿＿＿＿ ●如果目标还没有达到，在这里打钩□并填写个案管理目标单（治疗师工作单C）。

(6) 自助小组 / 小组治疗

目标	患者愿意参加多少个小组就参加多少个小组。
注解	弄清患者的喜好并考虑到多种可能（例如，双重诊断小组、女子小组、退伍军人小组）。对于自助小组（例如匿名戒酒小组），给患者当地的小组名单，强烈鼓励他们并告知这些小组是免费的。但是，如果患者不想参加，不要坚持让他们参加自助小组或者传达负面的评判。如果患者在参加自助小组，则鼓励其找到一个支持者。参见主题"被物质滥用控制的时候"，以了解更多相关的信息。
状态	●如果目标已经达到，在这里打钩□并描述之＿＿＿＿＿＿＿ ●如果目标还没有达到，在这里打钩□并填写个案管理目标单（治疗师工作单C）。

(7) 日间治疗

目标	如果需要，根据患者的受损程度、参加日间治疗的能力以及时间来安排。
注解	如果可能找到特定的日间治疗（例如，物质滥用或者创伤后应激障碍的日间治疗）。如果患者能够执行一些功能（例如工作、学校或者义务活动），则不要转诊给日间医院，因为通常让患者继续工作更好些；不过，如果患者是非全时工作，有些治疗则允许患者部分地参加。
状态	●如果目标已经达到，在这里打钩□并描述之＿＿＿＿＿＿＿ ●如果目标还没有达到，在这里打钩□并填写个案管理目标单（治疗师工作单C）。

(8) 戒毒 / 住院

目标	得到合适的照顾级别。

续表

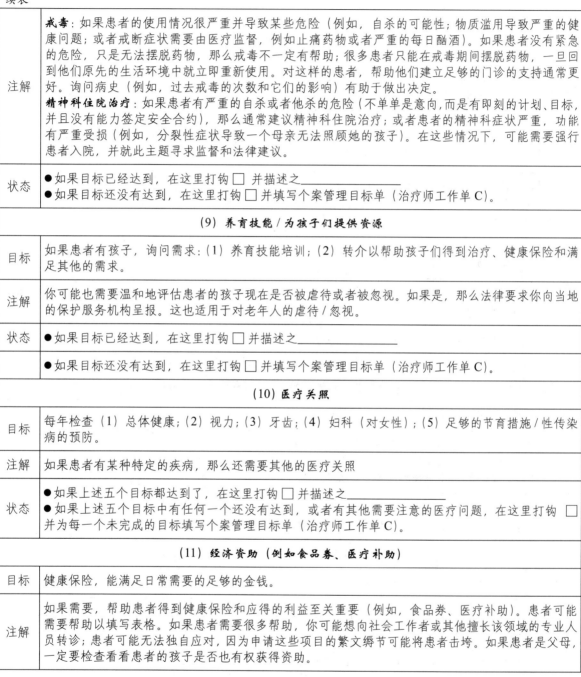

注解	**戒毒**：如果患者的使用情况很严重并导致某些危险（例如，自杀的可能性；物质滥用导致严重的健康问题；或者戒断症状需要由医疗监督，例如止痛药物或者严重的每日酗酒）。如果患者没有紧急的危险，只是无法摆脱药物，那么戒毒不一定有帮助；很多患者只能在戒毒期间摆脱药物，一旦回到他们原先的生活环境中就立即重新使用。对这样的患者，帮助他们建立足够的门诊的支持通常更好。询问病史（例如，过去戒毒的次数和它们的影响）有助于做出决定。 **精神科住院治疗**：如果患者有严重的自杀或者他杀的危险（不单单是意向，而是有即刻的计划、目标，并且没有能力签定安全合约），那么通常建议精神科住院治疗；或者患者的精神科症状严重，功能有严重受损（例如，分裂性症状导致一个母亲无法照顾她的孩子）。在这些情况下，可能需要强行患者入院，并就此主题寻求监督和法律建议。
状态	●如果目标已经达到，在这里打钩□ 并描述之_____ ●如果目标还没有达到，在这里打钩□ 并填写个案管理目标单（治疗师工作单C）。
(9) 养育技能 / 为孩子们提供资源	
目标	如果患者有孩子，询问需求：(1) 养育技能培训；(2) 转介以帮助孩子们得到治疗、健康保险和满足其他的需求。
注解	你可能也需要温和地评估患者的孩子现在是否被虐待或者被忽视。如果是，那么法律要求你向当地的保护服务机构呈报。这也适用于对老年人的虐待 / 忽视。
状态	●如果目标已经达到，在这里打钩□ 并描述之_____
	●如果目标还没有达到，在这里打钩□ 并填写个案管理目标单（治疗师工作单C）。
(10) 医疗关照	
目标	每年检查 (1) 总体健康；(2) 视力；(3) 牙齿；(4) 妇科（对女性）；(5) 足够的节育措施 / 性传染病的预防。
注解	如果患者有某种特定的疾病，那么还需要其他的医疗关照
状态	●如果上述五个目标都达到了，在这里打钩□ 并描述之_____ ●如果上述五个目标中有任何一个还没有达到，或者有其他需要注意的医疗问题，在这里打钩 □ 并为每一个未完成的目标填写个案管理目标单（治疗师工作单C）。
(11) 经济资助（例如食品券、医疗补助）	
目标	健康保险，能满足日常需要的足够的金钱。
注解	如果需要，帮助患者得到健康保险和应得的利益至关重要（例如，食品券、医疗补助）。患者可能需要帮助以填写表格。如果患者需要很多帮助，你可能想向社会工作者或其他擅长该领域的专业人员转诊；患者可能无法独自应对，因为申请这些项目的繁文缛节可能将患者击垮。如果患者是父母，一定要检查看看患者的孩子是否也有权获得资助。

续表

状态	●如果目标已经达到，在这里打钩 □ 并描述之_____ ●如果目标还没有达到，在这里打钩 □ 并填写个案管理目标单（治疗师工作单C）。

(12) 休闲时间

目标	每天至少2小时的安全的休闲活动。
注解	休闲活动包括与安全的人之间的社交活动、个人爱好、运动、出行、看电影等。一些患者被责任所压倒以至于无法找到自己的时间。足够的休闲活动对保持健康的生活方式是必需的。更多信息参见自我滋养主题。
状态	●如果目标已经达到，在这里打钩 □ 并描述之_____ ●如果目标还没有达到，在这里打钩 □ 并填写个案管理目标单（治疗师工作单C）。

(13) 家庭暴力 / 虐待关系

目标	远离家庭暴力和虐待关系。
注解	记住，要一个患者远离家庭暴力极其困难。记住，请与督导和/或家庭暴力热线咨商（参见"社区资源"主题）。
状态	●如果目标已经达到，在这里打钩 □ 并描述之_____ ●如果目标还没有达到，在这里打钩 □ 并填写个案管理目标单（治疗师工作单C）。

(14) 伤害自己或他人的冲动（例如自杀、他杀）

目标	没有这样的冲动；或者，如果这样的冲动存在，有一个清晰、特定的安全计划。
注解	很多患者都有伤害自己或者他人的想法；请参见第2章（"困难处境和紧急状况"）来确定患者是否真的有采取行动的危险，以及如何来管理危险。有关安全计划，参见"红旗与绿旗"主题。有关预防自伤和他伤的安全合约，参见主题"从愤怒中愈合"。
状态	●如果目标已经达到，在这里打钩 □ 并描述之_____ ●如果目标还没有达到，在这里打钩 □ 并填写个案管理目标单（治疗师工作单C）。

(15) 另类疗法（例如针灸、冥想）

目标	告知患者可能会有益的另类疗法。
注解	建议告知患者有些人在康复的早期从针灸、冥想和其他非标准化治疗中获益。试着确定当地的转介资源。
状态	●如果目标已经达到，在这里打钩 □ 并描述之_____ ●如果目标还没有达到，在这里打钩 □ 并填写个案管理目标单（治疗师工作单C）。

续表

	(16) **自助书籍和资料**
目标	给患者推荐 1～2 本自助类书籍（以及诸如录音带或提供教育和支持的网站等资源）。
注解	鼓励所有患者在治疗外尽量多地使用自助资料。对不喜欢阅读的患者，则建议使用其他方式（例如录音带）。自助资料会论及有关创伤后应激障碍、物质滥用或其他任何生活困难（例如学习技能、养育技能、关系技能、休闲活动以及医疗问题）。
状态	●如果目标已经达到，在这里打钩□并描述之＿＿＿＿＿＿＿＿＿ ●如果目标还没有达到，在这里打钩□并填写个案管理目标单（治疗师工作单 C）。
	(17) **其他的目标：**＿＿＿＿＿＿＿＿＿＿＿
目标	
注解	

注：有些治疗师喜欢在进行评估前先让患者填写下一页的表格。

患者个案管理需求
你需要下列任何帮助吗？

(1) 住房	是 / 可能 / 否
(2) 个人心理治疗	是 / 可能 / 否
(3) 精神科药物	是 / 可能 / 否
(4) HIV 测试 / 咨询	是 / 可能 / 否
(5) 工作 / 义工 / 学校	是 / 可能 / 否
(6) 自助小组 / 小组治疗	是 / 可能 / 否
(7) 日间治疗	是 / 可能 / 否
(8) 戒毒 / 住院	是 / 可能 / 否
(9) 养育技能 / 为孩子们提供资源	是 / 可能 / 否
(10) 医疗关照	是 / 可能 / 否
(11) 经济资助（例如食品券、医疗补助）	是 / 可能 / 否
(12) 休闲时间	是 / 可能 / 否
(13) 家庭暴力 / 虐待关系	是 / 可能 / 否
(14) 伤害自己或他人的冲动（例如自杀、他杀）	是 / 可能 / 否
(15) 另类疗法（例如针灸、冥想）	是 / 可能 / 否
(16) 自助书籍和资料	是 / 可能 / 否
(17) 其他的目标：＿＿＿＿＿＿＿＿＿＿＿＿	是 / 可能 / 否

个案管理目标单

患者:	治疗师:	今天的日期:

个案管理目标:

描述目前的情况:

列出给予患者针对每个目标的转诊服务，给予的时间和截止期（如果有）:

描述患者针对这个目标工作的动力:

可能妨碍目标完成的情感上的障碍:

治疗师应做的:

续表

随访（日期和更新）：
随访（日期和更新）：
随访（日期和更新）：
当目标完成时打钩：　　　　　　　　　日期：

注：在目标未完成前继续用白纸来登记更多的随访。

个案管理目标单：样本

患者：Helen D.　　　治疗师：Deborah　　　今日日期：2001 年 5 月 28 日

个案管理目标：

住房

描述目前的情况：

患者与滥用可卡因的丈夫同住。除此之外，没有住房问题（住房稳定）。

列出给予患者针对每个目标的转诊服务，给予的时间和截止期（如果有）：

1. 5 月 23 日：给患者成瘾者家属互相会的会议情况的单子，以得到帮助。她说在 6 月 1 日前至少参加一次会议。

2. 给患者如下指导：

　a. 要求丈夫不在她面前用可卡因。

　b. 要求丈夫将可卡因锁在盒子里，这样她就无法得到它。

她说会在 6 月 1 日下一次治疗前做到这些。

描述患者针对这个目标工作的动力：

患者想找到减少受丈夫刺激的办法，但是不知道如何做。她说丈夫想帮助她，并且他们之间没有家庭暴力。

可能妨碍目标完成的情感上的障碍：

1. 患者有点害怕小组，所以不确定成瘾者家属互相会是否适合她，但她愿意试试。

2. 不确定丈夫是否会执行她的要求。我告诉患者，如果他不执行，我们可以让她的丈夫一起来参加治疗进行讨论，或者将他们介绍给家庭治疗师。

治疗师应做的：

如果我需要将患者转介给家庭治疗师，需要找一个能讨价还价的治疗师（患者没有保险）。

续表

随访（日期和更新）： 6月1日： （1）患者没有参加成瘾者家属互相会的会，因为生病在家。患者说会在6月10日前参加。 （2）患者说已经告诉丈夫上述a和b（参见上面的"给患者如下指导"），并且他说不理解他为何需要做这些。患者对改变丈夫的行为感到绝望，但愿意试试一起见面，并且说她觉得丈夫可能会愿意来。会面定在6月10日。
随访（日期和更新）： 6月10日： （1）患者去了成瘾者家属互相会，并愿意每月去一次。 （2）与患者和她丈夫一起见了面；签订了同意书，他们将执行a和b，患者会帮助丈夫买一个可以上锁的盒子。
随访（日期和更新）： 6月15日：患者说目标已经达到了，现在丈夫已经执行a和b了。不过，他们还说他们愿意转介到家庭治疗师那里，我给了他们两个可以试试的治疗师的名字（麻省总院的Westen博士和McLeanMcLean医院的Cramer博士）。
当目标完成时打钩：✓　　日期：6月15日

个案管理的治疗师清单

如果患者在你设定的第一个截止期前没有完成个案管理的目标，你有没有试着去做以下这些呢？

- 在治疗前、治疗中和治疗后要求患者给转诊机构打电话，并提供电话号码？
- 与患者对电话中将说些什么进行角色扮演？
- 立即给患者一个特定的截止期（例如在 24 小时内）？
- 要求患者每日给你简短的电话留言汇报进展情况，约定你不会回电而就想了解一下进展如何？很多患者将此看作你对他们非常关切并给了他们一些外在的动力以完成他们的任务。
- 给患者其他的治疗者（例如其他治疗师、匿名戒酒会的支持者等）打电话讨论如何协调以让患者执行计划？ 注意，一定要在治疗开始时得到患者的许可才可以联系其他的治疗者。除非你从患者那里得到书面同意，否则联系其他的治疗者将是违法的。
- 要求患者识别妨碍他们完成目标的实际的障碍？对以下每个可能的障碍进行评估并帮助患者解决问题：
  - 不清楚去哪里（或者给谁打电话）？
  - 没有交通工具？
  - 没有人陪着去？
  - 没有电话打电话或者接听电话？
  - 担心有人会不高兴（例如虐待型的伴侣）？
  - 由于日程安排没有时间完成它？
  - 没人照看孩子？
- 确定患者想达到的目标？如果不对，试着设定患者想要达到的新目标。
- 要求患者先将目标"过一遍"，想象并大声说出达成目标所必备的一切？
- 要患者做一个试验？如果患者对执行目标究竟有何帮助缺乏信心，可以问："你觉得这会有多大的帮助？"（0～10分，10分为"极其有帮助"。）然后患者可以试验一下并汇报给你"它有多大的帮助"（0～10分）。即使没有帮助，你还是可以问："你完成后感觉有多好（0～10分）？"
- 给患者一张书面的单子，在上面列出目标、要打的电话以及截止期，以确保患者不会忘记？另外，你可以要求患者将书面的单子放在车的仪表盘上或者贴在冰箱上以确保不忘记？
- 设立一个奖励，在患者达到目标的时候可以奖励他／她自己（例如去看电影、买巧克力、从工作或者学习中休半天假）？
- 在每次治疗中检查患者是否完成目标？
- 考虑找一个支持患者的家人帮助患者来完成目标（在患者的同意下，可邀请家人参与治疗）？
- 将任务分成几个小的步骤？
- 要求患者事先开车到那个地方以了解如何去那里？
- 向督导或者同事咨商？
- 寻找可能会帮助你更好地与患者针对目标工作的其他信息（例如热线、政府机构和专业书籍等）？

引 言

要成为你想成为的那样，
永远不会太晚。

——乔治·艾略特

（19世纪英国作家）

摘自《寻求安全》，Lisa M. Najavits (2002)。

有关寻求安全治疗

什么是寻求安全治疗？

　　本治疗是为有物质滥用和创伤的人们而制订的。"创伤"是指一个人遭遇了严重的生活事件，例如躯体虐待或者性虐待、车祸或飓风。滥用物质的很多男性和大多数女性都曾经历过创伤，有些人因为经历了创伤而患上了创伤后应激障碍，你会在治疗中对此有更多的了解。

　　本治疗包括 25 个心理治疗主题。它是一种"整合"式治疗，同时针对创伤和物质滥用问题展开工作，让成功康复成为最大的可能。该治疗由美国国立药物滥用研究所（National Institute on Drug Abuse）资助，自 1993 年起在哈佛医学院和 McLean 医院发展而来。

为什么叫寻求安全？

　　本治疗的首要目标是安全。"安全"包括以下能力：

- 创伤症状管理（例如闪回、梦魇以及消极情绪）。
- 不用药物来应对生活。
- 好好照顾自己（例如定期做医学检查、保持良好饮食）。
- 找到可以支持你的安全的人们。
- 让自己从家庭暴力或者虐待关系中解脱出来。
- 预防自我伤害行为（例如自伤、自杀冲动以及不安全的性行为）。
- 寻找到令你自我感觉良好以及享受生活的方法。

　　你可能需要开始想想安全对你意味着什么。

找到自尊

　　很多有创伤后应激障碍和物质滥用的患者——尤其患病已经很长一段时间的话——觉得难以喜欢他们自己。你可能会觉得你从来都不了解自己，或你一路走来将自己丢失了。本治疗旨在帮助你理解自己，并发展出新的身份认同，成为一个能够成功应对生活的人，并尊重自己。

治疗中包括的内容

　　每个治疗都将集中于一个特定的策略来帮助你应对创伤和物质滥用。例如：诚实、寻求帮助、在关系中设立界限、照顾好自己、同情、康复思想、创造意义、自我滋养、尊重你的时间、让他人支持你的康复、

社区资源等。

治疗在行为、认知和人际三个主题中平均分配。"行为"是指你的行动;"认知"是指你的思想;"人际"是指你的关系。由于该治疗集中于思想和行为,因此被称为"认知-行为"治疗。认知行为治疗是由宾西法尼亚大学的 Aaron Beck 医生发展出来的。以前的研究显示,认知行为治疗对抑郁、焦虑和物质滥用等不同的心理问题有益。

治疗的形式是怎样的?

每一次治疗都结构化,以最好地利用时间。

1. 治疗登记。每次治疗开始时治疗师会问你 5 个问题:"你的感觉如何?""你做了哪些好的应对?""是否有任何物质滥用或者其他的不安全行为?""你完成了承诺吗?""是否有社区资源方面的更新?"(当中有些用语你可能不熟悉,但是会越来越清楚的。)

2. 讲义。你会收到一份该治疗小结的资料。

3. 讨论/练习。治疗的大多数时间将被用来对治疗主题进行讨论。例如,我们将讨论如何将该主题与你的生活联系起来,以及如何将这些概念应用到你现在所面临的困难中去。而且,有几个主题中的练习为你提供了练习新策略的机会,例如角色扮演或者在治疗中的练习。你的参与是自愿的,你也可以选择观摩。

4. 治疗结束。治疗结束时,你会被要求谈一下你对该治疗的看法。另外,你也会被要求做出一个能在下次治疗前完成的承诺。这是为了帮助你在生活中尽快地进步。你可以决定你的承诺,但治疗师也会帮助你想想一些别的选择。它可以包括请你生活中的某个人帮助你;感觉痛苦的时候给某条热线打电话;描述你的情绪;接受 HIV 测试;或者在一个星期的每一天里做一些有趣的事情。

如果我缺席了一次治疗会怎样?

如果你缺席了一次治疗,你可以打电话来要求将治疗的资料邮寄给你,或者你可以在下一次治疗时取回资料。如果你事先知道会缺席,你可以提前取得资料。这样做的目的是帮助你从该治疗中得到最大的收获,但还是请努力来这里参加每一次的治疗!

用了药品后我是否会被终止治疗?

不会。治疗的最终目标是绝对戒药,然而该治疗本身是努力帮助你从错误中学习并更好地理解自己的选择背后有什么动机。你不会因为使用药物而被终止治疗。但如果你对治疗者或者其他患者构成危险,那么你会被禁止回到治疗中来(例如,攻击、贩药)。

我有机会谈论我的创伤吗？

有机会，但目标是谈论创伤对你当前生活的影响。有时有人会讨论很多过去的事情，但是他们可能没有办法管理压倒性的情绪和涌上来的记忆。因此我们的目标是帮助你先建立安全，并学习如何应对强烈的负性情感。一旦你掌握了这些，你能够——也应该——继续更加深入地讨论你的过去。这些原则在小组治疗中尤其实用，因为过去的创伤细节（以及相似的有关物质滥用的"战争故事"）可能令别的患者很不安。如果你在小组治疗中，如果你希望有个地方可以谈论你的过去，那么强烈建议你同时参加个人治疗。

我会被要求做尿检／呼吸分析吗？

作为该治疗的一部分，你可能会被要求接受尿检和／或呼吸分析。这是治疗师了解真实情况的最好的办法。但是，物质滥用的部分问题是它可以导致撒谎，哪怕是在通常值得信赖的人身上。在物质滥用工作中的多年经验提示我们，尿检利于为患者提供尽量好的照顾。有很多患者说如果他们知道会被检查，他们会觉得放弃药品更容易。有些有创伤史的患者对尿检有些特别的顾虑（例如，它会"触发"他们痛苦的受虐记忆，或者让他们觉得屈辱），然而，对该治疗的一项研究发现基本上所有的患者在试过尿检后，只要对结果保密，都能够接受。

如果我不喜欢治疗的某个部分怎么办？

最好的做法是告诉你的治疗师。如实相告你的想法——这能够帮助你满足你的需求并改善治疗项目。另外，在每次治疗结束，你都会被要求填写一份有关该治疗的简单问卷。你的建议越多，治疗就越能够对你和将来的患者有帮助！你所有的建议都将是保密的。如果你对治疗师有顾虑，第一步是直接告诉治疗师；如果有督导老师，你也可以要求跟他或者她的督导老师交谈。

是谁制定了该治疗？

该治疗是由 Lisa Najavits 博士发展起来的。她是波士顿大学医学院精神科教授、哈佛医学院精神科（心理学）副教授，有 60 多种著述。1997 年获得国际创伤性应激研究协会的 Chaim Danieli 年轻专业人员奖，1998 年获得心理治疗研究协会的早期职业奖（Early Career Award）。她是几项由国立健康研究院（National Institute of Health）资助的研究项目的首席研究员，曾经是新英格兰行为分析与治疗协会的主席（1998），也是《心理治疗研究》杂志、《创伤性应激》杂志和《临床心理学：科学和实践》杂志的编委。她是 McLean 医院（Belmont，MA）酒精与物质滥用治疗中心创伤研究项目的主任，是心理治疗督导，并进行心理治疗。她从 Vanderbilt 大学获得临床心理学哲学博士学位，从哥伦比亚大学获得学士学位。她的主要研究兴趣包括无家可归者、女性、退伍军人，以及社区支持。她尤其擅长创伤和物质滥用领域的治疗，并发展出了新的治疗方法。如果你对本治疗有什么意见和建议，你可以给她的项目组电话联系（617-299-1610）或者发送电子邮件至 info@seekingsafety.org。

目前为止对该治疗的研究有些什么发现？

本治疗是针对创伤后应激障碍和物质滥用并接受了科学检验的第一个治疗。基于参加本治疗研究的 17个患者组成的样本，结果显示了在物质滥用、创伤相关的症状、自杀危险、自杀想法、社会适应、家庭功能、问题解决、抑郁、有关物质使用的想法以及跟治疗相关的知识等方面都有显著的改善。到目前为止，还有另外三个研究也得到了积极的结论：对女性服刑人员、市区女性以及对男性的研究。下面的文章总结了治疗和对该治疗的初步的研究：

Najavits, L M., Weiss, R. D., et Liese, B. S.（1996）. Group cognitive-behavioral therapy for women with PTSD and substance use disorder. *Journal of Substance Abuse Treatment*, 13, 13-22.

Najavits, L. M., Weiss, R. D., et Shaw, 5. R.（1997）. The link between substance abuse and posttraumatic stress disorder in women: A research review. *American Journal on Addictions*, 6（4）, 273-283.

Najavits, L. M., Weiss, R. D., Shaw, S. R., et Muenz, L.（1998）. "Seeking Safety": Outcome of a new cognitive-behavioral psychotherapy for women with posttraumatic stress disorder and substance dependence. *Journal of Traumatic Stress*, 11, 437-456.

谁是治疗师？

[你可以选择将这个句子涂掉或者在下面的一页填上你治疗师的信息。]

有关治疗的实用信息

治疗师姓名：_____

🕐 *治疗的时间*：_____

🏛 *治疗的地点*：_____

☎ *如果你有非紧急的原因而需要找到治疗师*，可以打下面的电话_____，治疗师会在____小时内回电。

☎ *如果你无法参加某次治疗*，请一定留言，电话号码：_____

紧急情况的程序

在紧急情况下寻求帮助极其重要！

🧠 **什么是紧急情况？** 在此情况下，你觉得有严重的杀害自己或其他任何人的危险（例如孩子），或者你觉得有需要立即得到帮助的其他极端的症状（严重幻觉、"精神崩溃"等）。

🔔 **在精神科紧急情况下**，首要联系人的姓名和电话号码：_____

🔔 **如果你在紧急情况下需要找到治疗师**，请致电：_____

🔔 **如果你找不到任何人**，到离你最近的医院急诊室，该医院急诊室为：_____

🔔 **其他紧急情况程序**：_____

其他重要的状况下，打电话寻求帮助

🔇 **如果你觉得处于要用药品的危险中**，请致电：

　　★匿名戒酒会的支持者：_____

　　★其他人（们）：_____

　　★电话热线：_____

8 如果你觉得有自伤的危险（例如割伤或者灼伤），请致电：

　　★电话热线：_____

　　★其他人（们）：_____

⇨ **请提前与你要打电话的人预习**：（1）你将说些什么；（2）那个人会说些什么。一定要事先就让那个人知道如何才能最好地帮助你。

我同意我需要保证安全，并且同意上述所有的安全程序。

_____　　　　_____　　　　_____

患者签名　　　　　　　　　　　治疗师签名　　　　　　　　　　日期

_____

《寻求安全》，由 Lisa M. Najavits 著（2002）。凡购买本书者只可以为个人使用复印该表（详情参阅版权页）。

如何从治疗中得到最大的收获

从创伤后应激障碍和物质滥用中康复是可能的，而本治疗正是用来帮助你康复的。然而，如果没有你，这个治疗是无法起效的。所以，请你做到：

★ **注意到你的长处和优点**。不断积极地辨识自己的长处、才华和能力。每次治疗中你会被要求讲到自上次治疗以来至少一件你做得好的例子（良好应对）。不断地打击一个人不会有任何收获。

★ **诚实**。谎言和秘密常常伴随着创伤后应激障碍和物质滥用，但诚实是康复之路。在你的治疗中，对一切保持诚实：你的药物使用，你的真实情感（积极的和消极的），以及你对治疗师的反应。

★ **安全至上**。安全是最大的优先考虑。事实上，创伤后应激障碍和物质滥用的康复都有几个阶段。现在你处于第一个阶段，即建立安全：远离所有的药物，好好活着并不伤害自己，找到支持你的人们，学习应对日常问题。

★ **无论怎样，来参加治疗**。有时你可能不想来参加治疗，你可能用了药品觉得羞耻，你可能抑郁得不想起床。无论怎样，请来参加治疗。坚持寻求你可以得到的帮助。你可以在治疗中谈论你复杂的情感。

★ **集中于你自己的目标**。不要将你自己跟他人做比较，你是在进行自己的战争，别人是否做得更好或者更坏并不重要。

★ **参与**。你投入越多得到的也越多。做最大的百分之一百的努力。倾听、学习、发言、阅读资料并练习新教的策略。这些努力都会有回报的。

★ **完成治疗之间的承诺**。你将被要求做出治疗之间的承诺，以促进你的康复。由你来决定选择什么，但一旦你做了承诺，坚持该承诺很重要。研究显示，能够完成治疗外任务的患者其改善情况是那些不能完成的患者的三倍。

★ **脱离物质滥用**。药品能够阻碍你的情感，妨碍康复需要的情感发挥作用；它们也能阻碍你总体的成长和情感发展。你可能对放弃药品抱有复杂的情感（是开始时的一个自然反应），坚持在治疗中谈论它，并坚持将从所有药品中脱离作为目标。你会觉得更有力、更强大、拥有更好的自我感觉。即使你不能或者不想放弃药品，依旧应该来参加治疗，你可以得到针对生活中其他问题的帮助。

★ **了解到在感觉更好之前你可能感觉更坏**。当你停止使用药品的时候，你会注意到很多变化，有些是很美妙的（例如能量的提升），而有些可能是困难的（例如感觉更抑郁、躯体问题等）。坚持——这些症状最终会减轻，"坚持是不二的法门。"

《寻求安全》，由 Lisa M. Najavits 著（2002）。凡购买本书者只可以为个人使用复印该表（详情参阅版权页）。

寻求安全治疗同意书

- 该治疗的目标是安全至上!
- 我会尽最大的努力来康复,包括阅读治疗资料,完成治疗之间的承诺,并寻求对我来说可以得到的帮助。
- 哪怕我复发了,治疗师永远欢迎我回到治疗中。
- 我在治疗中投入越多,从中得到的也越多。
- 我理解在感觉更好之前我可能会感觉更糟,但无论如何我应该坚持治疗。
- 治疗中所说的一切都将被严格保密。但我明白,在某些法律情况下治疗师必须提交记录:(1)如果我处于严重的伤害自己或者他人的危险中时;(2)如果治疗师了解到有虐待儿童或者老年人的情形;(3)如果法庭传讯索取治疗师的记录。
- 我会就有关我的物质滥用、我的安全(包括自伤、自杀冲动,以及对他人的危险)、我对治疗或者治疗师的任何负面反应对治疗师保持完全的诚实。
- 我会准时参加治疗,如果不能来会留言。
- 如果我在服药或饮酒状态下来治疗,治疗将不会进行。我会被陪同到安全的地方(例如急诊室)直到我可以回家或者跟一个朋友回家或乘出租车回家。
- 在紧急情况下,我会根据收到的书面紧急情况指南行动。
- 买卖药品给另一个患者或者与另一个患者一起使用药物,或者在治疗地点及附近单独使用药物,是严重的危险情形,可能会导致该治疗的终止。
- 尿检和/或呼吸分析检验将是/不是我们治疗的一部分。如果是,那么将按如下方式进行:

_____

供小组治疗使用

- 我不会讨论创伤或者物质使用的细节,以避免令其他患者难受。
- 我将努力创造互相尊重的氛围(例如不打断他人,小组成员之间不发生身体上的接触)。
- 如果事先未跟治疗师商量,不鼓励患者在治疗外互相接触,以保护患者之间的界限。
- 为了帮助每个人都觉得安全,患者在治疗中所说的一切都不可以对小组以外的人员重复。

同理,治疗师同意带着尊重和关照,尽最大可能进行最高质量的治疗来帮助促进你的康复。

_____   _____   _____
患者签名   治疗师签名   日期

《寻求安全》,由 Lisa M. Najavits 著 (2002)。凡购买本书者只可以为个人使用复印该表(详情参阅版权页)。

安 全
（个案管理方面）

~

概 述

在创伤后应激障碍和物质滥用治疗中，安全都被描述为治愈的第一阶段，安全也是贯穿本治疗的最重要的指导原则。这里提供了80多种安全应对技能，患者可以探索安全对他们意味着什么。

介 绍

"我想了解安全与不安全之间的区别。我的大脑知道它们有何不同，但我的心却不懂得，因为我总是处于恐惧之中。"

对创伤后应激障碍康复的描述（Herman，1992）与对物质滥用康复的描述（Kaufman，1989；Kaufman & Reoux，1988）有着惊人的相似之处，两者都将安全作为治疗的第一阶段。后面的阶段为记忆和哀悼以及重新联结（借用 Herman 的用语）。对于创伤后应激障碍，这些阶段早在 1889 年 Pierre Janet 有关"癔症"的治疗中就有过经典的描述；Janet 将这些阶段称为"稳定化"、"对创伤记忆的探索"以及"人格整合"(van der Hart，Brown & van der Kolk，1989，引自 Herman，1992)。在整个 20 世纪，这些阶段见于遭受各种不同创伤的人群，包括经历战争的老兵 (Scurfield，1985)，具有复杂性创伤后应激障碍的患者 (Brown & Fromm，1986)，以及有多重人格障碍的患者 (Chu，1992；Putnam，1989)。

与创伤后应激障碍治疗相似，在物质滥用治疗中，阶段性模式也得到广泛的应用 (Najavits & Weiss，1994a)。专业人员很久以前就明白，在进行深层的"性格重组"之前，患者必须先得到稳定化治疗 (Brown，1985；Carroll et al.，1991；Kaufman，1989；Kaufman & Reoux，1988)，匿名戒酒会的十二步治疗也体现了该次序 (Nace，1988)。Daley (1993) 对物质滥用后期治疗中哀悼的重要性做了如下总结："在长期的康复中，修通哀伤是一个关键的问题……那些放弃了酒精或者药物的患者……同时放下了他们应对问题、压力或者情感痛苦的主要策略。他们可能因这种丧失体验到一种虚空"(pp. 29 ～ 30)。

下文对创伤后应激障碍和物质滥用之阶段的描述主要来自于 Herman (1992) 对于创伤后应激障碍的工作，以及 Kaufman 和 Reoux (Kaufman，1989；Kaufman & Reoux，1988) 对于物质滥用的工作。由于本治疗的整个焦点就是安全，所以特别突出了安全。除了患者在治疗中的任务外，下文也提供了治疗师在每个阶段所要扮演的相应的角色。

在向患者介绍了安全这个概念之后（参见讲义 1），我们提供了一长列安全应对技能清单（讲义 2），将如何在每日的生活中获得安全具体化。希望患者能够开始将安全的极端重要性内化，以此作为所有其他目标之前的重要目标，并且能够应用前面的治疗来将之实施于行动中。

康复阶段——患者

1. **安全**。这是所有治疗工作的基础。目标是戒掉毒品，消除自我伤害，建立值得信赖的关系，对压倒性的症状获得控制，进行健康的自我关照并让自己远离不安全的处境（例如家庭暴力、不安全的性行为）。

2. **哀悼**。在达成安全之后，患者需要沉浸到过去的细节中，并对由此而导致的极端的情感痛苦和哀伤。该阶段以探索、领悟和对深层的伤害哀悼为特点。患者讲述所发生的故事，在讲述中将故事"从羞耻和屈辱"转化成"尊严和美德"（Mollica，1988，引自 Herman，1992）。患者面对创伤和物质滥用是如何损害了他／她，并使他／她与自我疏离。

3. **重新联结**。 在修通了哀伤后，患者在情感上能够与世界上的快乐及积极的活动重新联结起来。在永远不会忘记过去发生过的创伤和物质滥用的同时，患者能够在当下过上更令人满意的生活，包括稳定的关系、一份职业、利他活动（通常与创伤或者物质滥用直接相关的活动，例如做强奸受害者的义工或者在匿名戒酒会当支持者），并有能力制订有意义的人生目标。患者在根本上完成了建立新身份的任务，新身份取代了"受害者"和"物质滥用者"的老身份。

康复阶段——治疗师

1. **安全**。治疗师令患者获得力量以重获控制感；帮助患者识别谁（Who）、什么（What）、哪里（Where）是安全的；教授患者儿童时期没有学会的应对技能；评估物质滥用的程度和影响并制订戒毒计划；密切监察患者当前的物质滥用情况；对创伤后应激障碍和物质滥用的诊断提供心理教育。治疗师是活跃的，带有指导性的，但又总是给予患者控制力而非控制患者。治疗师需要将患者的自我破坏性行为当作"象征性的或者实际的重演最初虐待"（Herman，1992，p.166），并了解物质滥用作为一种疾病将患者变成了人质。

　　同样重要的是治疗师在此阶段不能做的事：提供精神动力性阐释；防御对质；令患者集中于检查患者与治疗师之间的关系；寻求领悟或者人格改变；或者鼓励患者去面质一个否认创伤的虐待者或者家人。

2. **哀悼**。治疗师是"见证与同盟"（Herman，1992，p.175），并指导患者去面对创伤和物质滥用所造成的绝望。治疗的技术包括引出患者生活故事的详细描述（与情感的重新体验联结）、领悟、人格改变，以及对深层问题进行探索。在安全阶段所禁用的治疗干预（例如精神动力性阐释）现在则变得有用了。自始至终，患者都得到监察以确保她或者他能够安全地应对所引发的强烈情感。

3. 重新联结。 治疗师支持患者重建新生活的努力，可能包括对新的角色和活动进行试误式的尝试，探索目标，以及评估对虐待者的可能的面质。

反移情问题

在对待安全上治疗师可能倾向于两个极端。有些治疗师对患者格外的温和与支持，并与他们的脆弱性结盟（尤其是围绕他们的创伤历史），但没有充分地"推促"他们掌握应付紧急情况的安全技能。治疗师可能很善良，但似乎回避积极地演练安全技术（例如，"如果今晚你想用可卡因，你将会怎样做？"），或者回避给予建设性的反馈和直接的建议，难以激励患者更好地掌握安全技能（例如，"我真的觉得去当脱衣舞女对你很危险"）。在另一个极端，一些治疗师过快地进入深度的情感工作，而不是首先评估患者对安全的基本技能的掌握程度并教授新的安全技能（Chu，1988；Keane，1995）。如果患者没有准备好应对危险，例如由药物和创伤所激发的强烈情感，那么他们的状态可能会发生螺旋型下滑。

致谢

Howard Shaffer，Ph.D. 和 Joni Vanderbilt，M.A. 为治疗师阶段和患者阶段提出了可参照的建议。讲义 1 中"康复的标志"基于 Harvey（1990）的工作，有些安全应对技能（讲义 2）则来自 Marlatt 和 Gordon（1985）（例如，"挫折并非失败"和"创造积极的嗜好"）；有些则跟匿名戒酒会有关（例如，"实施资料内容"以及"参加会议"）；"没有情感是终结性的"则来自里尔克（1996）；还有许多则来自认知行为治疗和预防复发治疗模式（例如，Beck 等，1985）。 本主题的引言则来自 Marlatt 和 Gordon（1985，p. 15）。

治疗准备

■ Herman（1992）著作的第 8、9 和 10 章提供了优美动人的总结，有助于理解创伤后应激障碍康复的三个阶段。对于物质滥用，Kaufman（1989）以及 Kaufman 和 Reoux（1998）的文章可能有用。

治疗形式

1. **治疗登记**（每个患者至多 5 分钟）。参见第 2 章。

2. **引言**（简洁地）。将引言与治疗连接起来，例如："正如这个引言所提示的，克服苦难绝对是可能的。今天我们将集中于安全，把它作为达到目标的一种方法。"

3. **将主题与患者的生活相联系**（深入地，占治疗的大部分时间）。

   a. 要求患者通读讲义 1 和 2，它们可以分开用也可以一起用。如果你有时间可以在多次治疗中使用。参见第 2 章和下述的"治疗内容"。

      讲义 1：安全是目前最重要的优先因素

      讲义 2：安全应对技能

   b. 帮助患者将技能与他们当前生活中特定的问题联系起来。参见第 2 章和下述"治疗内容"。

4. **治疗结束**（简洁地）。参见第 2 章。

治疗内容

讲义 1：安全是目前最重要的优先因素！

目标

- 传达治疗的核心目标：无论生活中发生什么，都要用安全的方法去应对。

- 将安全作为康复的第一阶段来讨论。

- 帮助患者探讨安全对他们意味着什么。

将资料与患者生活相联系的方法

■ **自我探索**。帮助患者探索他们当前的安全与不安全之处。指导他们将安全作为现在最主要的优先任务。强化当前的安全应对（例如，讲义 1 中"安全对你意味着什么？"部分）。

  ■ **讨论**

  ● "这些阶段对你来说有意义吗？为什么有意义／没有意义？"

  ● "你认为应该首先建立安全吗？"

  ● "安全对你意味着什么？ 例如，搬到一个比较安全的居住地？ 离开一段破坏性的关系？ 在晚间能够好好睡觉？"

  ● "为什么安全在创伤后应激障碍和物质滥用的治疗中都是第一步？"

  ● "你是否认为还有其他重要的'安全指征'？"

建议

■ **确保患者理解安全这个概念**。本治疗主要传达一个理念：无论发生什么，都要确保安全。请帮助患者理解这个理念。

■ **灵活地讨论各个阶段**。跟所有的阶段性理论一样，这些阶段不是截然分开的。患者可能发现他们有时在各个阶段之间徘徊。

讲义 2：安全应对技能

目标

■ 探讨安全应对技能清单
■ 鼓励患者在整个治疗期间随时回顾安全应对技能

将资料与患者生活相联系的方法

■ **自我探索**。要求患者通览安全应对技能清单，在他们已经在使用的技能上划钩（✓），在他们想学习的技能上则用星号（★）标注。

■ **问答形式**。由于患者可能已经知道很多安全应对技能，所以该形式能对患者有帮助。在通览讲义后，你可以要求患者将清单反过来，然后你说出某个技能，要求患者描述：(1) 它意味着什么，或者 (2) 该技能如何才能对他们有用，或者 (3) 他们最近使用该技能的例子。你也可以提出一个假想的处境，并问患者如何使用应对技能以保证安全。例如，"如果你有闪回症状，想要喝酒，你该怎么办？你怎样安全地应对？"

■ **对情境的重演**。要求患者回想上个星期里他们未能成功应对的某个时刻，特别集中于物质滥用或其他高风险的行为。然后要他们进行"重演"，并根据安全应对技能清单来描述他们下一次该如何更安全地进行应对。如果你需要，也可以按下文来介绍"重演"："想象你是电影导演，你能'重演'一下情境并让它有一个更好的结局——这一次你将如何安全地应对呢？"你还可以选择使用特别为这个目的所制订的安全应对表（第 2 章讲义 4）。

■ **讨论**

  ● "当你想用药物时，你可以用到哪些安全应对技能？"

  ● "你可以在接下来的一个星期里在任何可能出现的困难上应用这些技能吗？"

  ● "是否有一些你喜欢用的安全应对技能但没有列出来？"

  ● "如果生活中出现了困难，而你每次都能安全地应对，你会觉得怎么样？"

  ● "你是否无法安全地应对某些处境呢？"

  ● "你打算将这个单子放在哪里以便于你一旦需要时都能用到它？"

建议

■ **本讲义传达了整个治疗过程的关键：无论如何，保持安全**。没有什么事情必然会导致物质滥用或者其他自我破坏性行为。无论患者在生活中面对怎样的事件，他们都能够学着安全地应对它们。再强调一次，确保患者理解这个核心概念。

■ **传达一种紧迫感可能会有帮助**。此时是患者开始安全应对的时刻；这比他们生活中其他的事情都更重要（因为没有安全，他们就不能康复）；他们需要一再地练习安全应对，直至这成为一种习惯。你可能需要告诉他们，安全应对是人们在成长的过程中习得的，只是出于某些原因（忽视他们的父母，压倒性的创伤等）病人没能学到。

■ **要求患者随身带着安全应对技能清单**。当他们有压倒性体验的时候，他们可以将单子拿出来看看是否有什么有帮助的。

■ **后面的治疗会针对很多应对技能进行详尽的教导**，清单中则简洁地列了出来。

疑难案例

■ "我不想保持安全，我想死。"

■ "我很安全；那不是我的问题。"

■ "我现在就需要哀悼我的创伤，不想等到以后。"

■ "有些安全应对技能互相矛盾——一个说'假装喜欢你自己'，而另一个则是'诚实'。究竟哪一个对呢——撒谎还是诚实？"

■ "这些都很好，但是一旦我受刺激的时候，冲动来得很快以至于我根本没有时间去思考我在做什么。"

虽然世界充满了苦难，

但世界也充满了对苦难的征服。

——海伦·凯勒

（20 世纪美国作家）

摘自《寻求安全》，Lisa M. Najavits (2002)。

安全是目前最重要的优先因素！

本治疗围绕着一个核心观念：你必须保证安全。好消息是，无论你生活中发生了什么样的负性事件，你都可以学习安全地应对。没有什么能强迫你去使用物质或者实施任何高危行为。

样 例

生活状况：你丢了工作；你的母亲批评你；你醒来时觉得抑郁；有人提供给你可卡因；你的狗死了；你有分离症状；你的伴侣跟你过不去；你没有钱；你发现你得了肿瘤；你有闪回症状；你无法睡觉。

你的应对：无论你的生活中发生了什么，你都能安全地应对。这就是一切！

不安全应对	安全应对
使用物质／药物	寻求帮助
伤害自己（例如割伤、灼伤）	好好关照自己
任他人伤害你	在关系中设立界限
冲动行事	三思而行

本治疗的目标是帮助你更了解自己的应对，并教你如何更加安全地应对。就是这些！

从创伤后应激障碍和物质滥用中康复的阶段

根据大量的研究和临床经验，安全是创伤后应激障碍和物质滥用疗愈中的第一阶段。这些阶段如下：

1. **安全**。这是你现在所处的阶段。你的目标是远离物质滥用，活着，建立健康的关系，对你的情感获得控制，学习应对日常生活中的困难，保护自己不接触破坏性的人和处境，不伤害自己或他人，提高功能并达到稳定。

2. **哀悼**。一旦你更加安全了，你可能需要哀悼过去——你的创伤和物质滥用给你带来了什么。你可能为了这些丧失和体验到的痛苦而感觉痛苦：纯真的丧失、信任的丧失以及时间的丧失。

3. **重新联结**。在你让自己体验到哀伤后，你会发现你更加愿意并且能更快乐地与这个世界重新联结：不断成长，享受生活，能够工作并与他人很好地联结。如果你现在开始建立安全，你会到达这个阶段的！

《寻求安全》，由 Lisa M. Najavits 著（2002）。凡购买本书者只可以为个人使用复印该表（详情参阅版权页）。

重要的是，你要知道自己能够像很多人一样从创伤后应激障碍和物质滥用中疗愈（healing）。这并不意味遗忘过去。而意味着过去不再对你的生活有着破坏性的力量。（注意，有些人习惯使用〝康复〞（recovery）一词，有些人不喜欢在创伤后应激障碍和物质滥用中使用这个词。无论你喜欢用什么词都可以。）

康复的标志

〝康复〞意味着你……

- 能够谈论自己的创伤，而不觉得非常难受或者麻木。
- 能够在日常生活中保持良好的功能（例如保住工作）。
- 是安全的（例如没有自杀行为或者滥用物质）。
- 能够维持健康的关系，不觉得完全的脆弱或者孤立。
- 能够享受生活中的乐趣。
- 关照好自己的身体（例如：饮食、睡眠、锻炼）。
- 能够依靠自己和他人。
- 能够控制最具压倒性的症状。
- 相信自己值得好好关照。
- 具有能够保护好自己的信心。

安全对你意味着什么？

描述安全对你意味着什么。写出你觉得跟谁在一起是安全的，什么样的活动令你觉得安全，以及你觉得哪些地方是安全的。你也可以描述一下某个能够帮助你觉得安静和联结的安全之地，例如一间房间、沙滩、你治疗师的办公室，或者一个能够给你带来内心安宁感的地方。你可以加上绘画、格言或者任何你喜欢的东西，来更好地表达安全对你意味着什么。如果你需要更多的书写空间，可以在本页反面继续写下去。

_____

_____

_____

_____

_____

_____

_____

安全应对技能

☞ **寻求帮助** 向一个安全的人请求帮助

☞ **自我激励** 随身携带积极之物（例如，诗）或者消极之物（例如，一个过度用药而死的朋友的照片）

☞ **离开一个坏场合** 当事情不对劲时，抽身离开

☞ **坚持** 永远、永远、永远、永远、永远、永远、永远、永远不放弃

☞ **诚实** 秘密和谎言是创伤后应激障碍和物质滥用的核心，而诚实可以将它们治愈

☞ **哭泣** 让自己哭吧；它不会永远持续下去

☞ **选择自尊** 选择任何可以令你明天更喜欢自己的事物

☞ **好好关照你的身体** 健康饮食、锻炼、安全的性行为

☞ **列出你的可能性** 在任何情况下，你都可以选择

☞ **创造意义** 提醒自己你为什么而活：你的孩子们？爱？真理？公平？上帝？

☞ **尽你全力做得最好** 最大地利用你所有的机会

☞ **设立界限** 说"不"来保护你自己

☞ **同情** 带着尊敬和关爱来聆听自己

☞ **若有犹疑，选择最难的去做** 最艰难的道路通常是正确的道路

《寻求安全》，由 Lisa M. Najavits 著（2002）。凡购买本书者只可以为个人使用复印该表（详情参阅版权页）。

续表

☞ 说服自己坚持到底	在困难之时，跟自己说话
☞ 想象	创造一个精神图像来帮助你感觉到不同（例如，记住一个安全的地方）
☞ 注意到选择的当口	以"慢镜头"精确地注意到你选择用药的那个时刻
☞ 调整自己的节奏	如果觉得被压得喘不过气来了，就放慢节奏；如果觉得停滞了，就加快节奏
☞ 保持安全	做任何该做的，将安全作为你的首要任务
☞ 寻找理解，而不是责备	倾听自己的行为；责备有碍成长
☞ 如果一种方法行不通，试试另一种	好比走迷宫，转个弯试一条新路
☞ 联结创伤后应激障碍和物质滥用	认识到药物是自我治疗的一种尝试
☞ 独自一人胜过一个坏的关系	如果现在只有治疗师才是安全的人，那没什么
☞ 创造一个新故事	你是你生活的作者：成为那个克服困难的英雄
☞ 回避可以回避的痛苦	提前防备坏处境
☞ 问其他人	问问别人你的信念是否准确
☞ 条理化	清单"想要做的事情"以及一个干净的屋子会令你觉得更有把握和控制力
☞ 小心危险信号	在问题变严重前就面对它；注意红旗
☞ 疗愈至上	集中在重要的事情上

续表

☞ 尝试做件事，任何事	一个今天的好计划胜过一个明天的完美计划
☞ 发现	去验证你的假设是不是真的，而不要在脑子中纠缠
☞ 参加治疗	匿名戒酒会、自助、治疗、药品、小组——任何可以激励你坚持的事情
☞ 创造缓冲	在你和危险之间设置一些什么（如时间、距离）
☞ 说自己真正所想	你会觉得跟他人更亲近（但只跟安全的人这样做）
☞ 倾听你的需求	不再忽视——真正倾听自己的需求
☞ 向你的相反方靠拢	例如，如果你过度依赖，试着变得更独立
☞ 重演那一幕	回顾一个负面事件：下一次你如何做得不一样？
☞ 注意代价	物质滥用令你在生活中付出怎样的代价？
☞ 结构化你的一天	一个富有成效的日程安排会让你觉得在正轨上并与世界保持联结
☞ 制订行动计划	要具体，立下截止期，并让他人知道你的计划
☞ 保护你自己	在你和破坏性的人、坏的环境和药物之间设立一道盾牌
☞ 温和的言语	非常温柔地跟自己说话（如同跟一个朋友或者孩子说话）
☞ 想想后果	真正地看到对明天、下个星期和明年的影响
☞ 相信这个过程	只要坚持前进；这是唯一的法门

续表

☞ 实践讲义内容	你练习和参与得越多，疗愈得越快
☞ 整合分裂的自我	接受所有方面的自己；它们的存在是有原因的
☞ 预期到与成长相伴的不舒服感	如果你觉得不舒服或者有困难，你做对了
☞ 替换掉破坏性的活动	吃糖而不要服兴奋剂
☞ 假装喜欢你自己	看看生活有多么不同
☞ 关注现在	尽力做能改善今天的事情；不要被过去或将来所压倒
☞ 赞扬自己	注意到自己做对了什么；这是成长最有力的办法
☞ 观察重复的类型	努力去注意和理解你行为的重演
☞ 自我滋养	做一些你享受的事情（例如：散步、看电影）
☞ 练习延迟	如果你不能完全阻止一个自我破坏性的行动，至少尽可能地将之延迟
☞ 放下破坏性的关系	如果无法改正，那么远离
☞ 担负责任	采取积极而非被动的方法
☞ 设定截止期	设定一个日期以助完成任务
☞ 许下承诺	对自己承诺会去做对康复有利的事情
☞ 重新考虑	用一种能够让你感觉好一点的方法来思考

续表

☞ 脱离情感痛苦（着陆）	分散注意力、走开、改变频道
☞ 从经验中学习	寻求能够在下一次帮助你的智慧
☞ 解决问题	如果事情进展不顺利，不要认为都是个人的原因——努力去寻找解决的方法
☞ 使用比较善意的语言	让你的语言不那么尖刻
☞ 检查证据	检查正反两方面的证据
☞ 规划	花时间事先想一想——跟冲动相反
☞ 辨识信念	例如：应该，剥夺推理
☞ 奖励自己	找到健康的方式来庆祝你做对的任何事
☞ 制造新的"录音带"	正如字面所言！用一个录音机来记录一些新的思考以供你回放
☞ 找到可以遵循的生活准则	记住某些对你有用的话语（例如，"保持真实"）
☞ 挫折并非失败	挫折就是挫折，如此而已
☞ 承受情感	"没有情感是终结性的"，只需安全地度过它
☞ 先行动，感觉会跟进	不要等待动力，现在就开始
☞ 创造积极的嗜好	例如：运动、爱好、匿名戒酒会……
☞ 若有犹疑，就不要	如果你怀疑有危险，远离之

续表

☞ **与扳机事物斗争**	采取积极的方法保护你自己
☞ **注意来源**	在你接受批评或者建议前，先要注意是谁在告诉你这些
☞ **做一个决定**	如果你陷入困境，那么努力选择目前最好的解决方法，不要等待
☞ **做正确之事**	做你知道可以帮助你的事情，哪怕你并不想做
☞ **参加会议**	先抬脚，到了那里让其他的自然发生
☞ **保护自己的身体免受 HIV 的感染**	这是真正的生或者死的问题
☞ **将治疗排出优先次序**	将你最紧急和最重要的治愈目标作为优先项目，其他的次之
☞ **寻找社区资源**	依靠它们！它们是很好的支持来源
☞ **让他人来支持你的康复**	告诉他人你需要什么
☞ **注意什么是你能掌控的**	列出生活中你能够掌控的各个方面（例如，工作、朋友……）

致谢：讲义 1 中"康复的标志"部分地来自 Harvey（1990）的工作。讲义 2 中有些安全应对技能来自 Marlatt 和 Gordon（1985）（例如，"挫折并非失败"和"创造积极的嗜好"）；有些则与匿名戒酒会有关（例如，"实施资料内容"和"参加会议"）。"情感没有终结"则来自里尔克（1996）；还有很多则来自认知行为治疗和复发预防的专业书籍及文章。

对承诺的建议

对能够让你的生活前进的活动做出承诺！

这可以是任何你觉得能帮助你的事物，或者你也可以尝试下面的一些建议。

遵守承诺是尊重、尊敬和关心自己的一种方式。

- 选择 1：通览安全应对技能清单，在你已经在做的条目旁划钩（✓），在你想要学习的条目旁打上星号（★）。
- 选择 2：开始写一本"成功日志"（记录你成功应对、克服障碍、成功地抵制药品、使用了安全应对技能的时刻）。
- 选择 3：制订一本"励志书"或者"励志盒"来激励你保持安全（包括你爱的人的照片、歌曲、诗歌、引言、新闻剪贴等）。
- 选择 4：将安全应对技能清单沿着中线对折。阅读列在左边的技能的名称，并试着记住每一个技能的意思。每答对一个给自己记一分。
- 选择 5：写一段文字，阐释"安全"对你意味着什么。
- 选择 6：试着在本周使用安全应对技能中的一个新技能，并写一下进展得如何。
- 选择 7：填写安全应对表。（参见下面与本主题有关的例子）。

应用于本主题的安全应对表范例

	旧方式	新方式
情境	我被解雇了。	我被解雇了。
你的应对方式	我觉得我不能应对——这是最后一根稻草。我不知道做什么。我已经有经济问题了，而这更打击了我。我吸了毒。	对自己说："如果我保持安全，我可以试着应对这个情况。"我能： 1. 给我兄弟打电话，谈论它。 2. 与我的咨询师讨论如何找份新工作。 3. 去参加匿名戒酒会的会议，并跟他人在一起。
结果	觉得失去控制，觉得很失败。	能够保持安全而不服用毒品；觉得还行。虽然我依旧没有工作，但我为自己没有在压力下屈服而感到自豪。

你用旧的应对方式有多安全？ _____ **你用新的应对方式有多安全？** _____

从 0（根本没有安全）到 10（完全安全）评分

创伤后应激障碍：要回你的力量

(认知方面)

概　述

提供四份讲义以帮助患者了解创伤后应激障碍：(1) 什么是创伤后应激障碍；(2) 创伤后应激障碍和物质滥用的关系；(3) 应用同情来要回你的力量；(4) 创伤后应激障碍的长期问题。在每份讲义中，目标是提供信息以及对疾病富有同情的理解（是"要回你的力量"的关键）。根据患者的需要和时间，这些讲义可以单独使用也可以结合起来用。

介　绍

"有很长时间我不知道究竟怎么了。有那么多的诊断，我从不觉得我符合这些名目，但又觉得都适合我。"

"我觉得惊奇——发现了创伤后应激障碍给了我最终戒毒的动机。我曾经能够在

129

短时间里不用药，但是由于我不知道自己身上究竟发生了什么，又会去用药。既然我现在知道我正在遭受创伤后应激障碍，这就给了我很好的不去用药的理由。我所需要的就是一个好的理由。"

进入治疗的患者对创伤后应激障碍的了解程度参差不齐，有的甚至不知道 PTSD 这些字母代表着什么，有的则对该疾病有着很好的了解。另外，除了传达信息外，讨论的另一个不言而喻的功能是对患者的创伤后应激障碍体验的共情。在小组治疗中，可以帮助与患者其他有过创伤经历的幸存者建立联结。将疾病的症状加以命名避免了否认或者漠视他们经历的倾向。否认创伤不仅仅是个人的问题，在历史上也是个社会性的问题（Herman，1992），患者可能曾经遭遇到忽视或者在谈论创伤时受到家人、朋友或者权威的惩罚。

对于很多患者来说，从创伤后应激障碍的角度来理解物质滥用可能是他们的康复中最关键的一步。很多患者提到，即使常年参加匿名戒酒会或者其他治疗，但只有当他们被指导着将这两个疾病直接联系起来时，他们才最终能够以一种较为友善的目光看待他们的物质滥用。与创伤一样，物质滥用充斥着自我责备、社会的谴责和反移情（例如，"卑贱"、"懒惰"以及"愚蠢"；Imhof 等，1983）。

根据定义，创伤后应激障碍和物质滥用是一种"失去力量"的疾病。在创伤后应激障碍中，发生了某件病人既没有选择也不想要的可怕事件。在物质滥用中，患者对服用药物失去了控制。在今天的主题中，目标在于帮助患者通过如下一些努力开始重新赢回他们的力量感：

- 命名创伤后应激障碍症状，并理解为什么它们是"对非正常事件的正常反应"。
- 从创伤后应激障碍的角度来理解物质滥用。
- 探索在灾难中体现出的力量。
- 鼓励他们抱着最大的同情来看待他们自己的症状。
- 帮助他们看到自己并不孤独（即创伤后应激障碍和物质滥用是非常常见的双重诊断）。

注意，本主题属于"认知方面"。虽然"认知"一词从未正式地使用过，但是这些资料是设计来帮助患者了解自身问题的。因此，在讨论创伤后应激障碍和物质滥用的时候，重点应该放在帮助患者了解到有这些症状并不意味着他们疯了或者软弱；反之，这些症状跟他们所遭遇的可怕的生活经历有关。这并不意味着为"物质滥用"找借口（本治疗的首要目的就是要消灭所有的物质滥用）。这也并不意味着他们的症状是积极的或者是值得拥有的——没有人希望受这两种疾病之累。这只是一个简单的信息：症状可以被看作是患者试图管理压倒性情感的生存方式。对他们的痛苦赋予这样的意义是希望他们接下来能够培养健康的应对策略。每个症状都可以被富有同情地加以解释而非自责：例如，创伤后应激障碍的分离症状可以被看作是大脑对严重的、压倒性的体验的自然反应，而非"疯狂"。通过理解上的这种转换，可以感受到认知模式的力量——不是在干巴巴的智力层面，而是被深切地感受到。这样的重新思考可以令患者更有动力，由此可以应对问题，而不再忍受伴随着一长串症状的沮丧。你正在交给他们一件可以给予他们力量的工具——同情。你的语调应该透着共情与乐观。

反移情

在创伤后应激障碍中，反移情是一个重要的话题。例如，Herman（1992）描述了治疗师如何不知不觉地重演创伤所固有的各种角色：那些旁观者（看着患者受伤害而不干预，例如允许患者在小组中成为替罪羊），受害者（允许患者威吓治疗师），或者行凶者（对患者发怒或者虐待患者）。或者，治疗师有时过于认同患者的痛苦以至于变得过分的"随和"——通过单纯地赞扬来试图补偿患者的痛苦，而不能让他们在康复中承担必要的责任（参见第 2 章）。替代性创伤中治疗师由于听了太多痛苦的资料而感到受创，这也是值得关注的（Pearlman & Saakvitne，1995）。

致谢

本主题广泛地引用了 Herman（1992）的著述。讲义 1"什么是创伤后应激障碍"以及讲义 2"创伤后应激障碍和物质滥用的关系"则有多个出处：美国精神病学协会（1996）；Brown 等（1995），Kessler 等（1995），Najavits 等（1998c），Ouimette，Brown 和 Najavits（1998）以及 Triffleman（1998）。讲义 4"创伤后应激障碍的长期问题"部分来自 Herman（1992），部分来自 Elliott 和 Briere（1990）。

治疗准备

■ 如果创伤后应激障碍治疗对你来说是个新的主题，那么请阅读一些重要的书籍（例如，Herman，1992；Janoff-Bulman，1992），并寻求督导。

治疗形式

1. **治疗登记**（每个患者至多 5 分钟）。参见第 2 章。

2. **引言**（简洁地）。将引言与治疗连接起来，例如："正如这个引言所提示的那样，你承受这么可怕的经历并非你的过错。但是，你可以做很多事情来让你现在的生活变得好些。"

3. **将主题与患者的生活相联系**（深入地，占治疗的大部分时间）。

   a. 要求患者通读讲义，它们可以分开用也可以一起用。注意每份讲义都自成一个分主题。参见下述的"治疗内容"和第 2 章，并根据患者的需要和你的时间来决定如何从大量的资料中做出选择。

   讲义 1：什么是创伤后应激障碍？

   讲义 2：创伤后应激障碍和物质滥用的关系

   讲义 3：应用同情来要回你的力量

   讲义 4：创伤后应激障碍的长期问题

   b. 帮助患者将技能与他们当前生活中特定的问题联系起来。参见下述的"治疗内容"和第 2 章。

4. 治疗结束（简洁地）。参见第 2 章。

治疗内容

本主题有很多讲义，不可能在一次治疗中全部讨论到。治疗师可以拥有最大程度的灵活性来针对创伤后应激障碍的关键主题展开工作——而患者在这方面可能会有不同的需求。建议将所有的讲义都提供给患者，然后在治疗中选择分主题来集中讨论（基于患者的喜好或者你对他们的了解）。请参见第 2 章"将主题与患者的生活相联系"部分，以决定如何选择讲义。患者可以自己阅读剩下的讲义，或者你可能要求他们在以后的治疗中再回到某份讲义。

讲义 1：什么是创伤后应激障碍?

目标

■ 定义创伤后应激障碍。

将资料与患者生活相联系的方法

■ **问答形式**。询问患者以了解他们知道些什么不知道些什么。这是介绍该主题的最佳方法，而且可以在要求他们阅读讲义之前这样做。在小组治疗中，这样做格外有利于患者的参与。例如，你可以问："有谁知道什么是创伤后应激障碍？""有谁知道'PTSD'这些字母指的是什么吗？""创伤后应激障碍的主要症状有哪些？"

■ **讨论**
●"哪些创伤后应激障碍症状最困扰你？"
●"创伤后应激障碍是'对非正常事件的正常反应'这句话的意思是什么？"
●"针对你的创伤后应激障碍，最好的应对策略是什么？"

建议

■ **那些对创伤后应激障碍已经有很多知识的患者可以跳过这些内容。**

■ **确保患者理解创伤与创伤后应激障碍症状之间的关系**。有些患者将创伤后应激障碍理解成"压力太大了"。确实，在整个治疗中，如果你觉得更有用或者对患者来说更明晰，你可以用"创伤"或者"童年期虐待"等用语。对于那些不符合创伤后应激障碍诊断但有创伤史的患者，也可以使用这些词语。

■ **考虑要求患者简洁地分享一下他们的创伤是什么**。如果某个患者选择不这样做，不要强求，但是有些患者喜欢对他们的背景略作介绍。在小组治疗中，这能够帮助患者之间更好地联结。但是，这也需要小心地留意，确保患者不会彼此激发。如果发生了激发，那么治疗师可以重新引导患者的话题以在小组中建立安全。治疗师可以解释这些资料很重要，但是可能令其他小组成员难受，因此可以主要在个人治疗中讨论。有关对创伤的讨论，参见第 2 章"治疗指南"部分。

■ **除了对创伤后应激障碍进行教育外，另一个目标是帮助患者觉得得到确认**。这包括诸如"创伤不是你的过错"、"你的症状并不疯狂"等想法，同时从患者体验的角度对他们的症状传达一种尊重。

■ **允许患者决定什么对他们来说是创伤性的**。有些患者认为他们的少数族裔身份具有创伤性，有些可能觉得离婚是创伤性的。你可能想提及"创伤"的技术性定义（包括威胁、目击或者经历实在的躯体创伤等），但这并不比尊重患者的体验更重要。反之，如果患者经历了一个符合"创伤"定义的事情但并不觉得困扰，就不要坚持它一定是痛苦的；确实，要记住大多数创伤并不导致创伤后应激障碍 (Kessler et al.，1995)。

讲义 2：创伤后应激障碍与物质滥用的关系

目标

■ 探索创伤后应激障碍和物质滥用之间的关系。

将资料与患者生活相联系的方法

■ **回顾关键点**。要求患者对讲义的要点进行小结，例如，"你觉得讲义想传达的是什么？"

■ **讨论**

● "对你来说，创伤后应激障碍和物质滥用是如何相关联的？"

- "使用药物是不是你应对创伤后应激障碍的一种办法？"
- "看到这两个疾病之间的联系你感觉如何？"
- "将创伤后应激障碍和物质滥用联系起来会有助于你康复吗？"

建议

■ **比起要患者了解创伤后应激障碍和物质滥用的事实，将资料与他们自己的体验联系起来显得更为重要。**这样可以保持讨论的个性化，并集中于患者在他们自己身上注意到的类型。

■ **参见主题"被物质滥用控制的时候"，**那里有更多的有关创伤后应激障碍和物质滥用关系的资料。

讲义 3：应用同情来要回你的力量

目标

■ 要患者抱着同情来看待创伤后应激障碍和物质滥用，以帮助他们"要回他们的力量"。

将资料与患者生活相联系的方法

■ **预演。**要一个患者识别一个具体的、同情可能会有帮助的处境，然后要患者大声地练习。例如，问："上一次你为有创伤后应激障碍和物质滥用而生自己气的时候，你怎样能用同情的方式跟自己交谈？"

■ **讨论**
- "对创伤后应激障碍和物质滥用的同情怎样才能帮助你康复？"
- "对创伤后应激障碍和物质滥用的自责如何令你沉沦？"
- "你能从某种角度来将创伤后应激障碍和物质滥用看作你的应对方式吗？你觉得你现在能够去安全地应对，不用药物吗？"

建议

■ **只要可能，要患者练习带着同情地大声地表达出来，**而不是抽象地讨论它。

■ **注意不要将当前的创伤后应激障碍和物质滥用症状解释成积极的**。例如，有一个治疗师对一个患者说，"你有分离症状很好——这样你给了自己时间！"事实上，没有人愿意有这些症状。同情的看法是这些症状扮演了一定的功能角色——帮助患者生存——但目标是找到安全应对的方法，减少创伤后应激障碍和物质滥用。一些治疗师难以找到患者可以同情的解释症状的方法，而不知不觉地给予含糊的信息——"他们的症状没什么"。请事先考虑好你的回应。

■ **注意在此时同情可能令人觉得是不可能的**，或者会激起负面的情绪。如果患者难以同情，你可以试着加以帮助，但是不要逼迫。可能只需要强调如果继续努力，随着时间过去，同情会变得容易起来。

■ **基本的理念是，当患者善待自己的时候，他们将更有动力和能量来照顾自己。** 康复是艰巨的工作，而可能的做法之一是保持理解，不断地鼓励自己。这可能跟教育孩子有相似之处："如果你在教孩子如何照顾他们自己，你会友善地对待他们呢，还是冲着他们吼叫？"

讲义4：创伤后应激障碍的长期问题

目标

■ 帮助患者理解严重创伤的长期影响。

临床警告

在测试本治疗时发现，虽然大多数患者觉得阅读讲义4对他们有益，但偶尔会有人在阅读时变得很不安（受刺激以至于用药，或者在看到这么多问题后觉得颓废）。让患者选择是否阅读该讲义，如果在阅读时有人变得不安，那么停止阅读，并重新回到安全主题。如果需要，这份讲义可以被省略掉。

将资料与患者生活相联系的方法

■ **自我探索**。要求患者在问题上打钩。

■ **讨论**

● "了解到这些问题都是你的创伤后应激障碍的一部分，你有何感受？"

- "在治疗中你最想针对哪些创伤后应激障碍的问题来工作？"
- "这些问题如何可以从创伤的角度变得可以理解？"

建议

■ **该讲义与有童年期虐待的患者关系密切**。本讲义中所描述的症状跟"其他未分型的应激障碍"诊断相关。Herman（1992）提议该诊断对于有童年期严重虐待的受害者比起 DSM - IV 中的创伤后应激障碍诊断更适用。

■ **强调这些问题是能够改善的**。无论已经存在多久，所有症状都可能得到改善。

疑难案例

■ "我永远都不可能从创伤后应激障碍中康复。"

■ "我无法带有同情地跟自己交谈；我太憎恨我自己了。"

■ "阅读有关创伤后应激障碍的资料让我想烧灼自己。"

■ "成瘾物质能帮助治愈我的创伤后应激障碍。"

■ "同情怎么能让我停用可卡因？"

跌倒不是你的问题，
但站起来是你的责任。

——杰西·杰克逊
（20 世纪美国政治领袖）

摘自《寻求安全》，Lisa M. Najavits (2002)。

什么是创伤后应激障碍?

创伤后应激障碍是指"Posttraumatic Stress Disorder"——是个体在经历一件可怕的应激性生活事件后可能出现的一系列情绪问题。

创伤后应激障碍:　　　　　post　　　　　traumatic　　　　　stress　　　　　disorder
　　　　　　　　　　　　　　↓　　　　　　　↓　　　　　　　↓　　　　　　　↓
　　　　　　　　　　　　　"后"　　　　　"创伤"　　　　　"应激"　　　　　"反应"

■ 你有创伤后应激障碍吗? 在下列符合你情况的条目前打钩。

___ 1. 你从创伤性事件中幸存下来:在这个超出你控制的事件中,你经历或者目击了躯体上的威胁(例如:性虐待、躯体虐待、战争、目击他人被杀、从飓风或者车祸中幸存下来)。

___ 2. 你对创伤性事件的反应包括强烈的无助、害怕或者恐惧(或者如果当时你是个孩子,则有激惹或紊乱的行为)。

___ 3. 创伤后,你遭受了如下问题超过一个月:

　　___ ●闯入:即使你不想,创伤事件也会出现在你的脑海中,以噩梦、闪回或者图像的方式出现。
　　___ ●回避:麻木、分离的感觉,回避任何可以令你想起创伤的事物。
　　___ ●高唤起:感觉"高亢"(如容易受惊、睡眠问题、愤怒等)。
　　___ ●功能减低:在人际关系、工作或生活的其他主要方面出现问题。

注意:如果你在上述所有条目前打了钩,那么你有创伤后应激障碍。

创伤后应激障碍的类型

创伤后应激障碍有两种类型。"单纯性创伤后应激障碍"通常是发生在成年期的单一事件(如车祸或者龙卷风)后。"复杂性创伤后应激障碍"则来自反复发生的事件(如家庭暴力或者持续的儿童期虐待)。复杂性创伤后应激障碍的症状范围广泛,包括自伤、自杀、分离症状("失去时间感")、关系、记忆、性、健康、愤怒、耻辱、罪恶感、麻木、失去信念和信任、觉得被毁坏等各方面的问题。

更多有关创伤后应激障碍的知识……

■ **在你经历了创伤后,你的创伤后应激障碍症状是正常的**。你没有发疯,你并不软弱或者坏! 这是创伤后应激障碍被称为"对非正常事件的正常反应"的原因。

■ **创伤后应激障碍被当作焦虑障碍**,因为它的特征是在创伤中或者创伤后常有压倒性的焦虑感。它是一种精神疾患,但确实有疗愈的可能。

■ **创伤后应激障碍的发病率**:61% 的男性在一生中会遇到创伤事件,当中的 5% 会有创伤后应激障碍;而女性则有 51% 会在一生中遇到创伤事件,其中 10% 会得创伤后应激障碍。为什么有些人在创伤后会有创伤后应激障碍,而有些人则不会? 原理尚不清楚,但是创伤后应激障碍患者身上有一些高危因素,包括严重的、反复的和/或者早期的创伤,贫穷,父母患有创伤后应激障碍,以及生活压力。

■ **对创伤后应激障碍的了解还是近期的事情**。对创伤后应激障碍的研究开始于经历过战争的士兵,后来包括了更广泛的生活事件(如性或者躯体虐待、自然灾害)。创伤后应激障碍在 1980 年被正式列入精神疾病的诊断手册。由于它的重要性,对它的了解在逐步增加。

■ **从严重的创伤中疗愈是可能的**。患有创伤后应激障碍的名人有 Oprah Winfrey(电视节目主持人),Melanie Grieff(女演员)以及 Maya Angelou(作家)。

《寻求安全》,由 Lisa M. Najavits 著(2002)。凡购买本书者只可以为个人使用复印该表(详情参阅版权页)。

创伤后应激障碍和物质滥用的关系

对于很多人来说，创伤后应激障碍和物质滥用紧密相连，但是这种联系有时并没被认识到。下面的信息可能对你有帮助。

■ **你并非孤零零一个人**！在物质滥用患者群体中，创伤后应激障碍是最常见的双重诊断。在接受物质滥用治疗的女性中，30% ～ 59% 同时患有创伤后应激障碍。在接受物质滥用治疗的男性中，则有11% ～ 38% 同时患有创伤后应激障碍。

■ **创伤后应激障碍患者滥用物质有着很多原因**：为接触到情感或者记忆，或者相反——为逃避情感或者记忆；为捱过一天；为了补偿创伤后应激障碍带来的痛楚；"慢性自杀"；因为他们成长在物质滥用的家庭；因为他们不在乎自己的身体。

■ **创伤后应激障碍患者倾向于使用最危险的物质**：毒品。

■ **性别差异**：患有创伤后应激障碍和物质滥用的女性通常经历过儿童期的躯体和／或性虐待；患有这两种障碍的男性患者则通常是犯罪或者战争的受害者。

■ **这两个疾病的主要特点是隐秘和控制**。"隐秘"意味着你感到羞耻，希望将自己的问题作为秘密来保留（例如：你所经历过的创伤，你滥用物质的量）。"控制"是指你觉得对创伤和物质滥用没有控制力。在创伤后应激障碍中所发生的恐怖事件既非你的选择也非你想要的；在物质滥用中，你对你停止使用物质的能力失去了控制。因此，学习诸如诚实、重新获得控制力等对疗愈很重要。

■ **两个疾病都令另一个疾病变得更有可能**。如果你患有创伤后应激障碍，则提高了你患物质滥用的可能性。如果你患有物质滥用，则提高了你患创伤后应激障碍的可能性。因此，努力保证你的安全以防止进一步的创伤和物质滥用很重要。

■ **创伤后应激障碍和物质滥用之间的关系很复杂**。服用物质可以增加或者减少你的创伤后应激障碍症状。但是，戒用物质也可以增加或者减少你的创伤后应激障碍症状。留意你的类型。了解在你生活中这两个疾病的关系有助于你更好地康复。

■ **为什么创伤后应激障碍和物质滥用常常同时发生**？下面是四种常见的情形：

1. 创伤后应激障碍导致物质滥用。为了克服创伤后应激障碍的可怕症状，你可能用物质"自行治疗"——努力感觉好一些。例如，你可能开始大量饮酒以帮助你晚间入睡。

2. 物质滥用可以导致创伤后应激障碍。如果你滥用物质，由于你的"警惕降低"或者你的自尊降低，你可能对危险的创伤性情景比较脆弱——例如，在酒吧喝醉与一个攻击你的陌生人回家。

3. 创伤后应激障碍与物质滥用可能同时发生。有些人成长在有家人滥用物质并且互相伤害的家庭中。

4. 创伤后应激障碍和物质滥用可以在一个"螺旋性下滑"中联系起来。创伤后应激障碍可以导致使用物质，而物质使用可以增加遭受创伤的危险性；如果发生更多的创伤，你可能使用更多的物质来应对，等等。

本治疗优先的"大图景"：

★ 消除物质滥用　　　★ 学习管理创伤后应激障碍　　　★ 变得安全

你能够从创伤后应激障碍和物质滥用中疗愈！

应用同情来要回你的力量

对你的创伤后应激障碍和物质滥用抱有同情是"要回你的力量"的一个办法。创伤后应激障碍和物质滥用中最令人困扰的方面是，你觉得对它们无能为力——它们控制了你而你无法控制它们。"同情"意味着接纳与尊重自己。同情的反面是严苛。与其责备你自己，不如去理解并真正地在一个更深的层面来倾听你自己。这能够令你的康复变得容易些。

你可能觉得很难做到同情。"打击自己"和憎恨自己显得更容易些，尤其如果你成长的家庭环境就是如此对待你的话。由于创伤后应激障碍和物质滥用，你可能觉得自己是病态的、被损毁的、弱小的、疯狂的、坏的或者是懒惰的。你生活中可能有些人是这样看你的。然而，将你的创伤后应激障碍和物质滥用理解为你生存与应对的努力则可能有帮助。Herman 指出"这些症状同时掩盖和暴露了他们的来源；他们用乔装的、隐秘的语言来传达无以言说的恐惧"（Herman，1992，p.96）。

这并不意味着创伤后应激障碍和物质滥用应该继续。事实上，本治疗的目标就是通过学习安全的应对方法来帮助你克服创伤后应激障碍和物质滥用。但是，将创伤后应激障碍和物质滥用理解成压力的表现是有帮助的。这如同你生病的时候发烧——它告诉你，你需要帮助并应该照顾好自己。

同情你的创伤后应激障碍

创伤后应激障碍可以被理解为你的身体和大脑从压倒性创伤中存活下来的努力。创伤后应激障碍症状可能帮助你赶走了可怕的创伤……防止你免受更多伤害……对一个无法控制的处境觉得有更多的控制……觉得更安全……适应你的环境……让他人注意到你的痛苦。

抱着同情看待创伤后应激障碍症状的例子

自杀性思想

严苛的观点："我很绝望。我究竟出了什么错？我应该早就克服它了。"

同情的观点："选择生或者死让我觉得更有掌控。在治疗中我可以学习别的令我觉得有掌控的方法。但是考虑到我所经历的一切，自杀的想法是可以理解的。"

关系问题

严苛的观点："我不可爱。我所遭遇的都是咎由自取。我是个坏人。"

同情的观点："我已经学会了不去信任他人，而那帮助了我去生存。我可以继续就关系问题工作，但是我需要对我自己为什么会有这些问题保持尊重。"

★ 针对你的创伤后应激障碍写一个严苛的观点和同情的观点（如果需要更多地方可以写在本页反面）。

严苛的观点：＿＿

同情的观点：＿＿＿＿＿＿＿＿＿＿＿＿＿＿＿＿＿＿＿＿＿＿＿＿＿＿＿＿＿＿＿＿＿＿＿＿＿＿

同情你的物质滥用

物质滥用可以被理解为乔装了的应对创伤后应激障碍和其他问题的努力。 应用药物以麻痹痛苦……帮助睡眠……逃避消极的想法……忘记过去……捱过一天……接触到你知道尚存的情感或者记忆……试着去感觉正常……让别人知道你感觉有多坏以至于无法用言语形容……抛开分离和闪回。

对你的物质滥用抱有同情并不意味着"可以用药"，或者"如果我用了，我可以原谅自己，因为我是在麻痹我的痛苦。"本治疗的一个主要目标是消除所有物质滥用。如果你对自己的物质滥用抱有真正的同情，那么你会努力完全地消除它，因为你将看到，从长远来看，它只会带给你悲惨和损害，哪怕它可能会在短期内"治疗"一些问题。

抱着同情看待物质滥用的例子

无法停止用药

严苛的观点："我是如此的失败。看看我变成了什么样子——我毫无自控力，这是怎样的灾难！"

同情的观点："我的物质滥用是应对我的压倒性创伤后应激障碍症状的一种办法。我一直想麻痹我的痛苦。现在需要学习其他的应对办法了。物质滥用是一个医学上的疾病，我需要帮助来克服它。"

对物质滥用撒谎

严苛的观点："我是个一无是处的撒谎者。我对我的伴侣、我的孩子、我的医生撒谎。我恨我自己的生活。"

同情的观点："我需要停止撒谎，这样我才能康复。但是我对物质滥用撒谎却有着很多实际的原因：羞耻、负罪、对自己感觉很坏。我需要在这方面得到帮助。"

★针对你的物质滥用写一个严苛的观点和同情的观点（如果需要更多地方可以写在本页反面）。

严苛的观点：＿＿＿＿＿＿＿＿＿＿＿＿＿＿＿＿＿＿＿＿＿＿＿＿＿＿＿＿＿＿＿＿＿＿＿

同情的观点：＿＿＿＿＿＿＿＿＿＿＿＿＿＿＿＿＿＿＿＿＿＿＿＿＿＿＿＿＿＿＿＿＿

从灾难中获得力量

另外一种带有同情地看待你的创伤后应激障碍和物质滥用的方法是认识到你可能获得的力量——"来自于苦难的礼物"。最深刻的成长通常来自于克服逆境。创伤后应激障碍和物质滥用可能给了你在严酷处境中生存下来的能力……想象和创造力……深度……灵性……对别人的敏感……对生活中的极端情况保持觉知……在痛苦和挫折中坚持的能力……对动物、孩子和非主流人群的理解和欣赏……对艺术和自然的回应。

★你有没有注意到在与创伤后应激障碍和物质滥用的斗争中你获得了任何个人的成长？（如果需要更多地方可以写在本页反面。）

＿＿＿

＿＿＿

创伤后应激障碍的长期问题

这份讲义是为那些已经具有创伤后应激障碍知识，但还需要更多有关创伤后应激障碍的长期影响的信息的人们所准备的。阅读这些信息可能令人不安，所以先问一下你的治疗师。如果此刻你觉得自己太脆弱了，那么不要阅读它——你可以等到后面的治疗时来阅读。如果你开始阅读后觉得不安，那么就此打住。

除了讲义 1 中所描述的创伤后应激障碍的标准定义外，还有其他的一些问题可能伴随创伤后应激障碍发生，尤其是那些在童年期遭受过反复虐待的人们（Herman，1992）。你身上可能存在一些问题而没有别的问题。

1. 你的自我感觉
- 无助，难以采取主动的行动
- 羞耻、负罪、自责
- 受到毁损的感觉
- 被异化的感觉（例如，不正常的、不及常人的）
- 对于年龄改变了的感觉（觉得非常老或者非常年轻）

2. 对行凶者扭曲的看法
- 念念不忘与行凶者的关系
- 相信行凶者继续拥有全部的力量
- "斯德哥尔摩综合征"：将行凶者理想化、爱他 / 她、心怀感激
- 觉得与行凶者有着一种超自然的或者"命中注定"的关系
- 接受行凶者的建议和信念

3. 你的意义感
- 丧失信念
- 绝望
- 觉得自己没有未来（例如，不期待会有工作、家庭或者孩子）

4. 关系
- 再次受害的倾向（难以在伤害性关系中保护自己）
- 隔离

- 难以拥有亲密关系（不信任、冲突、秘密）
- 将别人当作拯救者、受害者或者行凶者的倾向
- 重复问题关系类型的倾向（称为"重演"）

5. 你的躯体健康

- 睡眠问题
- 超出一般的健康问题
- 摄食问题
- HIV/艾滋病风险
- 物质滥用

6. 管理你的情感与行为

- 自杀想法和尝试
- 难以承受抑郁和焦虑
- 爆发性的愤怒、难以表达愤怒或者两者兼有
- 性问题（强迫性的参与、性压抑、困惑）
- 在感觉麻木（没有情感）与失控（太多情感）之间交替
- 使用破坏性的方法来应对情感（物质滥用、自伤、破坏财物）

7. 你的记忆和感知觉

- 记忆问题（对创伤事件没有记忆或者压倒性的记忆）
- 分离（觉得"置身其外"或者"失去时间感"）；觉得自己不是真的存在或者自己脱离了身体
- 重新体验（闪回、噩梦、对事件念念不忘）

8. 其他情感障碍

- 抑郁
- 摄食障碍
- 惊恐障碍和其他焦虑障碍
- 人格障碍

致谢：讲义1、2和4摘自 Herman（1992）。讲义1来自美国精神病学协会（1994）以及各种专业杂志。如果你想找到这些出处，请教你的治疗师。

对承诺的建议

对能够让你的生活前进的活动做出承诺！

这可以是任何你觉得能帮助你的事物，或者你也可以尝试下面的一些建议。

遵守承诺是尊重、尊敬和关心自己的一种方式。

- 选择1：假设有一个电视台为了一个纪录片而访谈你——"战胜了创伤后应激障碍和物质滥用的人们"——以激励他人。访谈者问，"告诉我是什么样的力量帮助你生存下来？"你会怎么说呢？
- 选择2：你怎样才能"要回你的力量？"至少辨认出一个创伤后应激障碍或者物质滥用的问题以及你想如何克服它。
- 选择3：下次治疗时，带上对你来说象征着希望的东西（可能是对你来说重要的人的照片，你想去的某个地方的图片，或者一首诗）。
- 选择4：重温今日治疗中的讲义，并在那些最令你有动力走向康复的资料下划线。
- 选择5：写一段对话，描述你如何带着同情地跟自己谈及你的创伤后应激障碍和／或者物质滥用问题。

脱离情感痛苦（着陆技术）

（行为方面）

概　述

通过学习一种叫作"着陆技术"（Grounding）的有效策略来帮助患者脱离情感痛苦。治疗师将主要介绍三种类型的着陆技术（精神的、躯体的、抚慰性的），并通过亲自实践体验来演示该技术。目标是帮助患者将注意力转移到外部世界，远离负性感受。

介　绍

"十月对我来说是个恐怖的月份。严重的创伤发生在那个月。一想起那件事情就让我感觉到很肮脏。当想到十月的时候，我宁愿去死也不想面对它所带给我的那种感受。我今年要怎么应付十月份呢？我希望自己能够分散注意力，并且能够保持在当下。"

着陆也可以被称为"聚焦"、"观察外界"、"分散注意"或"健康的分离"。这种技术特别有效，因为它可以在引起患者情感痛苦（如被触发）的任何情境中应用，可以在任何时间、任何地点由患者自己来进行，而且不会被别人注意到。提供支持的朋友或伴侣也可以在需要的时候应用该技术来指导患者进行。这一技术在创伤后应激障碍治疗中应用非常普遍，但也同样可以用于物质滥用。着陆技术非常基础和简单，即使对那些功能损害最严重的患者来说，它也是一种有用的方法。尽管方法本身很简单，但要获得最大的收益也需要不断地练习。

需要强调的是，着陆技术并不是一种放松练习（例如 Benson[1975] 的《放松反应》）。事实上，一些创伤后应激障碍患者在传统放松技术指导下放松时会变得更紧张（例如："闭上眼睛，注意力集中在自己的呼吸上"）。 对于创伤后应激障碍的患者，闭上眼睛会引起分离，注意呼吸甚至"放松"这个词都有可能引发患者想起他们的性虐待经历。着陆技术是通过分散注意并与外部世界建立联系的方法发挥作用的高度积极投入的策略，患者需要一直保持睁着眼睛。你要教患者去注意此时此刻呈现在他们面前的这个世界中所有能够注意到的东西。通过这样做，让患者认识到，此时此刻他们是安全的。

在今天要讨论的话题中，提醒患者需要减少压倒性的负性感受（任何在总分为 10 分的量表评定中超过 6 分的负性感受），这会对治疗有帮助。通过将负性感受从高分值改变到中度或低分值，患者将更有可能成功地去应对。例如，一个患者谈到因为家人说"创伤已经过去了，不要再为自己感到难过了"而变得极度愤怒。通过着陆技术，患者可以将评为 9 分的愤怒减少到 4 分。这样就为患者留下了足够的空间而不至于引起严重的争执。患者因此能够感觉到自己有控制力，并且将家人的严苛看成"他的问题"，因而也就不需要使用毒品来应对这种情况。所以，管理负性感受的最好方式是认识到自己可以留意并且调整它。如果负性感受变得太强烈，可以将它减弱到一个更容易管理的水平。随着时间的推移，由于患者自己的控制感增强，面对负性感受的能力将获得增强。

在治疗中，治疗师引导患者通过实例来练习着陆技术，治疗师通过体验式的方法来展示这种技术的作用，而不仅仅是单纯地讲解。如果正确地完成这种练习，大多数患者都报告有一定帮助。

反移情

和其他所有的技术一样，只有治疗师相信它有用，着陆技术才能发挥作用。如果你阅读着陆技术脚本（见治疗师工作单）后没有信心，患者会感受到文字背后的空洞，那很可能没什么用。如果你并不确信这种方法是否有用，你需要提前进行更多的研究和学习（例如：参加督导，在其他患者身上试用，自己试用等）。

致谢

着陆技术是 McLean 医院治疗创伤患者的重要方法，许多技术是作者在那里接受培训时学习到的。

治疗准备

■ 建议：带上录音机和空白磁带，治疗中录制 10 分钟的着陆技术练习。可以把磁带交给患者带回家练习。

治疗形式

1. **治疗登记**（每个患者最多 5 分钟）。参见第 2 章。
2. **引言**（简洁地）。将引言与治疗连接起来，例如："今天我们要学习一种非常有效但又很简单的方法来控制情感痛苦，叫作'着陆技术'。正如引言所提到的，无论你此刻多么痛苦，保持洞察力是很重要的。"
3. **将主题与患者的生活相联系**（深入地，占治疗的大部分时间）。

   a. 让患者浏览讲义"使用着陆技术从情感痛苦中分离"。

   b. 帮助患者将这一技巧与目前生活中的具体问题联系起来。参见以下的"治疗内容"和

第 2 章。

4. **治疗结束**（简洁地）。参见第 2 章。

治疗内容

目标

- 将着陆技术作为一套用于从情感痛苦中分离的简单有效的技术传授。

- 在治疗中进行着陆技术的体验式练习（如果可能的话对练习进行录音，让患者回家后练习）。

- 探讨如何将着陆技术应用到患者每天都存在的问题中（如毒品渴求）。

将资料与患者生活相联系的方法

- **在治疗中进行着陆技术的示范**。这是重点推荐的，因为这是让患者真正看到着陆技术发挥作用的最好方法，同时也让患者直接体验这一技术的哪一部分对他们有效。在本主题的治疗师工作单中提供了一个完整的脚本，你可以用来演示这一着陆技术。预留充足的时间来进行这一练习，结束后进行探讨（至少 35 分钟）。

- **录制录音带供患者在家里进行着陆技术的练习**。录音带可以在治疗中演示着陆技术时录制。对于个人治疗，也可以根据患者情况录制个体化的内容。要求患者与那些能让他感到安全，且在需要的时候帮助患者使用着陆技术的重要的人分享录音带（如配偶、匿名戒酒会支持者），这也是很有帮助的。

- **讨论**
  - "你觉得哪种着陆技术对你最有效？"
  - "想想上一周里当你有危险行为的时候，你觉得着陆技术会对你有帮助吗？"
  - "在我们这个着陆技术清单里，你有什么要添加的？"
  - "为什么脱离痛苦情感是很重要的？"
  - "下一周你什么时候会使用着陆技术？例如，当你想使用毒品，有闪回、情绪激动或

150

惊恐发作的时候，你会怎样运用着陆技术？"

■ **自我探究**。要求患者在宣传资料上做标记："有你喜欢的方法吗？ 请在旁边做上记号。""有没有你已经运用的对你有效的方法？ 请在旁边画个星号。"患者可以忽略自己不喜欢的方法。

■ **问答形式**。你可以通过提问来了解患者是否学会了有效地使用着陆技术："你能说出三种着陆技术的名称吗？""着陆技术要持续多长时间？""在使用着陆技术时为什么要睁着眼睛？""当周围有人的时候，你仍然能够使用着陆技术吗？""着陆技术和放松练习是一样的吗？""你怎么判断着陆技术起作用了？""如果你使用了着陆技术但是没起作用，为了让它起作用你可能怎样做？"

建议

■ **对治疗中的示例做简要的介绍，别让患者感到不安或害怕**（因为大多数的治疗不像这种方法有治疗中的示例）。例如，可以说："今天我们要集中介绍一种简单且非常有效的方法来脱离痛苦情感，它叫作'着陆技术'。有人听说过吗？ 我会做一个大约 10 分钟的简单示范，然后谈一下你应该怎么运用。这样可以吗？"

■ **将着陆技术与患者在治疗外的问题联系起来**。练习并且探讨一下着陆技术在具体情况下如何使用（例如："你想喝酒的时候怎么运用着陆技术？""你想伤害自己的时候怎样运用着陆技术？"等等）。

■ **有时患者在治疗师示范时会出现焦虑**。这种焦虑可能以开玩笑、大笑或取笑这一练习的方式表现出来。在个人治疗中，你应该通过询问患者来了解这一练习是否激发焦虑，在处理了这种感觉后再回到讨论主题上来。在小组治疗中，建议治疗师礼貌地限制这种行为，否则练习的情绪会恶化。例如，你可以说："这种练习可能会让有些人焦虑，请尽量坚持进行练习，也让其他人能够继续练习。但是，如果你不想做，也可以先到外面去，我们会在几分钟练习结束后把你叫回来。"

■ **尽量不要让讨论太集中于"哪些部分没有作用"**。更确切地说，在发现某一特定的着陆技术可能对一些人无效的同时，引导患者注意那些他们还没有尝试过的方法，以及可以让着陆技术更有效的方式。没有人尝试过所有的方法，所以即使在治疗中（或生活中）着陆技术对某一个患者不起作用的时候，仍然有足够的余地去做新的尝试。

■ **鼓励患者使用任何他们喜欢的名称来指代着陆技术**。例如，对一位飞行员来说，"着陆"可能联系到飞机失事，这时"集中注意"这样的词语可能更合适。

■ **最好让患者在出现负性的感受时进行着陆技术练习**。这样做可以让这种练习更有效。参见主题"应对扳机点"，那里详细描述了这一方法。但是需要注意，这种做法只能在个人治疗中使用，不能在小组治疗中使用（小组中对患者的激发过于强烈）。

■ **录制一盘着陆技术的磁带**。录一盘着陆技术的磁带让患者带回家听。可以使用着陆技术脚本（见治疗师工作单），也可以根据患者的偏好录制个体化的磁带。磁带可以在治疗中由治疗师和／或患者讲述着陆技术时录制，之后患者也可以让安全的家庭成员或朋友在磁带中增加着陆技术的描述。注意：如果磁带是在小组治疗中录制的，出于保密的考虑不要将姓名包含其中。翻录磁带并在下次治疗时分发给所有的患者。

疑难案例

■ "如果由你引导，我可以做着陆练习，但是我自己做不行。"

■ "但是我觉得应该面对我自己的感觉——而不是与感觉分离。"

■ "与痛苦的感觉'分离'，你指的是不是分离体验（disassociation）？"

■ "是的，它有作用，但是我总是忘记去做。"

■ "这样有点做作。"

10分钟着陆技术示例脚本

练习前让患者评估负性感受的水平。"在开始练习前，大家先体会一下自己现在的感受。如果让你用0到10来评估你的负性感受，10代表最差，那你现在的感受有多差？评估的目的是要看一下着陆技术是否能够帮助你减轻负性的感受，在练习完成后我们还要再重新评估一次。"让每个患者都进行评估，并把评估结果记录下来。指示患者告诉你那个数字而不用描述他们的感受。

指引患者进行着陆。"许多患有创伤后应激障碍的人都觉得着陆技术很有帮助。着陆的目的是让你的注意力转移到外界，离开内心的负性感受，你可以远离自己的痛苦情绪。如果你注意到自己在关注负性感受，试着让这种感觉随它去吧，就像秋风中的落叶飘落一样。把注意力从那些感觉中转移出来，更加集中于外部世界。你可以把这个想象为'换频道'，就像看电视一样你可以换到不同的节目。整个过程中都要睁着眼睛，根据自己的意愿观察房间四周，一定要记住你是一直保持在不失控的状态。另外，尽量不要做任何判断——只要注意'正在发生什么'。我会针对着陆技术给大家进行大约10分钟的介绍。我们会尝试三种类型的着陆技术：精神着陆、躯体着陆和抚慰性着陆。你可以看看哪种方法对你最有用。我也会问一些简单的问题。"对于个人治疗："请大声地回答。"对于小组治疗："请默默地在心里回答问题。"

精神着陆。"从提醒自己你很安全开始。你现在正在参加治疗，今天是_____(例如，星期一)，你正在_____医院(或诊所)。现在让我们想象一下，在你和你的负性感受之间放一个缓冲器。想象你的负性感受被收拾起来放进了一个容器里。接下来想象在你和装着你负性感受的容器之间可以放的东西，可能是一道墙、一副盔甲或者是乡村中的一片开阔地——你可以放置任何能够在你和你的负性感受之间建立安全距离的东西。非常好!

"现在让我们把注意力集中在这间房间，观察一下房间的四周，尽可能多地说出你所看到的颜色。很好!现在再尽可能多地说出你看到的物体：有多少把椅子？有没有窗帘？有几扇窗户？看一下窗外——外面的天气如何？很好!墙上有没有画或海报？如果有，选择一个来仔细描述一下。不是让你评判这幅画，只是描述所有你能描述的内容：颜色、形状、内容等。非常好!地板或地毯是什么颜色？有多少个门？灯是荧光灯还是白炽灯？墙是什么颜色的？你在房间里有没有看到印着什么字(在海报上或书籍封面)？如果有，请将这些字倒着读出来(倒着读是因为你应该只关注这些字本身——就好像你是第一次看到这些字一样)。太棒了!

"接下来我们试着来说出一些事物。告诉我一些城市的名字——说出你能说出的所有城市的名字。太惊人了!现在试着说出所有你记得的运动队的名字。说电视节目如何？说出所有你知道的。现在从100开始减去 5，然后记住新数字再减去 5，然后继续减下去。如果你数学不好也不要担心，随它去。"

躯体着陆。"现在我们来试一下躯体着陆的方法，请跟着我做。注意一下你的双脚，它们很坚实地踏在地上，扎根在地上。在鞋子里摇动一下你的脚趾。你的脚跟紧贴地板，让你更牢固地站在地上。很好！现在摸一下你的椅子，告诉我你对椅子有什么感觉——它是什么材料做的？好，现在摸一下桌子（或台子）：它是什么做的？它比椅子冷一些还是暖一些？好，现在找一个离你近的东西，例如钢笔、你的钥匙或这个桌子上的东西。把它拿起来抓住，说出任何和它有关的内容：什么做的？有多重？冷的还是暖的？什么颜色？现在握紧你的拳头，在你握拳的时候注意体会绷紧的感觉，现在放松你的拳头。好，现在把你的手掌压在一起，肘部对外；尽可能地压紧，把你的注意力全部集中在手掌上；现在把手掌放松。非常好！现在用你最大的力气握紧椅子，然后过一会儿放开。最后，晃动你的头做画圆圈的动作，做几次，非常好！"

抚慰性着陆。"现在让我们进一步试一下抚慰性着陆，让我们从最喜欢的事情开始。想一下你最喜欢的颜色：是什么颜色？好，想一下你最喜欢的动物：你最喜欢的动物是什么？想一下你最喜欢的电视节目：是什么电视节目？非常好！现在，想一下一年中你最喜欢的季节：是什么季节？现在想一下一天中你最喜欢的时间：一天中的什么时间？想一个你最喜欢的人——可以是你认识的一个人，也可以是一位公众人物，想象一下那个人的样子。很好！如果你愿意的话，可以想象一首你喜欢的活泼的歌曲，试着回忆一下歌曲的调子和歌词。"给患者至少 1 分钟来做这些。

"现在试着想象一个安全的地方。仍然保持睁着眼睛，想象一个让你感觉非常安全、舒适和宁静的地方，可以是海滩、高山、城市中的小路、一间喜欢的房间或者一个公园。如果你想不出一个安全的地方也没关系，你只要注意这个房间就可以了，因为我们这个房间是安全的。好，现在请注意你所想象的安全的地方中所有的东西。注意这个地方所有你喜欢的东西——颜色、质地、形状，以及这个地方的安全和平静。好，你做得太棒了。"一直这样做直到 10 分钟。

结束练习后让患者重新评估负性感受的水平。"现在重新用 0 到 10 来评估你的负性感受（10 代表最差）。"检查一下患者现在的评分和最初的评分相比是否有改变。

探讨患者对着陆技术示例的反应

练习前后的评分。让患者注意一下他们在练习前后的评分是否有变化。在小组治疗中你应该总结一下患者的评分，例如，"你们中大多数人的评分都下降了 1 到 2 分，有的人下降了 4 分"等。

探讨患者对着陆技术的观点。例如可以问一下："对于着陆技术你喜欢什么，不喜欢什么？哪种方式的着陆技术对你最有效？在练习后你的感受怎么样？在练习过程中你能集中注意力吗？练习中哪一部分对你来说是个问题？有没有哪一部分对你特别有帮助？"尝试赞扬患者在练习中获得的任何成功（例如，"非常好，你可以把注意集中在那上面"）。如果患者对此持负性的态度，先接受它，然后试着处理它（见下文）。

讨论着陆技术如何在特殊情况下发挥作用。例如，当想用毒品时，想伤害自己或他人时，当感到愤怒时，当坐立不安时，怎样运用它？试着应用于患者日常会遇到的具体例子中。

处理负性反应。对于着陆技术是否有用的检查是已经在练习中进行了的情绪评分。有时患者没有明显的改善，如果这样就一定要处理它，例如询问患者觉得在下一次治疗中做哪些事可以使它更加有效，也可以通过阅读资料获得一些新的想法。通常，长期练习，选择适合患者特殊例子的着陆方式，或者试着采用讲义中更高级的方法（参见下文"如果着陆技术无效怎么办"），会更容易成功。你也可以参照本主题"治疗内容"中所给出的建议。

引　言

情感没有终结。

——莱纳·里尔克

（20世纪德国诗人）

摘自《寻求安全》，Lisa M. Najavits（2002）。

使用着陆技术从情感痛苦中分离

什么是着陆技术?

着陆技术是帮助从痛苦感受（如毒品渴求、自伤冲动、愤怒、悲伤）中脱离出来的一套简便方法。分散注意力通过向外关注外部世界,而不是向内关注自己来发挥作用。你也可以把它想成是"分散注意"、"聚焦"、"一个安全的地方"、"观察外界"或者"健康的分离"。

为什么进行着陆?

如果被痛苦的情感淹没,你需要一种方法来从这种情感中脱离出来,这样你才能重新控制自己的感受并保持安全感。在着陆过程中,你不会使用毒品或伤害自己,着陆可以把你"锚定"在当前和现实中。

许多患有创伤后应激障碍或者物质滥用的人在情感过度（被情感和记忆淹没）或情感淡漠（麻木和分离体验）中挣扎。在着陆中你可以在这两者之间取得平衡:意识到现实以及能够忍耐它。需要记住,痛苦是一种感受,它并不是你这个人。当你被它吸进去,你会感觉你就是你的痛苦,而且那就是全部。但那只是你体验的一部分——其他部分只是藏起来了,是可以通过着陆技术再找回来的。

指南

□ 着陆技术可以在**任何时间、任何场合、任何地点**使用,不需要别的人知道。

□ **当你面对激发物、被激怒、有分离体验、有用毒品的渴求或其他让你的情感痛苦评分超过 6（0～10 的评分）的时候,就应该使用着陆技术。**着陆可以让你和这些负性感受保持健康的距离。

□ **要保持睁着眼睛,环视房间,并开着灯,**始终与当下保持联结。

□ **在着陆前后对情绪进行评分,以判断它是否发挥作用。**在着陆前对你的情感痛苦进行评分（0～10,10 表示极度痛苦）,着陆后再次进行评分。看看评分有没有下降?

□ **不要谈论或者书写负性感受,**你要和负性感觉分离,不要和它们有联系。

□ **保持中立**——避免去判断"好"或者"坏"。例如,不要说"墙是蓝色的,我不喜欢蓝色,因为它会让我想起抑郁",而只是简单地说"墙是蓝色的",然后就继续下一步。

□ **关注当前,而不是过去或者将来。**

□ **注意着陆技术与放松训练是不同的。**着陆是较为主动、重在分散注意的策略,目的是帮助应对极度负性的感受,目前认为对于创伤后应激障碍它比放松训练更加有效。

着陆的方式

下面描述三种主要的着陆方式——精神的、躯体的和抚慰性的着陆。"精神的"表示你的思想;"躯体的"

《寻求安全》,由 Lisa M. Najavits 著（2002）。凡购买本书者只可以为个人使用复印该表（详情参阅版权页）。

表示关注你的感觉（如触摸、聆听）；"抚慰性的"表示以一种非常宽厚温和的方式谈论你自己。你会发觉某一种方式对你更有用，也可能所有方式对你都很有帮助。

精神着陆

■ **详细描述你周围的环境**，运用你所有的感官。例如："墙是白色的，有 5 个紫色的椅子，靠着墙有 1 个木制的书架……"描述物体、声音、质地、颜色、气味、形状、数目和温度。你可以在任何地方做这些，例如在地铁上："我在地铁上，我很快就会看到河了，那些是窗子，这是长椅，这个金属杆是银色的，地铁的地图有 4 种颜色。"

■ **和自己做一个"分类"游戏**：试着想一下"狗的种类"、"爵士音乐家"、"汽车型号"、"电视节目"、"作家"、"运动类型"、"歌曲"、"城市"等。

■ **做一个年龄进展游戏**。如果你退行到一个小的年龄（例如 8 岁），你可以慢慢地增加年龄（如我现在 9 岁，我现在 10 岁，我现在 11 岁等），一直到你现在的年龄。

■ **非常详细地记述你的日常活动**。例如，描述你做一顿饭的过程："首先我削掉土豆皮，把它切成 4 块，接下来把水煮开，然后用花椒叶、香叶、大蒜和橄榄油做一份腌泡汁……"

■ **想象**。发挥想象：穿上溜冰鞋滑行，远离你的痛苦；把电视换到一个节目更好看的频道；想象在你和痛苦之间有一堵墙。

■ **做一个安全性陈述**。"我的名字叫＿＿＿＿＿＿＿＿；我现在很安全；我身处当前，而不是过去；我目前在＿＿＿＿＿＿＿＿（地点），今天的日期是＿＿＿＿＿＿＿＿。"

■ **阅读一些资料，然后逐字念给自己**。或者倒着念一个一个的字，这样你就关注于字本身而不是句子的意思。

■ **运用幽默**。想一件有趣的事来帮你走出自己当前的心境。

■ **从 1 数到 10 或者读英文字母**，非……常……非……常……慢地。

躯体着陆

■ **让凉水或温水从手上流过**。

■ **用最大力气抓紧椅子**。

■ **触摸你周围不同的物体**。一支钢笔、一把钥匙、你的衣服、桌子、墙。注意质地、颜色、资料、重量、温度。比较一下你触摸的物体：哪个比较冷？比较轻？

■ **把脚跟紧紧地扎在地板上**。脚跟完全"着陆"！在你这么做的时候注意脚后跟的紧绷感，提醒自己你和大地是紧紧连接在一起的。

■ **口袋里放一个着陆用的物品**。找一件你在被激发的时候可以触摸的小东西（小石头、小泥块、戒指、一块布）。

- **原地蹦跳动。**
- **关注自己的身体。** 坐在椅子上的重量；在袜子里动动你的脚趾；你的背靠在椅子上的感觉。注意你和周围的世界是保持着联系的。
- **伸展。** 尽可能地伸开你的手指、双臂、双腿，环绕晃动你的头。
- **握紧和放松拳头。**
- **慢走，关注每一步。** 走每一步的时候说出"左"和"右"。
- **关注呼吸。** 关注每次吸气和呼气。在每次吸气时都对自己重复说一个令人愉快的词（例如，你喜欢的颜色或抚慰性的词，如"安全""舒适"）。

抚慰性着陆

- **说非常宽厚温和的话**，就好像你正在和一个很小的孩子说话。例如，"你是一个好人，正在经历困难的时刻，你一定能挺过去。"
- **想喜欢的东西。** 想想你喜欢的颜色、动物、季节、食物、电视节目。
- **想象你关心的人**（例如你的孩子），看看他们的照片。
- **回忆鼓舞人心的歌、格言或诗歌**，那些让你感觉好一些的句子（如匿名戒酒会的"平安祈祷"）。
- **回忆一个安全的地方。** 描述一个你感觉特别令人舒适的地方（可能是海滩或山上，或者你喜欢的房间）；关注那个地方的所有事物——声音、颜色、形状、物件、质地。
- **复述一句话。** 如"我能够应付这些"，"这种感觉会过去的"。
- **安全地犒劳一下自己。** 例如一份甜点、一顿可口的晚餐、一个热水澡。
- **想一件你期望下周发生的事。** 可能是和朋友一起去看电影或远足。

如果着陆技术无效怎么办？

着陆技术是有效的，但是和其他技术一样，你需要去练习才能让它发挥最大效果。下面是能够帮助你让它对你起作用的一些建议。

- **尽可能多练习**，即使在你并不需要的时候也要练习，这样你就会从心里理解这一技术。
- **练习提高速度。** 加快你开始关注外部世界的速度。
- **试着进行长时间的着陆**（20～30分钟），并且一遍一遍地重复。
- **留意一下你最喜欢哪种方法**——躯体的、精神的还是抚慰性的？或者哪种组合？
- **创建适合你自己的着陆方法。** 所有你自己建立的方法可能都比你现在阅读到的更好，因为那是你自己的。

- **在出现负性情绪循环的早期就开始着陆技术。** 在你刚刚产生使用毒品的渴求或刚刚出现闪回的时候就开始运用着陆技术，在你的愤怒失去控制之前就要用。

- **做一个索引卡片，** 在卡片上列出你最喜欢的着陆方法，以及使用多长时间。

- **着陆时让别人帮助你。** 把着陆技术教给朋友或家人，这样当你对情绪失去控制时，他们可以指导你使用着陆技术。

- **提前准备。** 确定一些地方能够提醒你进行着陆并有着陆所需要的资料，例如在家中、车上或办公场所。

- **录制一盘着陆资料的磁带，** 这样在你需要的时候可以播放。如果你想听其他人的声音，可以考虑让你的治疗师或其他和你亲近的人帮你录制。

- **想一下为什么着陆技术有效。** 可能是什么原因导致你在关注外部世界的时候更能意识到内心的平静？注意那些对你有效的方法——可能是什么原因让那些方法比其他方法对你更有效？

- **不要放弃！**

对承诺的建议

对能够让你的生活前进的活动做出承诺！

这可以是任何你觉得能帮助你的事物，或者你也可以尝试下面的一些建议。

遵守承诺是尊重、尊敬和关心自己的一种方式。

☐ 选择 1：练习着陆技术 10 分钟或更长时间，在练习前后评估自己的感受（就像我们在治疗中做的一样）。

☐ 选择 2：再读一遍讲义，圈出你最想尝试的方法。

☐ 选择 3：找些东西随身带着以帮助你着陆（例如：一块漂亮的小石头，你喜欢的人的照片）。把它放在你随时能够拿到的地方，比如钱包里或钥匙链上。

☐ 选择 4：填写安全应对表。

应用于本主题的安全应对表范例

	旧方式	新方式
情境	出现闪回	出现闪回
你的应对方式	我固着在那里，那真是太糟糕了。我想喝三杯鸡尾酒把我的感觉麻木掉。	我可以试着通过着陆技术来应对我的闪回，下面是我觉得可能对我有效的方法： 1. 用凉水冲洗我的手。 2. 试着回忆 1970 年以来波士顿红袜子棒球队的所有队员。 3. 播放一些音乐——开大声音来消除闪回。
结果	我觉得好像控制不了自己的感受。当我失控的时候，我无法停止喝酒。	闪回的强度下降了——没有完全消失，但是下降了很多，让我觉得没必要去喝酒。

你用旧的应对方式有多安全？ _____   **你用新的应对方式有多安全？** _____

从 0（根本没有安全）到 10（完全安全）评分

被物质滥用控制的时候

（认知方面）

概　述

　　这一主题提供了 8 份有关物质滥用的讲义，可以结合在一起使用，也可以单独使用：（1）什么是物质滥用？（2）物质滥用会怎样妨碍创伤后应激障碍的康复？（3）选择一种放弃物质滥用的方式。（4）攀登康复之山（一种准备真正放弃滥用物质的想象训练）。（5）混合的感受。（6）对成瘾物质使用的自我理解。（7）自助小组。（8）物质滥用与创伤后应激障碍：常见问题。

介　绍

　　"喝酒照顾到了那个需要抚慰的年轻的我。"

　　"反正我是个无关紧要的人，那就多喝点。"

　　"几杯啤酒让我感觉正常些。"

物质滥用是本治疗的核心焦点，优先于所有其他的目标，因为物质滥用让患者无休止地处于一种"低落"的状态——黏着在创伤后应激障碍的症状上（他们不会学着管理和面对自己的感受）；使患者的社会经济状况不断下滑（物质滥用在财务方面是毁灭性的，也会损害人际关系和职业功能）；通常也会让患者从他们自己和正常生活中孤立出来。匿名戒酒会和其他自助小组最聪明的方面之一就是他们用许多不同的方式，不断一遍遍地重复着一个简单的信息：放弃物质滥用，你会重新获得自己的生活。在本治疗中，这一信息也是相同的，但是除此之外，它还强调与创伤后应激障碍的关系。从物质滥用中康复的困难是众所皆知的，而处在创伤后应激障碍中时就更困难了。我们之中有谁真的想放弃一种能够把噩梦、难以抗拒的悲伤和愤怒以及糟糕的记忆消除的东西呢？ 导致创伤后应激障碍和物质滥用共病这么常见的原因之一是，物质滥用能够在短期内"解决"创伤后应激障碍的一些问题。事实上，Khantzian（1998）已经注意到，许多患有物质滥用的慢性创伤后应激障碍患者与没有物质滥用的慢性创伤后应激障碍患者相比，表现得更加"振作"，较少的功能失调，较少看起来像疯了一样。但是，很显然物质滥用对创伤后应激障碍也有许多负性的影响——加重偏执、导致失眠、强化负性感受，而且（长期来看）会使患者功能发生螺旋式下滑，最后导致严重的功能不良。

在患者患有这两种障碍多年以后，放弃物质滥用成了可以想象到的任务中最困难的一个，用以放弃物质滥用的自尊、意志和希望所剩无几。在这种"攀登康复之山"的艰难努力中，最关键的原则之一是区分物质滥用的长期和短期影响。无论滥用物质短期内让情况变得有多好，从长远来看物质滥用总是会让事情变糟糕。它们影响躯体、情感和精神的健康（事实上，精神疾病通俗来讲最好的定义之一就是：为在短期内解决一个问题而牺牲长期利益）。通过将物质滥用看作"自我治疗"而与创伤后应激障碍联系起来，患者能够认识到他们想滥用物质的愿望是可以理解的，但是这种方法不是长期有效的。另外一个关键的信息是，"无论发生什么，你都可以在不滥用物质的情况下安全地应对。"确实没有什么事情（离婚、抑郁、被诊断为 HIV、睡眠问题、失业或其他生活事件）必然会导致物质滥用。通过打断应激性生活事件与物质滥用之间的"逻辑"联系，我们希望可以促使患者掌握应对的安全方式。正因为如此，安全应对技巧清单（"安全"主题的讲义 2）才那么长——需要提醒患者不滥用物质后还有无数的应对方法。

出于同样的目的，今天的主题也提供了许多用来消除物质滥用的策略。患者和治疗师可以选择使用一份或几份讲义，然后等到下一次治疗或者以后治疗中的任何时间再看其他相关的讲义。

如果你的患者没有认识到他们有物质滥用的问题，那么你可能需要花一整次治疗的时间在讲义1（什么是物质滥用？）上，以指导患者运用 DSM-Ⅳ标准来对他们是否有物质滥用问题进行可靠的评估。如果要探讨某种特定的物质滥用的发生情况，你可以使用讲义6（对成瘾物质使用的自我理解），该讲义提供了很多方法来进行"心灵搜索"，去弄清楚为什么一个人在特定的时间里选择滥用特定的物质（强调物质滥用永远是一种选择，并非意外事件）。对于那些害怕停止物质滥用的人（几乎所有的患者都这样），讲义4（攀登康复之山）和讲义5（混合的感受）可以帮助他们认清在这个过程中现实的困难和情感。

另外，一个有关物质滥用的重要问题是危害降低的观念。这一物质滥用治疗的新方法（Harm Reduction Coalition，1998）是在明白了以下事实后产生的：许多患者只不过没有准备好采纳"冷火鸡"（cold turkey，完全的戒断）模式，在这种模式中他们必须永远地和所有的滥用物质断绝关系。相反，危害降低的"暖火鸡"（warm turkey）法指的是所有物质使用的减少都应表扬和强化（例如，一周用2次而不是用5次，一周只用1种物质而不是用2种）。随着时间的推移，患者可能会感觉到他们能够更好地掌控自己战胜物质滥用的能力，可能就会选择完全戒断毒品。在本治疗中，最终的目标是完全戒断物质滥用，因为要从创伤后应激障碍中完全康复需要有足够长的完全戒断的时间以处理创伤的问题。但是，对于那些目前无法完全戒断的患者，危害降低的方法从长远来看至少可以帮助他们朝着完全戒断不断前进。我们希望这样能够让更多的患者坚持治疗（而不是让他们感到一旦再滥用物质的话就很羞愧和内疚），能够让他们朝着康复的方向前进。然而，有一点需要特别注意，治疗师不能只是简单地允许患者"选择"物质滥用。治疗师需要传递出对患者使用物质（毒品）的强烈担忧，探讨他们为什么要用，对于使用多少是被允许的要有一个清晰的约定（参见讲义3），还要寻求通过治疗让物质滥用不断地减少。在进行这一治疗时，治疗师（尤其是刚刚接触物质滥用领域的治疗师）最常犯的一个错误就是传递给患者"使用毒品也没关系"的错误信息。治疗师必须做出非常困难的平衡动作：认识到不能够强迫或威逼物质滥用的患者戒毒；同样也要认识到这种患者如果无法做出合理的选择，就会无限制地使用毒品。毒品是如此具有成瘾性并且对这一人群危害如此大，治疗师必须努力做些什么来减少他们的滥用。把这些患者想象成一个想玩火柴的小孩可能会帮助我们理解：作为父母，你会阻止孩子这么做，因为这种游戏是不安全的，然而，更重要的是要用一种温和自然的方式来阻止。这种在过分严厉和过分宽容之间的平衡是我们的目标。

同样的原则也适用于十二步自助小组，例如匿名戒酒会。要鼓励所有的患者都去尝试这种方法，但是，也要完全地尊重那些选择不参加的患者。正如 DuWors（1992）说过的，"好消息是匿名戒酒会真的有用，坏消息是匿名戒酒会不一定对所有问题或所有人都有效"。有些创伤后应激障碍的患者报告从这种小组中获得了很好的缓解，而有些患者则感到被误解。例如，患者可能遇到一些匿名戒酒会成员完全反对所有心理治疗和药物治疗（尽管匿名戒酒会正式的政策是支持精神疾病治疗的）。或者患者可能获得了某些信息认为他们不应该将自己的物质滥用归因于过去的创伤经历。对于一些患创伤后应激障碍的女性患者来说，如果小组主要由男性组成可能也会激发负性的感受。有患者说："匿名戒酒会的态度是'你喝酒并非由于你小时候被骚扰，你喝酒是因为你是酒鬼'。"有些患者可能社交技巧很差或者缺乏对他人的基本信任，在他们的情感获得发展之前，他们没有办法从任何形式的小组中获益。有一点非常重要，那就是治疗师不能传递判断、羞耻感，或对患者做出的是否参加这类小组的决定进行批评。许多患者通过这样的小组获得了很大的改善，也有人没有参加这样的小组也获得了改善（Mark & Luborsky，1992）。如果患者需要额外的帮助，总是有其他的治疗可供选择，例如：更个体化的治疗、其他小组治疗、其他自助小组或者日间治疗。

反移情

我们知道，物质依赖会激发治疗师产生大量的反移情，包括：权力争斗、厌倦、挖苦、冷漠、指责、退缩、发火、对患者强烈和不稳定的感觉（Imhof，1991；Imhof et al.，1983；Najavits et al.，1995）。事实上，在关于治疗师对物质滥用患者的情感反应方面的研究中，我们发现治疗师尽管在物质滥用领域接受了大量的培训，但随着时间的推移他会变得越来越消极（Najavits et al.，1995）。物质滥用是最难治疗的疾病之一，即使治疗师尽了非常大的努力，治疗的脱失率仍然非常高；对于一些患者来说，毒品远比治疗更具有难以抗拒的力量。尽管这是一个非常大的话题，在这里很难尽述，但除了前面引用到的文献以外还有几篇文章对治疗师在治疗物质滥用患者中的角色进行了总结（Najavits et al.，2000；Najavits & Weiss，1994b）。

致谢

在讲义 1（什么是物质滥用）中，物质滥用障碍的定义选自 DSM - IV 以及 Rinaldi、

Steindler、Wilford 和 Goodwin（1988）的论文。在讲义 3（选择一种放弃物质滥用的方法）中，放弃物质滥用的方法选自 Miller 和 Page（1996）的著作，提到的关于被控制的饮酒的研究则基于 McCrady 和 Langenbucher（1996）的工作。在讲义 4（攀登康复之山）中，标题和图示摘自 Sobell 和 Sobell（1993）的著作，"导致物质滥用的三种主要思维"选自 DuWors（1992）的论著。讲义 7（自助小组）的部分内容由 Roger D. Weiss 撰写；讲义 8（物质滥用与创伤后应激障碍：常见问题）中有关女性创伤后应激障碍患者与物质滥用的研究引自 Brady、Dansky、Back、Foa 和 Carroll（2000）的论著。

治疗准备

■ **要点：**

1. 对于使用讲义 3（选择一种放弃物质滥用的方法）来说，Miller 和 Page（1991）以及 Miller 和 Rollnick（1991）的论著有巨大的帮助，尤其是当你对那些建议的选择有疑问时。

2. 对于讲义 7（自助小组）来说，可以索取当地匿名戒酒会和其他自助小组的目录提供给患者，也可以打电话给当地的匿名戒酒会服务中心或匿名戒酒会全国的免费电话。

3. 如果对你来说治疗物质滥用是全新的工作，你应该多阅读一些这一领域的重要书籍（Beck et al.，1993；Marlatt & Gordon，1985；Miller & Rollnick，1991），也需要寻求督导。

■ **建议：**

1. 对于使用讲义 3（选择一种放弃物质滥用的方法）来说，最好能够获得关于各种主要物质（比如酒精、可卡因、海洛因、大麻）如何对身体造成损害的信息资料。你可以通过美国国立药物滥用研究所的信息传真获得这些资料（888-NIH-NIDA 或 888-644-6432）。

2. 关于讲义 7（自助小组），如果你之前从来没有做过这些，最好参加一次十二步治疗会议。这样能够提供给你直观的知识，可以让你帮助患者理解这种小组的价值以及它是如何起作用的。

治疗形式

1. **治疗登记**（每个患者最多 5 分钟）。参见第 2 章。

2. **引言**（简洁地）。将引言与治疗连接起来，例如："今天我们要谈一下物质滥用，正如引言中讲到的，我们的目的不是要批评你使用毒品，而是去理解它，这样你才能从中康复。"

3. **将主题与患者的生活相联系**（深入地，占治疗的大部分时间）。

   a. 让患者浏览讲义，这些讲义可以单独使用也可以一起使用，需要注意的是每一份讲义都有自己的分主题。参见下文的"治疗内容"和第 2 章，了解如何根据患者的需要和你们的时间安排选择所需要的资料。如果有足够的时间，最好在多次治疗中涵盖所有讲义。

   讲义 1：什么是物质滥用？

   讲义 2：物质滥用会怎样妨碍创伤后应激障碍的康复？

   讲义 3：选择一种放弃物质滥用的方式

   讲义 4：攀登康复之山

   讲义 5：混合的感受

   讲义 6：对成瘾物质使用的自我理解

   讲义 7：自助小组

   讲义 8：物质滥用与创伤后应激障碍：常见问题

   b. 帮助患者将技能与他们当前生活中的特定问题联系起来。参见下述"治疗内容"和第 2 章。

4. **治疗结束**（简洁地）。参见第 2 章。

治疗内容

这一主题的讲义比其他任何主题都多，不可能在一次治疗中将所有的内容都涵盖。由于患者的需求可能不同，所以治疗师在物质滥用这一最核心的主题上拥有很大的弹性；允许患者选择一份或多份讲义，或者根据你对他们的理解来选择；在随后的治疗中若需要，你还可以回过头来再选用另外一些讲义。你可以参考第 2 章有关选择讲义的建议。

讲义 1：什么是物质滥用？

目标

■ 帮助患者坦率地评估是否有物质滥用障碍。

将资料与患者生活相联系的方法

■ **自我探究**：让患者核对适用于他们的条目。

■ **讨论**

用来决定是否使用本讲义的问题：

- "你是否知道你有物质滥用（依赖）的问题？"

- "你或者你生活中的任何人对你的物质滥用问题有任何疑问吗？"

- "如果我们一起看一下物质滥用的定义是否会有帮助？还是我们应该继续下去？"

使用这份讲义时要问的问题：

- "你是如何注意到滥用物质控制了你最近的生活？"

- "你生活中的哪些方面目前受到了你滥用物质的影响？（人际关系？工作？身体健康？休闲娱乐？你的个人发展？）"

- "你觉得如果你放弃了毒品，你的生活会是什么样的？"

建议

■ **有些患者需要复习一下物质滥用障碍的标准**。这包括以下人员：（1）尽管有明确的证据显示问题很严重，但仍然否认物质滥用对其有影响者；（2）症状轻微，诊断不明者；（3）从治疗者那里得到了不一致的信息的人（比如有的治疗者说他们有问题，别的治疗者却说没有）；（4）那些正处在从物质滥用向物质依赖进展中的人，你想让他们知道"前面可能会是什么"；（5）想更多地了解物质滥用的人。如果有疑问，可以让患者把这部分内容作为他们承诺去做的事情的一部分。

■ **在小组治疗中，要掌控好"战争故事"**。如同创伤后应激障碍会被故事细节激发一样，听到物质滥用的细节也会激发患者。当有患者这么做的时候要引导他转变方向。将讨论的焦点放在如何放弃滥用物质上，而不是过去的经历。

■ **需要注意，复习 DSM-IV 的诊断标准不是必需的**。这与"创伤后应激障碍：要回你的力量"不同，在那个主题中诊断标准是要讲给所有患者的（具体原因见那一主题的"介绍"部分）。最初的时候，对物质滥用诊断标准的复习也是提供给所有患者的，但是在研究这一治疗方案时发现很多患者很清楚他们有滥用物质的问题，而对诊断标准的复习并没有提供很多帮助。

■ **在诊断物质滥用障碍时要准确**。如果一个患者使用物质，但是没有明显的不良影响，那就不符合这一障碍的定义。

讲义 2：物质滥用会怎样妨碍创伤后应激障碍的康复？

目标

■ 提高患者对物质滥用如何妨碍创伤后应激障碍康复的认识。

将资料与患者生活相联系的方法

■ **回顾要点**：让患者总结讲义中的要点内容，然后把它作为开始讨论这一技术的起点，比如，"你觉得这份讲义想要传达的意思是什么？"

■ **讨论**

● "你能看到使用那些物质是如何妨碍你从创伤后应激障碍中康复的吗？"

● "如果你能够学会不以滥用物质来控制你的创伤后应激障碍会是什么感觉？"

● "关于以滥用物质来控制创伤后应激障碍，你有没有一个最近的例子？"

建议

■ **需要明白，患者滥用物质的原因有很多，而不仅仅是创伤后应激障碍。**其中包括对物质滥用的生物易感性、习得的习惯、外界的诱发因素（偶遇一个卖毒品的人）以及成长的过程中有使用物质的家庭成员。把所有的物质使用都和创伤后应激障碍联系起来是不必要的，也是不正确的。对患者来说，总的目的是让他们认识到这两种障碍之间的联系，让他们感觉到这对他们来讲也是真的。

■ **记住，滥用物质对创伤后应激障碍的症状可以有一些积极的影响。**不能简单地认为所有物质滥用都会加重创伤后应激障碍的症状。事实上，正如在本主题的"介绍"部分讨论过的那样，之所以在创伤后应激障碍患者中物质滥用如此常见，就是因为它可以减轻一些创伤后应激障碍的症状——它可以麻木强烈的负性感受，帮助患者晚上入睡，让他们感到更多的社会性，让他们能够体会到自己的感觉，减少焦虑。而它同样也可以对创伤后应激障碍症状产生消极的影响，比如加重偏执或失眠。与那些自称物质滥用对创伤后应激障碍症状有积极影响的患者工作时，关键是确认他们说的可能是事实，但更重要的问题在于这种积极影响从长远来看是否如此。这种积极影响都是短期的（数分钟到数小时），从长远（第二天、下一周）来看，患者的创伤后应激障碍症状并没有改善。另外，物质使用可以降低自尊和自我的功能。引导患者不断地拷问长期影响，这样可以帮助他们认识到应该放弃物质滥用。

讲义 3：选择一种放弃物质滥用的方式

目标

■ 确定一个立即执行的放弃物质滥用的计划，这个计划应当是患者能够接受并且比较现实的。可以提供三种选择："一下全都戒掉"、"先尝试戒一下"、"逐渐减少"。

将资料与患者生活相联系的方法

- **制订一个书面的计划。** 本讲义的最后部分提供了这样的机会。

- **讨论**

  - "哪个计划对你最有吸引力？你觉得哪个计划对你来说是最好的？"
  - "你以前尝试过哪些计划？以前哪些计划对你有用或者没用？"
  - "你如何确定自己能坚持所选择的计划？"

建议

■ **不要评判或者指责那些还没有准备好完全戒断的人。** 记住一句话："今天的好计划比明天的完美计划更好。" 创伤后应激障碍的患者不能够立即放弃物质滥用有很多理由：对创伤后应激障碍症状可能变得无法承受的非常现实的恐惧；自杀性绝望；内心深处的假设，认为自己是"坏的"或者不值得这么照顾自己；极度低下的自尊。对于接受以治疗物质滥用培训为主的临床工作者（尤其是接受十二步模式培训的）来说，除了完全戒断以外，很难甚至完全不可能采用其他计划。记住一点会很有帮助，那就是有双重诊断（共病）的物质滥用者与单纯的物质滥用者是不一样的；同时，慢性创伤后应激障碍患者甚至同其他双重诊断（如抑郁，该病会随着戒除物质滥用而改善）的患者也是不一样的。同样，你可能会逐渐发现如果你坚持要他戒断，许多创伤后应激障碍的患者会显示很高的依从性——他们可能答应去做，但却永远不做。对于那些遭受过童年创伤的创伤后应激障碍患者，被强迫或强制做任何事情都会像是一种对他们创伤经历的重复。努力引发出患者对于他们目前能做什么的诚实的评估，然后强化他们朝向完全戒除走出的任何积极的一步。

■ **制订清晰的减少物质使用的计划；患者不再能像以前一样"合理地选择"使用物质。** 主要接受精神卫生培训的临床工作者可能会低估制订立即的减少物质使用的清晰计划的重要性。如果你告诉患者不做重要的努力而去继续滥用物质是他们的"选择"的话，可能是非常危险的。你不能强迫患者去戒断药物，但是可以使用各种激发动机或支持性的干预方法来帮助患者减少物质使用。传递以下的概念也是非常重要的：（1）物质滥用是自我破坏性的，尤其对于创伤后应激障碍患者；（2）如果他们像以前一样使用物质，你会很担心他们；（3）作为一名临床工作者，看到了物质滥用对他们的影响后，你不同意他们继续以前那样的使用水平；(4) 严重的物质滥用将逐渐害死他们。这套"好父母"方法为从这份讲义中选择一种立即减少物质滥用的方法打开了一扇门。需要注意的是，这并不意味着你可以用常与物质滥用治疗联系在一起的那种刻板的方式（通过把你的观点强加给患者来打破患者的拒绝）面质患者。但是，它的确意味着患者要非常清醒地了解到物质滥用可以毁掉他们，并且你需要用非常高效的共情方式来为他们工作——就像你会帮助那些有冲动要砍伤自己的患者、虐待孩子的患者、自杀的患者和纵火的患者一样。最后，需要确定你已经理解为什么对患者来说控制饮酒和适度管理在此刻并非一个可接受的计划。

■ **患者可能并不确定他们此刻是否需要放弃物质使用**。这种情况经常发生，患者可能会说他们的情况没有其他人那么严重，或者说他们能够控制。这种态度反映出一种矛盾情绪，或者是患者对于放弃物质使用后可能会发生什么感到害怕（比如创伤后应激障碍是否会恶化？）。这种情况下有几种干预方法可能会有效：试着帮助患者将物质滥用和他们生活中的问题联系起来；强化减少任何一种物质使用的动机（要抱持这样的观点：随着时间的推移他们会寻求完全的戒断）。同样重要的还有不要去做的事情：给患者最后通牒（比如告诉患者如果他们使用物质，他们就不能够参加治疗），或者要求他们必须参加匿名戒酒会；告诉患者他们在"否认"（这仅仅给他们的经历增加了一种贬意的标签）；或者试图强加一个不成熟的完全戒断的承诺（这会导致失败的体验）。

■ **无论在三个方案中选择了哪一个，要确定计划是书面的、具体的，并且患者愿意去尝试**。同时，要处理潜在的障碍，并坚持到底。

■ **记住，在整个治疗过程中要不断重申计划**。在减少物质使用的计划制订之后，非常重要的是治疗师要记住已经达成一致的计划是什么，而且在整个治疗过程中都要评估患者是否能够坚持这个计划。如果不能坚持，试着对治疗计划重新协商，让它更好地适应患者的实际情况（比如患者可能承诺得太多，超出了可能的情况）；或者想办法实现它。同样，如果患者同意"试验一下"或"逐渐减少"，治疗师需要对患者进行随访，并和患者决定下一步要做什么（比如继续试验还是进一步减少物质使用）。因此，每当治疗计划发生变化，你都要和患者重新填写一份讲义3。简而言之，在整个治疗中，对于每一个患者都应该有一个针对物质使用的具体的、书面的合约，这个合约的目的可以是完全戒断或者持续减少使用。如果患者没有减少物质使用的目标，可以参考前面"建议"部分中有关激发患者朝这样的目标前进的动力。

■ **给患者提供他们所滥用的物质的信息表。** 为他们提供有关他们滥用的物质是如何损害他们身体方面的教育。患者报告这些表对他们有帮助。(参见"治疗准备"部分有关如何订购这些免费材料的介绍。)

讲义4：攀登康复之山

目标

■ 通过进行想象性的"攀登康复之山"的练习,来帮助患者准备放弃滥用的物质。

将资料与患者生活相联系的方法

■ **进行预先模拟。** 提出一个情境,然后询问患者如何去处理。例如:"如果有人向你提供毒品,你怎么办?""如果你有强烈的毒品渴求,你会怎么处理?""如果你偶尔使用了一次,你会怎么办?"

■ **讨论**

● "你觉得自己怎样才会放弃使用物质?对你来说最难的是什么?"

● "你现在打算怎样为放弃滥用物质所要面对的那些困难做准备呢?"

● "当你想用的时候你能做什么?"

● "如果你偶尔使用了一次,你能做什么来阻止它变成完全的复发?"

● "你觉得'三种导致物质滥用的主要观念'听起来熟悉吗?"

建议

■ **如果患者不喜欢使用康复之山的比喻,随他去,** 只要进行具体的计划来探讨如何为放弃物质使用做些实际的准备就可以。

■ **在讨论康复之山图中的路线A时,教授患者有关戒断破戒效应的内容。** 戒断破戒效应(Marlatt & Gordon,1995)是物质滥用康复中的常见现象,当患者有偶然使用后,他们倾向于认为"全完了,我已经破坏了规矩,那我就继续用吧"——这样就会恶化成完全的复发。要为此做好准备，可以预演假如出现偶然的物质使用后应该如何停止使用并且继续登山！

■ **帮助患者认识到放弃物质过程中会感觉糟糕。** 有时候患者"为感觉糟糕而感到糟糕"——他们认为自己一定是有什么不对劲的地方，因为放弃物质滥用感觉是那么痛苦。可以让他们知道这种糟糕的感觉是正常的，同时找出如何尽可能用最好的方法应对它（比如运用安全应对技能）。你应当用爬山途中出现"糟糕的天气"或"糟糕的时刻"的比喻来解释——没有人喜欢这些，但有办法来应对这些，比如找个避身处和保持镇定。

讲义 5：混合的感受

目标

■ 帮助患者认识到对放弃物质使用有混合的感受是很正常的，只要他们的行为仍然是安全的就可以。

将资料与患者生活相联系的方法

■ **自我探究。** 让患者识别出自己有关放弃使用物质的积极的和消极的感受。这就是知名的"正和反"清单（Marlatt & Gordon，1985）。

■ **讨论**

● "你对放弃物质滥用（或者对创伤后应激障碍症状）有没有混合的感受？"

● "当你想继续使用物质的时候有没有感到"不好"（或者"没有动力"、"懒惰"、"不一样"等）？"

● "如果你有混合的感受，你怎么才能保持行为安全呢？"

建议

■ 参见讲义4（攀登康复之山）中的"建议"部分，那些内容也适用于这一主题。同样，也可以参考主题"整合分裂的自我"，那部分讨论了更多有关自我的不同方面。

讲义 6：对成瘾物质使用的自我理解

目标

■ 帮助患者寻找对他们的物质滥用富有同情心的理解，而不是自我责备。

将资料与患者生活相联系的方法

■ **情境重现**。让患者想一下他们最近一次滥用物质的情况，然后将讲义的内容应用到那次事件上去。让他们采用"慢动作"来做练习——注意他们的想法、感受和行为的每一个细节。确保引导这种探讨指向自我理解而不是自我责备。

■ **讨论**

● "在使用物质后，你是寻求自我理解，还是自己责备自己？"

● "为什么随着时间的推移自我理解可以帮助减少物质使用，而自我责备不可以？"

● "在经济上和情感上，你滥用物质的代价有多大？"

● "当前，物质滥用对于你的生活来说意味着什么？你为什么那么做？"

● "列出来的方法中，哪些有助于你更好地理解你自己的物质滥用？"

建议

■ **需要注意，理解物质滥用并不是允许继续使用**。如果发觉患者（或你）好像进入一种为物质滥用找借口的框架中，就需要重申以下信息：物质滥用永远都是不合理的——总有方法能够在不滥用物质的情况下去安全地应对生活中的一切。然而，如果真的发生了偶尔的使用，如果想让它不再次发生，就需要诚实地面对它究竟是怎么回事，比如需求被压抑，感觉未被接受，或者应对方法被误导。

■ **参见主题"同情"**，了解更多有关富于同情心的理解和自我责备的内容。

讲义 7：自助小组

目标

■ 讨论自助小组的角色，并鼓励患者参加这种小组。

将资料与患者生活相联系的方法

■ **制订至少参加一次自助聚会的计划。** 在患者所在的区域找一个指定地点的聚会，可以使用你带到治疗中的当地自助小组的清单。

■ **讨论**

- "你有没有参加过自助小组？为什么参加（或为什么没有参加）？"
- "你对这种小组有什么顾虑？"
- "怎样才能让自己去尝试一次聚会并更多地了解它？"
- "如果不喜欢某次聚会，你还会尝试其他的吗？"

建议

■ **推荐本讲义给从来没有尝试过自助小组或者曾经尝试过但目前没有参加的那些患者使用。** 如果患者很积极地参加，就没有必要再做这一部分（尽管你可以帮助患者处理诸如寻找支持者或参加更多的活动）。

■ **鼓励患者参加"十二步小组"。** 同样，也要提供一份当地聚会的清单，参见"治疗准备"部分有关如何获取这些资料的内容。帮助患者探寻并处理参加自助小组可能出现的消极反应，整个过程中要不断地传递如下信息：总之，无论有什么样的负性特征，自助小组都是特别有帮助的。

■ **对治疗师的挑战是必须要尊重患者是否参加"十二步小组"的选择。** 可以鼓励患者去试试，但是不要坚持让他们参加，也不要因为患者没参加而做评价。需要记住，一些创伤后应激障碍的患者参加自助小组会有问题，这有许多合理的理由：社交恐惧或偏执，"十二步治疗"中的一些内容（比如"公开地讲述自己的故事"，或者小组中有男性（比如那些遭受过醉酒男人虐待创伤的女人）。永远不要让他们觉得是被逼迫着去参加这种小组，或者让他们觉得如果选择不参加就是耻辱的或错误的。他们需要了解信息，然后做一个没有偏见的选择。

■ **对于那些对尝试"十二步小组"有很强抵抗的患者，你应当尝试使用"发现策略"**（参见"发现"主题）。

■ **强烈建议所有的治疗师都参加一下"十二步小组"，以便更直观地理解他们；这样可以在这一方面给患者更多的帮助。**任何人都可以参加小组聚会，你不需要说你为什么参加。如果可能的话，最好参加一个有演讲者的聚会。患者可能提出的有关自助小组的常见问题有："什么是'十二步小组'，为什么叫那个名字？""参加匿名戒酒会和治疗中学到的会有矛盾吗？""什么是开放式、封闭式和有演讲者的聚会？""匿名戒酒会、麻醉剂成瘾者互戒会（Nartotics Anonymous，NA）、可卡因互戒会（Cocaine Anonymous，CA）、成瘾者家属互助会（Al-Anon）、青少年互助会（Alateen）之间的区别是什么？""我应该多久去一次匿名戒酒会？""匿名戒酒会的精神是什么？""匿名戒酒会怎么帮助参加者？""什么是 SMART 康复，它和匿名戒酒会有什么不同？""匿名戒酒会的支持者在其中扮演什么角色？"

讲义 8：物质滥用和创伤后应激障碍：常见问题

目标

■ 帮助患者弄明白他们以前听到的与物质滥用和创伤后应激障碍的康复有关的令人困惑的信息。

将资料与患者生活相联系的方法

■ **"问答"形式**：通过提问的方式来了解患者知道什么不知道什么。例如："在开始处理创伤后应激障碍之前把物质滥用'清理干净'是必须的吗？""什么是'自我治疗'？""在物质滥用治疗的早期，应对创伤记忆的方式是什么？"

■ **讨论**

● "关于从创伤后应激障碍和物质滥用中康复，你有什么重要的问题吗？"

● "这些问题和答案对你有意义吗？"

●"在这份讲义中你有没有发现什么是有帮助的或者有害的？"

建议

■ **在听到极端或僵化的信息时，患者会感到困惑。**很不幸的是，许多治疗者或治疗系统虽然很真诚地试图帮助患者，但可能会传递非常僵化的信息，这些信息会让患者不想放弃滥用物质（例如："在你处理创伤后应激障碍之前必须要先'清理干净'"）。患者受到的伤害越重，他们从这些信息中获益的可能性就越小；特别是当他们感觉到自己的观点是无效的，而不是对其进行探讨和理解时。通过以下方法来软化极端的立场可能有帮助：承认还有很多我们尚不清楚的，人们康复的方式是不同的，有这两个诊断的人并不一定都是一样的。

■ **治疗师可能持有与讲义上关于创伤后应激障碍和物质滥用康复的内容不同的观点，**也可能对那些与他们的信仰不同的观点进行反驳。编写该讲义是为了让人们知道，目前还有很多未知的信息，但这些是当前有关这两种诊断的治疗方面的常见观点。

■ **存在分离性身份障碍的患者可能会把物质滥用归因于身份转换。**分离性身份障碍（也被称为多重人格）是常与创伤后应激障碍联系在一起的严重精神障碍（美国精神病学协会，1994）。在这种障碍中，患者的自我分裂成截然不同的几部分（"分身"），而且有不同的名字、年龄、性别和人格特点。这样的患者可能真的是其中一个分身有物质滥用，而其他的分身根本不知道或者不能够控制它。有这种极端障碍的患者需要这方面的专家来帮助他将不同的分身整合起来。然而，在所有治疗中，都可以鼓励患者让滥用物质的分身在治疗中出现（比如："使用物质的那个你可以和我讲话吗？"），也可以让患者明白无论是哪一个分身在使用物质，物质滥用都是危险的并且需要严肃对待。

疑难案例

■ "使用可卡因可以让我的创伤后应激障碍好一点——我不能停掉它。"

■ "我不想停用毒品，因为我的创伤后应激障碍永远不可能康复了，还去找麻烦干什么呢？"

■ "是我的一个分身在喝酒，她现在不在。"

■ "我认为我绝对可以有节制地喝酒。"

■ "我设法理解和宽容自己，不会去设置一个不可能实现的目标，比如'减少物质使用'。"

- "我需要中断毒品多久？"

- "你成瘾过吗？如果没有，那你怎么知道你可以帮助我呢？"

- "在我处理创伤后应激障碍之前必须要先'清理干净'吗？"

- "我不想参加匿名戒酒会。"

不要嘲笑，

不要悲叹，

不要评价，

只要理解。

——巴鲁赫·斯宾诺莎

（*17 世纪荷兰哲学家*）

摘自《寻求安全》，Lisa M. Najavits (2002)。

什么是物质滥用？

物质滥用最简单的定义是：一种物质已经控制了你的生活。用美国医学会的话来说就是：对某种物质冲动性地使用，导致躯体、心理或社会性的损害……尽管有这些损害但仍然会继续使用（Rinaldi et al., 1988）。滥用的物质可能会变得比你的人际关系、工作和其他任何方面都重要。

物质滥用被普遍地认为是一种疾病，它并不是因为"坏"、"懒"或者"只想追求快感"。

没有人完全理解为什么有的人会成瘾而有的人不会。这可能是由于生物学因素、糟糕的生活经历或者一些复合的因素。但不管原因是什么，最重要的是学会如何战胜疾病，这是我们能够做到的。

有些人不确定他们是不是有物质滥用的问题，或者他们可能从别人那里听到了一些矛盾的观点，那么可以问问自己下面的两个正式定义是否符合你的情况。

你有物质滥用的问题吗？

如果你有物质使用的问题，你要么是物质滥用（这个障碍中较轻的形式），要么是物质依赖（这个障碍中较重的形式）。在一般场合，"物质滥用"用来指代所有的与物质使用相关的问题。

物质滥用

在所有符合你情况的条目前划"√"，一定要对自己诚实。

＿＿＿＿使用物质导致不能完全尽到自己的职责（例如：工作、家长职责）。

＿＿＿＿在有人身危险的情况下反复使用物质（例如：开车）。

＿＿＿＿使用物质导致反复出现法律问题（例如：紊乱的行为）。

＿＿＿＿尽管由于使用物质反复出现问题，但还是会继续使用（例如：和人们争吵）。

如果你符合上面的任何一条，你都会被诊断为物质滥用。

物质依赖

在所有符合你情况的条目前划"√"，一定要对自己诚实。

＿＿＿＿Q 你滥用物质的量（Quantity）增加了。

＿＿＿＿U 你无法控制（Unable to control）你的物质使用。

＿＿＿＿I 物质使用妨碍（Interferes）了你的职责（如：家庭、工作、养育职责）。

＿＿＿＿T 你多数时间（Time）都花在了使用物质上。

＿＿＿＿N 你需要（Need）更多的药物才能达到和以前同样的效果（"耐受"）。

＿＿＿＿O 你生活的其他（Other）方面因使用物质而受到损害（比如健康、社交生活），但你仍继续使用。

＿＿＿＿W 如果停止使用物质，你会出现戒断（Withdrawal）症状。为了控制戒断反应，你会继续使用物质。

如果你符合上面的任何三条，你都会被诊断为物质依赖，你可以通过上面的首字母缩写来记住这些标准（QUIT NOW，意为"立即戒断"）。

物质滥用会怎样妨碍创伤后应激障碍的康复?

毫无疑问，你希望创伤后应激障碍能够康复，没有人希望带着这种问题生活。但是你是否清楚，你的物质滥用妨碍了你的创伤后应激障碍康复? 下面的内容可能会给你些帮助。在所有符合你情况的条目前打"√"。

物质滥用……

_____ **使创伤后应激障碍症状恶化。**滥用物质会让你感觉更抑郁、更想自杀、更不稳定。即使物质滥用在短期内好像"解决"了部分创伤后应激障碍的症状（比如能够入睡或者几个小时的麻木），但从长远来看，它解决不了任何问题。

_____ **让你无法了解自己。**使用物质会让你迷失，要想从创伤后应激障碍中康复，你需要了解自己到底是什么样的——没有物质的你。

_____ **不会满足你的需求。**你可能希望通过使用物质让自己感到被爱，接受自己，减少痛苦或者觉得被呵护滋养。然而，物质滥用不会给你这些，你需要学习安全的应对方法来满足这些非常重要的需求。

_____ **让你的感情发展停滞。**尽管从年龄上来看你是个成年人，但从感情角度你可能被创伤后应激障碍、物质滥用或者两者一起"阻滞"在了某个更早的时候。如果你放弃了物质滥用，你就可以在感情方面继续发展。

_____ **让你孤立。**在"中毒"状态下你不会和他人保持好的关系。创伤后应激障碍的特征之一就是孤立：保守秘密，对于所发生的事情不得不撒谎，感到孤独。物质滥用让那种孤独永远保持下去。

_____ **让你不去处理感受。**患创伤后应激障碍会让人面对感受时难以忍受，你可能会通过使用物质来暂时"自我治疗"。但是，真正的疗愈意味着通过学习安全的应对方法来获得控制自己感受的能力。如果你能放弃物质使用，是有可能疗愈的。

_____ **剥夺你的控制力。**创伤后应激障碍中最大的问题就是你对于创伤没有控制能力。物质滥用最重要的特征也是剥夺你的控制力——它来掌管你的生活。放弃物质滥用就可以要回自己的力量。

_____ **让你恨自己。**当你被某种物质控制的时候，你不可能对自己有好的感觉。患创伤后应激障碍已经让你不太喜欢自己了，物质滥用更加重了这一点。

_____ **是一种忽略自己的方式。**使用物质会损害你的健康、你的心灵、你的人际关系、你的自尊以及你的精神。如果你童年曾经遭受过忽略或虐待，物质滥用是那种模式的重演，只不过现在是你自己这样做。

从创伤后应激障碍中痊愈需要你全部的关心和注意——物质滥用让你一直停滞在一个地方。

选择一个放弃物质滥用的方法

→**立刻停止滥用所有物质**。这是匿名戒酒会发展出的一种完全戒断的方式,这种方式也被称为"冷火鸡"式戒断。这种方法对一些人很有效,开始的时候可能感觉很困难,但比较容易坚持。

→**先尝试一下**。试一下这种"暖火鸡"的方式,而不是"冷火鸡"——先放弃滥用物质1周的时间看看怎么样,然后在治疗中进行重新评估。

→**逐渐减少**。尽管比较慢,但一点点进展总比待在原处不动要好。如果你现在每天都使用,你可以从隔天使用开始;如果你同时使用可卡因和大麻,你可以先放弃可卡因但是仍然使用大麻。事实上,一旦你取得这些小的成功,你最终可以完全戒断毒品。

关键问题:"我是否需要完全戒断物质滥用?"很显然,要想从创伤后应激障碍中成功痊愈,创伤后应激障碍和物质滥用的患者必须完全戒断滥用的物质——至少是一段时间。随后,一旦他们的创伤后应激障碍完全康复,他们可以自己探究一下使用物质对他们是否是安全的。很多人发现,一旦他们的创伤后应激障碍康复了,他们甚至根本不想再去用。在物质滥用领域,对于有物质滥用史的人是否能够再安全地使用物质一直存在着争议。有人相信"适度管理"或"有控制地饮酒"是有可能的,也就是说只要物质的使用保持在一定的限度内,这种使用也是可以的。然而,对于曾经有过严重物质滥用史的人来说这不可能安全。在这一点上,要确信为了从创伤后应激障碍中痊愈你需要放弃滥用物质。

★今天你可以实行什么计划?从下面选择一个,然后填写在"记录"中。

____(1) **立即停止所有滥用物质**(匿名戒酒会或者"冷火鸡"模式)。

____(2) **先尝试一下**("暖火鸡"模式)。请写下你打算多久放弃物质:_____周。

____(3) **逐渐减少**。在本页的后面写下你具体打算减少使用或放弃哪些物质。同样,也写下你最多用多少量和多少次(你可以用得越来越少,但是不能再多用!)。

记录:

(a) 我同意扔掉_____(滥用物质的名称)以及所有相关的用具。

(b) 我同意请_____(你生活中的人)不要给我滥用物质或者在我周围使用。

签名:_____ 日期:_____

☎ 如果我不能够坚持我的计划,我会给我的_____[治疗师? 支持者? 配偶? 朋友?]留一个_____[便条? 手机短信?],让他(她)在____小时内知道。

《寻求安全》,由 Lisa M. Najavits 著(2002)。凡购买本书者只可以为个人使用复印该表(详情参阅版权页)。

建议

□ 将你环境中的毒品都清除掉，以帮助你执行你的计划。将藏匿的滥用物质都扔掉，并且告诉你生活中的其他人不要再提供给你。

□ 如果需要的话，你可以将"先尝试一下"和"逐渐减少"结合起来。如果你非常害怕减少使用，你可以试着先短时间内放弃一点。

□ 时刻记住，许多人对于如何放弃滥用物质都有很强的信念，然而，在这一点上没有人真的知道什么最有用、对谁有用及如何起作用。只要你坚持，上面的三种方法可能都会有效。如果你试过一种但是没有作用，你可以和你的治疗师一起重新评估，然后尝试另外的计划。

无论发生什么，你都可以在没有物质滥用的情况下安全应对！

攀登康复之山

从物质滥用中康复的过程就像攀登一座山

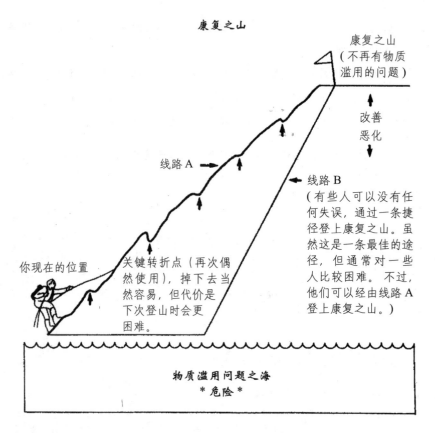

康复之山

康复之山
（不再有物质
滥用的问题）

改善
恶化

线路 A →

线路 B
（有些人可以没有任
何失误，通过一条捷
径登上康复之山。虽
然这是一条最佳的途
径，但通常对一些
人比较困难。不过，
他们可以经由线路 A
登上康复之山。）

你现在的位置

关键转折点（再次偶
然使用），掉下去当
然容易，但代价是
下次登山时会更
困难。

物质滥用问题之海
＊危险＊

对于线路 A 和 B，你注意到了什么？

线路 A 是一条充满错误或失误的路，但人们最终到达了顶点。
线路 B 是完美的线路——毫无问题，直达山顶。很少有人能走完这条路！

重要信息：两条中的任何一条路都能把你带到终点。

如果你不喜欢想象爬山，可以选择别的对你来讲有用的画面：到国外的一次旅行？跑一次马拉松？学开车？或者什么也不想。

准备你的旅行

像其他旅行一样，你需要做些准备。就爬山来说，你需要带上旅游鞋、食物、帐篷和手电筒；而对于你的康复之旅，你需要准备如下事情：

→ **把你努力的方向告诉所有和你亲近的人**，让他们帮助你（例如：不要在你周围使用成瘾物质，不要给你成瘾物质）。

→ **未雨绸缪**。有人发现当他们停止使用成瘾物质后，他们的创伤后应激障碍症状加重了一段时间。这就像一场风暴，它不会一直持续下去，这只是意味着你需要面对被物质滥用掩盖起来的那些感觉。接受并尊重那些感觉，努力在不使用成瘾物质的情况下尽可能好地应对它们。

→ **带上你的"安全应对技能"清单**。它们就像是你爬山时的食物一样，是你生存下来所必需的！最好也带一个不使用成瘾物质的理由方面的清单，以及奖励自己一天不使用成瘾物质的奖励清单。把这些都放在你的钱包里以便使用。

→ **准备好面对情绪低落的时候**。所有的探险中，总是有些时候是没有趣味的。放弃成瘾物质的时候，你可能会感到痛苦和丧失。只需要坚持去爬山——好的时光在前面等着你。从山顶上向下看的感觉美好得难以置信！

→ **带好"地图"**。就好像有地图和导游一样，你需要学习所有你能学的有关这次旅行的东西——自助小组、书籍、教学录像并和那些已经康复的人谈心。

→ **带好电话**，在你束手无策时，你可以向外界求救。

→ **设定一个开始的日期**。今天怎么样？

→ **不要带上内疚、仇恨和自责**——这些都太重，会把你压垮的。

→ **记住**，在你减少使用成瘾物质的时候，你的创伤后应激障碍症状可能会加重。要为此做好准备，寻求帮助，一定记住这种情况不会持续太久。

→ **让你的周围充满安全感**——安全的人、安全的场所、安全的事情。

→ **永远不要"测试"自己**，看看自己是否能够拒绝成瘾物质。就像你永远不要在夜间走到漆黑的小巷里来测试你自己的安全一样，永远不要让自己进入一个物质滥用的环境来测试自己的康复情况。

→ **要知道渴求是正常的**。只要你没有真正去用就可以。

→ **抵抗戒断破戒效应**（abstinence violation effect）。这是康复中的常见模式：如果在戒断过程中用了一次成瘾物质，你会觉得自己最好继续吸毒，反正你已经失败过了。不！不要继续使用！只需要停下来重新振作起来。喝1杯酒总比喝10杯好。

→ **记住底线：要想让创伤后应激障碍治愈，必须努力戒断成瘾物质！**

→ **记住"导致物质滥用的三种主要思维"（见下表）**。它们就像草丛中的蛇——它会趁你不注意时蹿出来并且伤害你。

导致物质滥用的三种主要思维：

⧖ "我就喝一杯。" ⧖

☺ "我能独自应对。" ☺

☒ "我不在乎。" ☒

你的旅行还需要别的什么吗?

_____

_____

_____

混合的感受

★你是怎么认为的？请判断下列说法是"是"还是"否"，答案在本页底部。

1. 最好等到你觉得有了足够动机的时候再去放弃成瘾物质。　　　　是　　　否

2. 大多数人对于放弃成瘾物质都有混合的感受。　　　　　　　　　是　　　否

3. 如果你仍然想使用成瘾物质，你一定有什么不对劲的地方。　　　是　　　否

4. 那些康复的人完完全全确定他们想放弃成瘾物质。　　　　　　　是　　　否

■ **你对放弃成瘾物质可能有混合的感受**。你可能在想停止物质滥用和不想放弃之间摇摆，这种混合的感受被称为"矛盾情绪"。在康复早期这种情况非常多见。尽管物质滥用让你受很多苦，但那很熟悉；放弃成瘾物质就好像是失去一个亲近的朋友。大多数放弃成瘾物质的人都常有混合的感受。如果你和那些成功地获得长期完全戒断的人聊一聊，你会发现他们在恢复的早期也有过混合的感受。

■ **如果患创伤后应激障碍，在逐渐好转的过程中可能也有混合的感受**。你可能感到创伤后应激障碍很熟悉，甚至成为了你的身份特征。在向前进步要丢掉它的时候可能会感到恐慌："如果我继续感受到痛苦，就表示创伤有多么深"，"如果我好转了，就好像是我的虐待者赢了"，"我的兄弟死在战场上了，我没有权利好转"。要放掉这种痛苦可能会觉得它好像让所有发生在你身上的都无效。

■ **你如何应对混合的感受**？你可以有很多混合的感受，这很正常。但是需要时刻记住，无论你感觉到什么，你都要聚焦在安全行为上。这意味着要坚持治疗，不要用成瘾物质，开放地谈论你的混合感受。你没必要感觉像要放弃成瘾物质或创伤后应激障碍症状。那不是一种解脱吗？

[答案: 1. 否, 2. 是, 3. 否, 4. 否]

对成瘾物质使用的自我理解

如果你使用成瘾物质，重要的是要理解自己为什么会使用。没有羞愧，没有指责，没有内疚，没有"痛斥自己"——所有这些都会妨碍你理解自己。

但是，需要注意的是理解成瘾物质的使用但不要为使用寻找借口，这并不意味着使用成瘾物质是对的或者可行的。对那些康复中的创伤后应激障碍患者或者物质滥用患者来说，使用成瘾物质从来都不是一种安全的应对方式。因此，"寻求解释而不是借口"。

下面是一些寻求理解自己使用成瘾物质的方法。

注意做出选择的那个点

每次你使用的时候，都是你决定去那么做的。"承认"那是你的决定——注意为了使用你是如何寻找理由的。每次你使用成瘾物质的时候，如果你仔细听的话，你会听到被忽略的一些需要：快乐、与他人的联系、放松、爱、赞美、症状减轻。例如："当我的朋友将大麻传过来时，我觉得自己很想成为这一切的一部分"，或者"我看到酒的时候会对自己说，'我有压力，只是想喝一杯'。"这些都是值得注意的合理需要，但是不能因此使用成瘾物质。同样，不要把你使用成瘾物质说成"偶尔犯错"或"堕落"——这会让人觉得你好像是意外使用的。使用成瘾物质从来都不是一次事故，它永远是你的选择。承认这种选择可以帮助你理解自己和你的需要。

探索你自己的潜意识。可能有许多次你使用成瘾物质的时候真的并不知道是怎么发生的。特别是有分离体验的人（在创伤后应激障碍中比较常见），你可能发现自己坐在酒吧里，手里拿着酒，但是你却不知道自己怎么到那里的。对于这种情况，最好的办法就是探索一下自己的潜意识是怎样带着你去使用的。这种情况有时候被称为"Jekyll-Hyde 人格"或"自我分裂"——有些感受你很难让自己感受到，它们可能会偷偷地出现吓你一跳。例如，可能你有很强烈的使用成瘾物质的欲望，但你会否认（"我不能这么想，所以我不让自己去想"）；或者你可能很生气但是自己并不完全清楚（"我没有生气的权利"）。只要知道每次你没有意识到自己使用时，其实通过努力你就可以意识到。同样，要倾听那些需要关注但未得到满足的需求。

用慢镜头的方式回放特定情境

就像你看电影中的慢镜头一样，描述那些导致你使用成瘾物质的所有事物，尝试去理解是什么激发你去使用成瘾物质，一定要对自己诚实：

- 你和谁在一起？
- 你在什么地方？

- 当天发生了什么？

- 你当时的感觉怎么样，怎么想的？

- 那时是什么时间？

- 你尝试了什么应对方法？

- 你经历了什么样的对话（和你自己或者他人）？

现在试着找出下一次可以使用的更好的应对方法——用慢镜头重放，但是这一次有好一些的结果。再说一遍，没有羞辱，没有指责——只要认识到下次你应该如何把自己照顾好。可以参考"安全应对技能清单"中列出的方法，寻找更好的解决办法。

例如，如果你使用成瘾物质是因为：

- 你感觉不安——那就和别人说说话。

- 晚上不能入睡——那就去找治疗睡眠障碍的医生。

- 你姐姐刚刚去世，你想念她——那就让自己好好哭一场，哀悼亲人的逝去。

探讨你使用成瘾物质的意义

对于创伤后应激障碍的患者来说，使用成瘾物质有许多种意义。成瘾物质可以帮助睡眠、麻痹痛苦、给你控制感、帮助你获得被人接受的感觉、减缓自杀、回击虐待者、哭出来寻求帮助、告诉别人你有多痛苦、找回记忆……或者还有许多其他的意义。每次使用成瘾物质的时候，试着去理解它的意义。

注意代价

就好像"没有免费的午餐"一样，也没有不付出代价的物质使用。无论情感上还是经济上，成瘾物质的使用都是有代价的。使用成瘾物质可能会让你几分钟或几个小时内感觉不错，但是你随后会付出代价。想一想人际关系的代价（它伤害了谁？）、经济代价（这是花钱的正确方式吗？）以及情感代价（它让你对自己有什么样的感觉？）。

注意在使用成瘾物质后你是怎样对待自己的

许多创伤后应激障碍的患者在使用后会"痛斥自己"。他们攻击、拒绝、羞辱自己或对自己喊叫。这妨碍了成长，因为你不能用一种开放的心态去倾听你的需求和使用的动机。另外一种破坏性的方式是完美主义：一旦你使用了一次，你就会苛刻地把它看成一种失败，然后就继续使用，把只喝1杯变成喝10杯。注意一下使用后你头脑里的声音：是不是某个亲近和关心你的人的声音？还是苛刻和评判的声音？（这个声音有没有让你想起在成长过程中对你很严厉的人？）

自助小组

有人喜欢自助小组，有人不喜欢。这些小组包括匿名戒酒会、麻醉剂成瘾者互戒会、可卡因互戒会、SMART 康复会、理性康复会、非宗教清醒者协会、赌博成瘾互助会、性欲狂互助会、情绪互助会、成瘾者家属互助会、青少年互助会以及共同依赖者互助会等。

- **如果你从来没有参加过任何自助小组，你应该为自己将它们查找清楚。**

- **小组可能是有帮助的。** 任何能有助于你康复的事情都是值得去做的，自助小组可以提供给你一个和你一样艰难努力的人组成的小组，提供有关物质滥用的教育，给你未来的希望，并从已经康复的人那里获得知识。

- **如果你已经尝试参加过一个小组，但不喜欢它，可以再试试另外的，** 看看能否找到一个你喜欢的。每个小组的文化是不一样的，也有一些特别的小组：女性聚会、同性恋小组、退伍军人小组、初学者小组以及不吸烟者小组。聚会也有许多不同的形式，例如演讲者聚会、阶梯聚会和讨论聚会，寻找那些对你有用的。

- **如果你不喜欢"十二步小组"，可以试试其他的小组，** 例如 SMART 康复会、理性康复会或者非宗教清醒者协会。许多不喜欢匿名戒酒会的人喜欢这些，因为这些小组采用理性而不是精神性的方法，而且不把成瘾看成一种终生的疾病。

- **每周为自己设置一些合理的目标，然后坚持这些目标。** 向自己保证每周参加两个小组并且做到了，要比发誓参加七个但是一个都不去要好。

- **需要记住，自助小组主要关注成瘾方面而不是创伤后应激障碍。** 要利用这些小组可以提供的东西，不要想着自己需要谈论创伤后应激障碍，除非那个小组是愿意谈论创伤后应激障碍的。许多人不理解创伤后应激障碍，所以不要因为他们的反应而吃惊。

- **有时候你可能听到有人持一种反药物治疗的观点**（"使用百忧解就像使用可卡因一样糟糕"），或者一种反治疗的观点（"你需要的只是匿名戒酒会"）。这些并不是小组的官方政策，你可以忽略那些建议。

- **有些创伤后应激障碍患者参加自助小组有困难，** 因为社交恐惧或偏执的原因他们不能和许多人在一起；因为他们和那里的人陷入一种不健康的关系中；或者任何其他的原因。如果你确实努力进入一个小组但仍然不喜欢，那也没关系，没有人可以因为你不参加而让你感觉糟糕或做错了什么。那只是个人的选择，通往健康的道路有许多条。

《寻求安全》，由 Lisa M. Najavits 著（2002）。凡购买本书者只可以为个人使用复印该表（详情参阅版权页）。

物质滥用与创伤后应激障碍：常见问题

有关物质滥用与创伤后应激障碍关系的研究在最近几年才开始，你可能听到过很多关于二者双重诊断的内容，下面的一些概念可能有助于你将听到的内容归类：

问：是不是我只有将物质滥用"清理干净"了才能开始处理创伤后应激障碍的问题？

答：这是最常见的说法，然而专家们认为这两种疾病可以而且应该同时处理。这被称为整合治疗，而且可以预防出现"旋转门"问题——你清理干净了物质滥用，但是你的创伤后应激障碍症状超出控制，然后你会再次使用成瘾物质，于是就一遍一遍地重复。

只要在整个康复过程中将焦点集中在安全方面，你就可以同时处理两个障碍。所有人都可以从"当前—聚焦治疗"中获益，它意味着在当前学习着去应对创伤后应激障碍和物质滥用（例如：学习有关这两种障碍的知识，练习控制两种疾病的新技巧，了解两种疾病是如何相互影响的）。此外，对于一些人来说，"过去—聚焦治疗"可能也是有用的，它意味着非常详细地谈论你的过去（有时称为"暴露治疗"或"哀悼"）。然而需要注意的是，这种治疗是会让人心烦不安的；一定要和你的治疗师一起来评估你当前是否可以安全地使用这种治疗方法，或者你应该等到晚些时候再用（参考下一问题的详细阐述）。

还需要强调的一点是，大多数专家都认为：从长期来看，要想让创伤后应激障碍完全康复，清理物质滥用是必须的（有关完全康复的更多内容参见"创伤后应激障碍：要回你的力量"）。使用成瘾物质会妨碍创伤后应激障碍的康复。

你可能知道，有些人（通常是好心人）会告诉你一些比较偏激的信息，例如，"在你完全戒掉成瘾物质之前的一段时间里，比如6个月或1年内，你无法处理创伤后应激障碍。"他们可能会说："唯一重要的问题就是你的物质滥用，那是唯一需要你关注的问题。"但如果你参加了只针对创伤后应激障碍的治疗，你可能会听到完全相反的信息。再强调一次，目前认为治疗这种双重诊断的最佳办法就是同时处理两种障碍。你的创伤后应激障碍和物质滥用都很重要，强烈推荐立即学习用安全的方式应对两种障碍。

问：在治疗中立即谈论我痛苦的创伤记忆会有帮助吗？

答：对有些人来说可能是有帮助的，对别的人可能就没用。这是一个很复杂的问题，对此我们知道得还很有限。然而，"整合治疗"（同时治疗创伤后应激障碍和物质滥用）并不是意味着在你努力"清理干净"的时候必须深入探讨你过去的痛苦记忆。对有些人来说这种方式太强烈；临床经验提示，如果还没有准备好足够的

应对技巧，这种方式会导致物质滥用的复发。这就是为什么《寻求安全》一书要教授给大家应对技巧，以便晚些时候在你能够应付创伤记忆时可以谈论痛苦的内容。

问：我是否必须要参加匿名戒酒会或其他自助小组？

答：有些创伤后应激障碍和物质滥用的患者发现这些小组非常有帮助，但也有人不喜欢，也有一些人持中立的态度。如果你喜欢这种小组，那非常好；如果你尝试参加了这种小组但是不喜欢，那也没关系——戒除成瘾物质并保持清醒的方法有很多，你需要找出对你有效的方式（比如：心理治疗、戒毒咨询、药物治疗等）。有时候参加这些小组会让人感到有压力，这种压力会让你觉得自己不好（这种感觉对你的创伤后应激障碍没有帮助）。关于自助小组，拥有自己的观点是很重要的，尤其是如果你已经尝试过的话。如果你还没有尝试过，应该给自己一个机会去试一下。然而，对于一些有严重的社交焦虑问题的人来说，可能在尝试这种小组之前需要首先进行个体的治疗（比如心理治疗）来改善病情。简而言之，人们康复的方式有很多种，你应该尊重自己的方式，寻找最适合你的方法。最好的办法是多尝试，多比较。

问：除了创伤后应激障碍和物质滥用之外我还有其他问题，集中在这两个问题上可以吗？

答：不仅仅可以，而且还推荐这样去做。你是一个人，而不是一个标签。创伤后应激障碍和物质滥用的患者通常还会有其他问题，比如其他的问题（赌博成瘾、进食障碍等），也会有其他的生活问题（失业、居无定所、身体疾病、家庭暴力）。最好首先去处理那些当前对你来讲最重要的问题，以及对于你的生存来讲最核心的问题。另外，你需要知道你可以将寻求安全治疗运用到任何你觉得有帮助的问题上。

问：一旦我完全戒断了，我就会感觉好一些，对吗？

答：在短期内你可能感觉好些，也可能感觉不好，但是从长期来看你会感觉好些。在这一点上，我们对于典型的模式知道得还不够多，但是临床经验显示有些人在感觉到变好之前会先感到变得更糟。了解这一点是非常重要的，因为如果你清理了成瘾物质后变得更糟，你会清楚随着时间推移会变好的，只要暂时忍耐，去寻找支持，去应对、应对、再应对！有些人谈论双重诊断时感觉好像所有的双重诊断病情都是一样的，他们会告诉你，等你完全戒断之后，你会很快就感觉好一些。但实际上双重诊断的病情并不是全都一样，例如：有些物质滥用和抑郁的患者在清除了成瘾物质后，他们的抑郁就消失了，但是患创伤后应激障碍的患者不太会这样。

问：物质滥用是我对创伤后应激障碍的一种"自我治疗"吗？

答：许多人这么说，他们经历创伤，然后为了应对心理的痛苦而错误地开始使用成瘾物质并成瘾。然而，另外一些人是先出现了物质滥用后才经历创伤事件（有时是因为物质滥用，比如和危险的人一起外出或者在极度兴奋的状态下到了危险场合）。还有一些人，他们成长的环境中物质滥用和创伤同时存在。无论这两种障碍最初是如何发展出来的，一旦患上了这两种障碍，它们通常会纠缠在一起。这意味着现在你这两个障碍都需要帮助。

谨记，要证明以上回答确凿无误，还有很多研究需要做。以上回答是基于我们目前通过研究和临床观察所了解到的知识而形成的观点。然而，仍然需要进行更多的研究，并且深入理解患有创伤后应激障碍和物质滥用的患者。正如你需要不断学习一样，物质滥用和精神卫生领域也需要不断努力工作。

对承诺的建议

对能够让你的生活前进的活动做出承诺!

这可以是任何你觉得能帮助你的事物,或者你也可以尝试下面的一些建议。

遵守承诺是尊重、尊敬和关心自己的一种方式。

☐ 选择 1:尝试参加"十二步小组"的聚会,比如匿名戒酒会,看看你对它的喜欢程度如何。

☐ 选择 2:阅读下面的引言:

没有做不到,只有想不到。

——皮维

把自己看作一个克服了创伤后应激障碍和物质滥用的人,写一段关于你的生活的描述。你每天的生活会是什么样子的?你怎样和他人相处?你怎样控制自己的挫折和失望?如果你愿意,可以给"这个人"一个名字,让你更容易记住这一愿景。

■ 选择 3:给自己做一个奖励清单,如果你一天没有使用成瘾物质,你可以在清单里选择给自己的奖励——如果你做到了,就要真正地奖励自己。

■ 选择 4:拿一张纸,在中间竖画一条线,左面写使用成瘾物质的"好处",右面写使用成瘾物质的"坏处"。哪边更要紧?

■ 选择 5:想象下面的情境:

你许诺去"做一次尝试",一个星期不使用任何成瘾物质。到周三的时候你觉得难以抵抗,你无法入眠,你拼命地想让自己感觉好一点。你和自己搏斗,但最终还是吸了一支大麻。

预演一下对这样一次事件(或者你生活中的其他情境)你如何寻求自我理解。如果可能的话,找你的朋友或治疗师一起预演,从他们那里获得反馈。

《寻求安全》,由 Lisa M. Najavits 著 (2002)。凡购买本书者只可以为个人使用复印该表 (详情参阅版权页)。

寻求帮助

（人际方面）

概　述

创伤后应激障碍和物质滥用都会导致在寻求帮助方面出现问题。今天的主题是鼓励患者认识到他们有寻求别人帮助的需要，并提供关于如何有效地寻求帮助方面的指导。

介　绍

"我觉得电话好像有几千斤重。"

"我不知道自己应不应该寻求帮助。如果得到了帮助，我会感到内疚；如果没有得到帮助，我会感到丢脸和孤独。"

"寻求帮助有多难？我觉得放弃可卡因比请求别人帮助要容易。"

"我生活中的每个人都以这样或那样的方式伤害我。我想我必须去试着信任别人，但那真的很不容易——我不想再有任何伤害。"

对于创伤后应激障碍和物质滥用患者来说，他人的帮助都是很重要的。曾有人说，"毒品的力量等同于对他人帮助的需求……它们的紧密相关就好像经济中的供应与需求，就像气体定律中的压强和体积一样密不可分……枪就指在我头上：要么请求帮助，要么就死！"（DuWors，1992，pp97—99）。与此相似，创伤后应激障碍的康复只有在与他人的关系中才会发生（Herman，1992）。

患者觉得很难向外界寻求帮助是有很多原因的。他们可能在整个成长过程中从来没有值得信任的人；他们可能有维持想象中某个"坚强"形象的需要；他们可能认为请求帮助会招来惩罚。对于很多创伤后应激障碍的患者来说，在经历创伤的时候无法获得足够的帮助，尽管现在已经可以获得更多帮助，但他们可能仍然觉得无法寻求帮助。使用成瘾物质可能成了他们唯一可以得到的"帮助"。有些患者可能从某处寻求过帮助但是失败了，比如一些不重视创伤后应激障碍和物质滥用的治疗系统，或者惩罚他们而不是给他们提供治疗的法律系统。本主题结尾部分的"一个患者的故事：为什么寻求帮助那么难"，描述了患者在寻求帮助时左右为难的情形。

本主题对如何更经常、更有效地从他人那里获得帮助进行了清晰的介绍。这些技术可以在需要的时候救你的命。因为在患者的生活中有许多人确实不能或不愿意提供帮助，所以关键问题在于学着继续找那些能够提供帮助的人，即使只是找那些治疗者。让患者对来自他人的帮助说"是"的更多信息可以参考主题"在关系中设立界限"。

反移情

部分治疗师，尤其是那些在有很多支持的环境中长大的治疗师可能会低估患者寻求帮助的障碍。他们可能会认为问题主要在于患者的理解，而不是事实本身；他们可能不清楚伸手求援的真正风险。有关这个问题的更多内容可以参考下面的"建议"部分。

治疗形式

1. **治疗登记**（每个患者最多5分钟）。参见第2章。
2. **引言**（简洁地）。将引言与治疗连接起来，例如："今天我们要讨论如何寻求帮助。寻求帮助对一些人来说好像是很危险的事情——但是，学着冒一下风险去请求他人的帮助是极其重要的。"

3. **将主题与患者的生活相联系**（深入地，占治疗的大部分时间）。

　　a. 让患者浏览讲义

　　　讲义 1：寻求帮助

　　　讲义 2：方法步骤表

　　b. 帮助患者将技能与他们当前生活中特定的问题联系起来。参见下述"治疗内容"和第 2 章。

4. **治疗结束**（简洁地）。参见第 2 章。

治疗内容

目标

- 讨论寻求帮助的有效方式。

- 预演如何去寻求帮助。

- 讨论患者过去寻求帮助的经历。

将资料与患者生活相联系的方法

■ **角色扮演**。患者所提出的当前生活中遇到的情境是角色扮演的最好素材。同样，患者也可以选择一个即将发生的事件，这样可以提供一个练习请求帮助的机会。如果患者自从上次治疗以来曾经发生过不安全的行为（使用成瘾物质、打架、割伤自己、不安全的性行为、自杀企图），那么强烈建议优先用这些情境来预演。例如，你可以说："对你上一次使用成瘾物质的情况进行一下角色扮演，你那时可以打电话给谁？你能够对他说什么？"其他的角色扮演包括："告诉你的治疗师，你感觉不到安全"，"感到孤独的时候打电话给你的一个朋友"，"找个人陪你一起去自助小组"，"让你的伙伴 / 配偶帮你复习这次治疗中的一些材料"，或者"当你想伤害自己或者伤害他人的时候给某个人打电话"。

■ **学习方法步骤表**（讲义2）。帮助患者确定一个当前的情境，在这个情境中如果寻求帮助会获得好处，然后分析如何去做。这样做的目的是帮助患者跳出他们"脑子里"的假设，并发现一些"真实情况"。因此，可以指导患者把讲义2的空白方法步骤表中前三个空格填好（他们需要什么帮助，他们可以请求谁帮助，他们预计会发生什么）；在下一次治疗前他们可以试着去寻求帮助（按照表格中列出的），并且观察他们的预计是否准确（填好表格中的第四个空格）。

要帮助患者完成一次成功的经历，需要确定患者想尝试一些新方法而不仅仅是要完成这个过程。要帮助患者设置一个最容易成功的情境（例如，向一个安全的人发出请求）；明确讨论如果寻求帮助不顺利应该怎么办；探讨在完成作业的过程中操作上和情感上的障碍；当患者下次再来参加治疗的时候，要处理发生的事情。如果尝试并不是很成功，要帮助患者从这次经历中学习到一些建设性的东西（例如："我能试着去冒险"，或者"现在我知道了我需要换个人寻求帮助"）。同样，找出他们是怎样寻求帮助的，给他们一些诚实的反馈，并指点一些更有效的寻求帮助的方式。

■ **讨论**

- "你最想获得什么帮助？"
- "为什么寻求帮助是一个这么重要的技术？"
- "最近有没有过一次当你需要找人帮忙的时候你没有找？"
- "创伤后应激障碍和物质滥用哪个让你更难寻求帮助？或者是一样难？"
- "为什么创伤后应激障碍和物质滥用让你那么难以寻求帮助？"
- "你寻求帮助时有成功的经历吗？是什么让它成功的？"
- "你觉得你可以学着去更多地寻求帮助吗？"
- "如果其他人拒绝帮助你，你会怎么应对呢？"
- "如果你感觉到有冲动进行破坏性的行为，你知道自己会找谁帮忙吗？你知道自己会说什么吗？"
- "为什么从长远来看寻求别人的帮助会让你变得更独立？"
- "你能提前'教'别人说你想让他们说的话吗？"

建议

■ **你要对这个讨论主题做一个简单而有说服力的介绍**："今天我要告诉大家最重要的一个有关康复的秘诀，以后你会反复听到。这个秘诀就像一个物理定律，就像我们走的路一样结实可靠——你需要他人的帮助才能康复。"让患者对这个介绍做出回应，要表扬他们给出的任何寻求帮助的正面例子。

■ **大声地预演是最有效的**。让患者预演他们怎样寻求帮助，这比一般的讨论更能令人投入。因此，总的来说角色扮演和方法步骤表是最有效果的。

■ **需要注意，有的患者找不到一个足够安全的人去寻求帮助**。对某些人来说这是很现实的情况。在这种情况下，目标就变成了向治疗者（如：热线接线员、匿名戒酒会成员或支持者、治疗师）寻求帮助。这时同患者争论是否有某个特定的朋友或家人能帮助他们通常不是很有用——患者的直觉往往是准确的；这次治疗的目的是让患者确定他们能够得到帮助的地方。治疗者可能是患者掌握寻求帮助技术的理想练习对象，随着时间的推移，患者或许能够继续建立安全的非治疗者的支持网络。即使现在，也可以鼓励患者参与能够帮助他们建立支持网络的活动（例如：自助小组、休闲活动、宗教组织）。然而，有些患者还没有能力利用这些资源，在这种情况下治疗者成了"后备"的选择。你也可以向患者提供在"社区资源"主题下讲义 1 中的一些资源信息，那里包含了很多获得帮助信息的免费号码。这里的目标只是练习寻求帮助。

■ **一定要重视的是，对有些患者来说，存在着令寻求帮助非常危险的正当理由**。有时患者可能有一个虐待者配偶，如果他们请求帮助就会被伤害；有时情感的障碍可能也是很危险的（例如："如果我没有得到我所寻求的帮助，我会想自杀"）；或者是遭遇没有帮助的治疗者或治疗系统。最重要的方法通常是与患者的恐惧体验共情，然后把他们重新引导到安全的选择上。例如：患者可以计划在一次治疗前或治疗中请求帮助（比如在治疗师的办公室中打个电话），这样就能够处理所发生的情况。相反，如果单纯地做个"啦啦队长"通常是没有帮助的，例如："要不断坚持着和你的伴侣尝试一下"，"你能做到！"

■ **鼓励患者告诉身边的人他们所需要的帮助**。例如：患者会担心，如果他们在使用成瘾物质之前寻求帮助，别人就会说服他们不要去使用。试着让患者提前预演他希望别人说的话，例如："我没办法阻止你使用，但是我真的很担心你"，或者"我会听你说任何你想说的话"。有关这一话题的更多资料请参考"让他人支持你的康复"主题。

■ **从身体上的具体帮助开始，这比情感帮助更安全。** 例如：请一个朋友帮忙把你送去参加一个自助小组的聚会，可能比请朋友帮忙对你的一个复杂的情绪问题给些建议要容易。我们的目标是朝着在需要的时候能够请求帮助迈出一步，哪怕是很小的一步。还有很关键的一点是要调节好任务的难易程度（不要太难，也不要太容易）。此外，患者应该选择一个真的有可能提供帮助的人，而不是"毫无希望的人"，比如家庭成员中曾经虐待患者的人，或者过去曾经拒绝提供帮助的朋友。

■ **任何时间做都比不做好。** 有时候患者觉得他们只能在使用成瘾物质（或其他类似事件）之前寻求帮助，一旦他们已经开始了某个自我破坏性的行为，再寻求帮助就太晚了。在这个过程中的任何时间点都有寻求帮助的方式，例如：

- 之前："当你有毒品渴求时，在你使用前就打电话给一个人。"
- 期间："如果你在酒吧里，到付费电话那里去给你的戒酒会支持者打个电话。"
- 之后："第二天打电话给一个朋友，讨论一下发生的事情。"

■ **在发生之前就确定应对拒绝的方式。** 预演一下如果别人拒绝了帮助的请求，患者怎样去处理。认知策略会特别有帮助，比如用非自责的方式解释："我猜这个我请求帮忙的人不像我所认为的那样大方"，"我可以从中学到点东西，等一会儿可以再找另外的人试试"，"尽管没有像我希望的那样有用，但我还是需要奖励我自己的尝试"。

■ **坚持很重要。** 患者不应该轻易地放弃。给一些建议，比如："你可能要去请求两次别人才会'听'你说的话"，"如果一个人不能帮你，可以立即换个人试一试"。

■ **如果让患者寻求帮助，他们可能担心自己变得很依赖。** 事实上，通常让人感到吃惊的是，从长远来看患者会变得更独立。学着认识自己的需求并排出优先顺序，了解如果把需要的帮助说出来，忍受这种请求给人的脆弱感——所有这些都可以提高患者的能力，增加力量和自尊。寻求帮助意味着一个人不害怕别人，并且能够和其他人安全地联结。

■ **注意患者是怎样寻求帮助的，尤其是在角色扮演中。** 你应当给出诚实的反馈，并且介绍更多更有效的寻求帮助的方式。例如，一名患者说："我告诉我的伴侣，她对我一点帮助都没有；

202

她必须从现在开始帮助我。"这个人就需要有关如何用柔和的方式交流方面的指导。

■ **一些患者可能不理解引言。**你需要强调一下，那个句子提示：在生活中冒一定风险是很重要的。尽管不冒险可能感觉是"自我保护"，但它会让一个人孤独和隔离。请求别人帮助是一种很重要的冒险。

疑难案例

■ "我总是帮助别人，但是没人帮助我。"
■ "在角色扮演中我可以请求帮助，但是在现实生活中不行。"
■ "在生活中，我没有任何一个可以寻求帮助的人。"
■ "如果我感觉想用成瘾物质，我就没办法请求帮助——我不想被别人劝阻。"
■ "我现在从一个付费电话打给你，我现在需要帮助：我想要自杀了。"
■ "我的家人不希望我从除了他们之外的人那里寻求帮助。"
■ "在我的成长过程中，如果请求帮助我就会被打。"
■ "在这个社会里作为一个拉丁美洲人，我只能向其他拉美人寻求帮助。"

一个患者的故事：为什么寻求帮助那么难

"我的创伤大约始于我 5 岁时，都是在晚上熄灯时分，那真是一个可怕的时刻。坏事情在黑暗中发生了，我会装作睡着了，但是那不管用。如果我闭上眼睛，它会消失的，但是那不是真的。我为了舒服一点会抓紧我的洋娃娃。有时候我抓得非常紧，我觉得她的头会掉下来。

"那么我为什么没有寻求帮助呢？只要我去寻求帮助，我应该可以停止这所有一切的发生。但是我没有，我什么也没做，我就任凭一切发生。是不是我很蠢？或者我喜欢那样？请给我答案——我不知道答案。我感到很肮脏，一直感到很肮脏。长大的过程中，即使是现在，当我想到那些的时候，都觉得是我的错。我没有阻止任何事情的发生。即使在 11 岁被强奸之后我也没有告诉任何人。即使成年以后，我仍然任凭它继续发生在我的婚姻里。一个成年人！！我那时应该阻止它发生。但是我没有，我只是一个渴求帮助的小女孩，但是我什么也没有去做。

　　"是的，我的创伤的确是发生在一个小女孩身上，就是一个小女孩。那个男人非常强壮，我不可能阻止那个威胁我的男人。不，我不蠢，我也不享受那些，想到那些就让我恶心。我不能去寻求帮助，因为那样的话我的姐妹们就会被伤害。我很无助，他是我的父亲，我人生中的一个非常强大的形象。我那时没有得到帮助，但是现在正在得到帮助。寻求帮助永远都不晚，我会让我的生活有秩序，我会依靠自己生活。如果我当时说出来，就会有坏的事情发生，但是现在不会再有了，现在我不会再受到任何伤害了。"

麻烦的是，

如果你不冒任何风险，

你的风险会更大。

——艾瑞卡·琼

（20 世纪美国作家）

摘自《寻求安全》，Lisa M. Najavits (2002)。

寻求帮助

要点

- 如果你患有创伤后应激障碍和物质滥用，难以寻求帮助是很常见的。

- 要康复的话，你必须从别人那里得到帮助，没有人能够独自做到。

- 在学习寻求帮助的时候，从"小事"开始：在安全的人身上练习简单的请求。

- 在问题压倒你之前就试着寻求帮助。但你可以在任何时间打电话——在一个困难时刻之前、之中或之后。

- 准备好如果别人拒绝帮助你，你该怎么办？

- 在寻求帮助时，你没有必要全盘倒出所有事情。

- 从长远来看，寻求帮助可以帮助你变得更有力量、更独立。

- 开始学习寻求帮助时可能会觉得很尴尬。

- 如果你的生活中没有可以让你去寻求帮助的人，那么开始建立一个支持网络。

- 寻求帮助的时候要温和——不强求、威胁或者侮辱。

- 观察你的担忧是否准确：将你的预测与现实做对比。

- 在你的钱包里，放上你可以打的电话号码单。

《寻求安全》，由 Lisa M. Najavits 著（2002）。凡购买本书者只可以为个人使用复印该表（详情参阅版权页）。

方法步骤表

现在请填好前三部分，等你找完了这个人，再填写最后一部分。
(1) 你会和谁讲？
(2) 你会说什么？
(3) 你预计会发生什么？
(4) 实际发生了什么？

你需要问一下自己：

- 从这次尝试中你学到了什么？
- 你有没有得到你想要的，或者至少是部分想要的？
- 有没有什么事情你下次做的话会做得不一样？
- 你对你的这次经历是什么感觉？
- 有多困难？

对承诺的建议

对能够让你的生活前进的活动做出承诺！

这可以是任何你觉得能帮助你的事物，或者你也可以尝试下面的一些建议。

遵守承诺是尊重、尊敬和关心自己的一种方式。

☐ 选择 1：列一个在你有问题（比如：想谈话、感到害怕、渴求毒品、需要搭车等）的时候可以打电话求助的人员名单，包括朋友、家人、自助小组支持者、治疗师、热线、随时上门的诊所以及其他任何你可以想到的人（参考下面的例子）。

可以打电话寻求帮助的人

1. 我的朋友玛莎：：4664215 或者 2527655

2. 我的治疗师（克莱因博士）：8551111 或呼叫 8551000

3. 我的匿名戒酒会支持者（芭芭拉）：7311502

☐ 选择 2：开始做吧！填写方法步骤表。

方法步骤表范例

现在请填好前三部分，等你找完了这个人，再填写最后一部分。
(1) 你会和谁讲？ 我的朋友伊莉莎白。
(2) 你会说什么？ "请帮助我在今晚的聚会上不要喝酒——你可以通过不向我提供任何酒精， 并且在聚会期间检查我是不是一切都好来帮我。"
(3) 你预计会发生什么？ 她不想帮我。她会觉得我很可怜。
(4) 在现实中发生了什么？ 我给伊莉莎白打了电话，她很愿意在聚会上密切关注我的情况，她还给了我这个镇上一个挺好的匿名戒酒小组的电话号码。她没有传递出任何对我的评判或负面的观点。

《寻求安全》，由 Lisa M. Najavits 著（2002）。凡购买本书者只可以为个人使用复印该表（详情参阅版权页）。

照顾好自己

（行为方面）

概　述

通过一个列出具体行为的问卷，指导患者检测一下他们把自己照顾得怎么样（例如："你每年做身体检查吗？""你的性行为安全吗？"）。要求他们立即采取至少一项活动去改善他们的自我关照问题。

介　绍

"我需要记住，我的问题和其他所有人的问题一样重要。"

"自我关照"的概念将作为另外一种在生活中获得安全的方式在此进行介绍。创伤后应激障碍和物质滥用几乎总是导致自我关照方面的缺陷，比如摄食问题或者没有得到所需要的医疗保健。要指导患者认识到，自我关照是一种尊重自己、重视自己的身体、照顾自己需求的方式。有几点需要谨记在心：

自我忽视是创伤后应激障碍的一部分。作为创伤的后果之一，许多患者觉得自己的需要是不重要的。一种典型的想法就是："如果别人都不在意我，我在意自己干什么呢？"那些童年创伤的患者甚至不清楚他们在忽视自己，因为他们太习惯于被不好地对待了。他们需要去学习倾听自己的需要，然后打破这种忽视的恶性循环。而在成年起病的创伤后应激障碍患者中，自我忽视也经常发生，这与自杀想法、自责或内疚联系在一起（例如："其他人都死了，我不应该在火灾中幸存下来；我现在对自己好会让我感到很难受"）。

物质滥用的螺旋式下滑。严重的物质滥用可以导致螺旋式下滑，患者与周围世界的正性联结一个接一个地丧失：身体健康、工作、家人、朋友及金钱。这种恶化需要通过积极的干预来阻止。

糟糕的自我关照角色模型。许多患者有很差的自我关照的家庭模型，特别是如果他们的父母也有物质滥用、创伤或精神病性问题的话。他们通常对于哪些照料是恰当的缺乏基本的知识。例如，有一个患者讲到她曾经带着严重的牙痛生活了几个月，因为她从来不知道她不应该带着痛苦生活。

再次受害的易感性。创伤后应激障碍患者比没有创伤后应激障碍的人经历再次创伤的风险更高，物质滥用患者比没有物质滥用的人有更多的经历创伤的危险（Fullilove et al.，1993；Herman，1992；Najavits et al.，1997）。因此，除了要从过去的创伤中恢复以外，保护免受进一步创伤的需要也是很现实的。许多患者很少关注自身利益，他们会将自己置身于危险境地。开车超速或开车时出现分离症状，在酒吧打架，卷入虐待关系，天黑后在不安全区域走动——所有这些患者都将他们自己置于被伤害的危险之中。这种行为可能也反映出一种"被动自杀"：有死亡的愿望，但是不亲自动手。

今天的主题将提供一个简单的问卷来帮助患者认识他们存在的自我关照问题，目的是制订一套具体的能解决至少一个问题的计划。

反移情

治疗师最好自己也做一下"自我关照问卷"，以便更好地与患者在这些领域的挣扎产生共鸣。另外，有些治疗师发现把患者想象成需要学习自我关照技能的孩子会很有帮助，比如，想象各个患者在 7 岁的时候是什么样的。形成这样的想象后，治疗师可能会更容易就这些问题产生共情

（因为要成功地帮助患者需要做很多的工作）。

致谢

Khantzian（1985）写了物质滥用的自我关照缺陷；Herman（1992）讨论了它与创伤后应激障碍的关系；Trotter（1992）探讨了它与创伤后应激障碍和物质滥用双重诊断的关系。

治疗形式

1. **治疗登记**（每个患者最多 5 分钟）。参见第 2 章。
2. **引言**（简洁地）。将引言与治疗连接起来，例如："今天我们要继续讨论自我关照。我们所引用的这句话强调了你需要为自己的生活做最大的努力。"
3. **将主题与患者的生活相联系**（深入地，占治疗的大部分时间）。
    a. 让患者浏览讲义（自我关照问卷）。
    b. 帮助患者将技能与他们当前生活中特定的问题联系起来。参见下述"治疗内容"和第 2 章。
4. **治疗结束**（简洁地）。参见第 2 章。

治疗内容

目标

- 讨论自我关照的概念，及其与创伤后应激障碍和物质滥用之间的关系。
- 帮助患者识别他们特有的自我关照问题。
- 激励患者针对至少一种自我关照问题立即采取行动。

将资料与患者生活相联系的方法

■ **让患者填写"自我关照问卷"。** 如果患者觉得可以的话，让他们汇报问卷的总分。

■ **明确一个要去改善的自我关照问题。** 对患者来说最简单的方式就是，从在自我关照问卷上发现的自我关照缺陷中选择一个。他们应当选择一个现实而重要的目标，而且是在下次治疗前可以实现的。如果合适的话，这个可以作为结束本次治疗时的承诺。同样，帮助患者探讨在他们实现选定的目标过程中可能出现的情感上和实际操作中的障碍。患者在下次治疗时可以汇报进展情况（例如：他们做了什么，感觉怎么样，他们是否能够继续维持）。

■ **讨论**

● "通过填写自我关照问卷，你学到了什么？"

● "在你填写自我关照问卷时，有任何感受吗？"

● "'自我关照'是什么意思？"

● "'自我忽视'是什么意思？"

● "你有没有该问卷没有列出来的自我关照方面的问题？"

● "你觉得创伤后应激障碍和物质滥用与自我关照有什么关系？"

● "你是否认识哪个将自己照料得很好的人（如朋友、同事、匿名戒酒会支持者、治疗师）？你能从那个人身上学到什么吗？"

建议

■ **对于"阻抗"的患者，探讨他们自我关照问题的起因。** 患者的自我忽视通常是很难改的。将患者重新引导到他们自我忽视的起因和意义上去，比"争论"患者是否应该改变他们的行为更有效。治疗师可以说："让我们探讨一下你为什么会那样对待自己？""你家里也有人这么做吗？""那是不是你的一种表达方式？""你能不能用语言讲一讲那些行为的含义是什么？""当你不去留意那些需要的时候，你传达给自己的信息是什么？"

■ **注意，有些患者可能针对引言提出问题。** 有些患者可能知道 Janis Joplin 是一个海洛因成瘾者，他死于海洛因过量。如果他们提到这个，你可以这样回应："是的，这就是为什么照料好自己是极其重要的原因——不要有那样的结局"，或者"是的，她不能够实践她自己的认识是不是很可悲呢？"简而言之，她死亡的事实并不能否定这句话。

疑难案例

- "我不值得更好的照顾。"

- "我知道我的精神科药物有用，但它们也一直提醒着我：我永远不会有正常的生活。所以我不想吃。"

- "我没有钱去做每年一次的身体检查，但我不会有事的。"

- "我知道不安全的性行为有很高风险。但是到了那种时刻，我不在意那些。"

- "我乳房上有个肿块，但我不想检查——让医生触摸我，会让我想起被虐待的经历，而且我这一辈子再也不想听到坏消息。"

不要伤害自己，

你是你所拥有的全部。

——詹尼斯·乔普林

（20世纪美国歌手）

摘自《寻求安全》，Lisa M. Najavits (2002)。

自我关照问卷

请回答下列问题。如果问题不适合你的情况，则不要作答。

你是否……

❤ 只跟那些不虐待或不伤害你的安全的人交往？ 是 ＿＿ 否＿＿

❤ 每年找下面的医生做身体检查：

  ● 内科医生？是 ＿＿ 否＿＿　　● 牙科医生？是 ＿＿ 否＿＿

  ● 眼科医生？是 ＿＿ 否＿＿　　● 妇科医生（限于女性）？是 ＿＿ 否＿＿

❤ 保持饮食健康（健康食品，不过少或过多进食）？ 是 ＿＿ 否＿＿

❤ 安全的性行为？ 是 ＿＿ 否＿＿

❤ 到安全的地方去旅行，避免危险场合（如，一个人到荒僻的地方）？是 ＿＿ 否＿＿

❤ 保证足够的睡眠？是 ＿＿ 否＿＿

❤ 保持日常个人卫生（洗衣服、洗澡、刷牙，等等）？ 是 ＿＿ 否＿＿

❤ 有足够的体育锻炼（不过多，不过少）？是 ＿＿ 否＿＿

❤ 遵医嘱服药？是 ＿＿ 否＿＿

❤ 维护你的车，没有突然出故障的危险？是 ＿＿ 否＿＿

❤ 避免在夜间独自步行或慢跑？是 ＿＿ 否＿＿

❤ 在自己的经济能力范围内花钱？是 ＿＿ 否＿＿

❤ 按时付账单？是 ＿＿ 否＿＿

❤ 在遭受家庭暴力的时候知道打电话找谁？是 ＿＿ 否＿＿

❤ 有安全的房屋居住？是 ＿＿ 否＿＿

❤ 总是在不使用成瘾物质的时候才驾车？是 ＿＿ 否＿＿

❤ 安全驾车（在限速范围内）？是 ＿＿ 否＿＿

❤ 避免带陌生人到你的住处？是 ＿＿ 否＿＿

❤ 把现金、身份证、医疗保险卡带在身上，以防万一？是 ＿＿ 否＿＿

❤ 当前至少有两个不使用毒品的朋友？是 ＿＿ 否＿＿

❤ 有医疗保险？是 ＿＿ 否＿＿

❤ 因为需要医疗护理的问题去看家庭医生／牙医？是 ＿＿ 否＿＿

《寻求安全》，由 Lisa M. Najavits 著（2002）。凡购买本书者只可以为个人使用复印该表（详情参阅版权页）。

💛避免在荒僻的地方一个人徒步旅行或骑车旅行？是 ____ 否____

💛适度使用毒品和酒精，或者完全不用？是 ____ 否____

💛不吸烟？是 ____ 否____

💛限制咖啡因摄入量，每天不超过 4 杯咖啡或 7 瓶可乐？是 ____ 否____

💛每天给自己至少 1 小时的空闲时间？是 ____ 否____

💛每天做一点让人愉快的事（比如散步）？是 ____ 否____

💛有至少三种你喜欢的休闲娱乐活动（如体育运动、爱好——但不是使用成瘾物质！）？是 ____
  否____

💛每天吃维生素？是 ____ 否____

💛生活中至少有一个人你可以真诚地和他谈心（治疗师、朋友、匿名戒酒会支持者、配偶）？ 是 ____
  否____

💛根据需要使用避孕工具？是 ____ 否____

💛每周至少有一次社交活动？是 ____ 否____

💛有规律地参加治疗（如心理治疗、小组、自助小组）？是 ____ 否____

💛每周至少有 10 小时的结构化的时间？是 ____ 否____

💛每天都有时间表和要做的事情的清单，来帮你建立生活秩序？是 ____ 否____

💛参加宗教活动（如果你喜欢）？是 ____ 否____ 不适用____

💛其他_____ 是 ____ 否____

你的得分（选择"否"的条目总数）：_____

有关自我关照的补充材料

自我关照与创伤后应激障碍：创伤后应激障碍患者通常需要学习照顾好他们自己。例如，如果你常想到自杀，你就不会认为值得去照顾好自己，可能需要额外的努力才能做到。如果在你童年的时候受到虐待，你会有这样的信念：你的需要是不重要的。你可能会认为："如果别人都不在意我，为什么我要在意自己呢？！"现在，是时候尊重自己、给自己尊严了。

自我关照与物质滥用：过度地使用成瘾物质是一种最极端的忽视自己的方式，因为它直接地伤害你的身体。你物质滥用得越多，你也越可能用其他方式忽视自己（比如，饮食差、睡眠不足）。

努力每天多一点自我关照：没有人能在任何时候把问卷中所有的事情都做得很好。然而，目标是把最紧急最优先的事情做好，通过日常的努力来改善你的自我关照。"进步，但不必完美。"

对承诺的建议

对能够让你的生活前进的活动做出承诺！

这可以是任何你觉得能帮助你的事物，或者你也可以尝试下面的一些建议。

遵守承诺是尊重、尊敬和关心自己的一种方式。

◆ 选择 1：从自我关照问卷中确定一个你想处理的自我关照问题（回答"否"的某一个）。在下次治疗前将"否"变成"是"——解决那个自我关照问题。如果你愿意，可以写出来是怎么做的：你那么做时有什么感觉？成功了吗？下一步你打算做什么？

◆ 选择 2：选择下面的任意四个词语，在一页纸上写一下，通过对所选方面的关照，你的生活会有怎样的改善（发挥想象力，这些答案没有正确和错误之分）。

自我关照　尊严　身体　关心　爱　努力

知识　尊重　安全　体检

◆ 选择 3：在你的生活中找一个把自己照顾得很好的人。和这个人交谈，问一下这个人是怎么做到的，有什么感觉，以及他是怎么学会的。

◆ 选择 4：填写安全应对表（下面提供了一个范例）。

应用于本主题的安全应对表范例

	旧方式	新方式
情境	我牙痛得厉害。	我牙痛得厉害。
你的应对方式	我什么都不做，只是努力不去想它。	立即打电话给牙医。告诉我自己："尽管我长大的过程中没有得到很好的照顾，但我现在也需要做得好一点。"
结果	继续痛得更厉害了，我感觉很痛苦。	这种感觉是前所未有的——我已经习惯了要等到所有的事情都变成危机。但现在我知道这才是最好的处理方式。

你用旧的应对方式有多安全？ _____　**你用新的应对方式有多安全？** _____

从 0（根本没有安全）到 10（完全安全）评分

同　情
（认知方面）

概　述

创伤后应激障碍和物质滥用患者常有强烈的自我厌恶，他们痛斥、谴责自己。今天的主题指导患者用富有同情心的自我对话取代这种破坏性的自我对话。要教给他们，只有以爱的姿态对待自己才能产生持久的改变。

介　绍

患者通常很快就认识到他们采用了很多非常苛刻的自我对话。他们通常会说，他们这么做事因为"那是事实"（例如："我搞砸了我的生活，那就是事实"）。或者他们认为这种苛刻是担负责任的一种方式（例如："我昨天使用成瘾物质了。真是白痴——这是我的错，我总是不长进"）。

在今天的主题中，要告诉患者苛刻的自我对话不是"事实"或者"责任"。相反，它是一种重复虐待自己的模式，大多数是在童年时学会的。患者父母曾采用苛刻的态度作为控制的方式，如今患者将那种声音内化成了他们自己的一部分。当他们知道苛刻是他们成长的障碍时，可能会很吃惊。苛刻的自我对话很少可以带来积极、持久的改变。它是对真诚探讨一个特定问题的防御。例如，一个反复保证要戒酒的患者喝酒后会说："我是个失败者，我什么都做不对。我发誓下次再也不喝了，无论发生什么都不喝了。"这样的内心对话很可能会导致患者下次再喝酒，因为它没有探讨为什么会喝酒。富有同情心的内心对话应该是："我知道喝酒对我来说是很危险的，但我还是喝了。之所以这样一定是有原因的。可能那是因为我依旧为弟弟的死而伤心。我可以打电话给我的支持者说说我有多难过。"

在教会患者对苛刻和同情进行比较时，一定要记住，对他们来说，同情可能令其感到极度的困难、不自然和错误的。它也有可能引起强烈的情绪反应，例如，一个患者曾说它让自己更加明白在她长大的过程中因为缺乏爱而悲伤。

今天的主题是要让患者理解并且练习这种新的富有同情心的对待自己的方式。别的可选练习是给患者录制一盘同情式自我对话的磁带，让他在治疗之外使用——尝试用这个新的、健康的版本逐渐代替"旧磁带"。

反移情

对同情的一个常见的错误解释是，认为它意味着"给自己加油"或只是对自己说好听的事。同情意味着在最深的层面理解自己，它常常激发起负性和正性混合的感受。具有讽刺意味的是，一个治疗师如果试图仅仅通过"温情"的方式教给患者同情，那他所传递的很可能是对患者的经历缺乏共情。

治疗准备

■ 对可选练习，准备好录音机和磁带。

治疗形式

1. **治疗登记**（每个患者最多 5 分钟）。参见第 2 章。

2. **引言**（简洁地）。将引言与治疗连接起来，例如："今天我们将集中讨论同情。我们所引用的这句话提示理解你自己比评判和指责更好。"

3. **将主题与患者的生活相联系**（深入地，占治疗的大部分时间）。

   a. 让患者浏览讲义，这些讲义可以单独使用也可以一起使用。如果有足够的时间最好在多次治疗中涵盖所有讲义。

   讲义 1：苛刻与同情

   讲义 2：增加同情的方法

   b. 帮助患者将技能与他们当前生活中特定的问题联系起来。参见下述"治疗内容"和第 2 章。

4. **治疗结束**（简洁地）。 参见第 2 章。

治疗内容

目标

- 比较苛刻的自我对话和同情式的自我对话（讲义 1）。
- 练习同情式的自我对话（讲义 2）。

将资料与患者生活相联系的方法

- **角色扮演**。治疗师可以扮演苛刻的声音，患者用同情的方式回应。只要有可能，尽量采用患者生活中真实的例子。

- **找一个最近发生的情境**，患者在那个情境中采取了危险的行为。让患者练习怎样用同情的方式对话可能就阻止了危险行为。例如：患者有暴食和导泻的渴求时，可以怎样用同情的自我对话来防止暴食－导泻的发作。

■ **录制一盘同情式自我对话的磁带**。可以为患者录制一套富有同情心的对话以供在家里练习，这样可以逐渐地"换掉旧磁带"。磁带可以在治疗中录制，让患者和／或治疗师录制增加同情的话（用患者生活中的真实例子和讲义的主要内容）。患者也可以把安全的家庭成员和朋友的话录在磁带上。

■ **讨论**

● "你苛刻的自我对话听起来是怎么样的？ 同情式的自我对话听起来又是怎样的？"

● "同情如何能预防危险行为？"

● "在你尝试用同情的方式和自己说话的时候，有没有产生什么感觉？"

● "创伤后应激障碍和物质滥用是怎样和苛刻的自我对话相关联的？"

建议

■ **如果患者想就一个笼统的说法工作，例如"我是一个失败者"，一定要确定患者最近在哪个时刻有这样的想法**。要改变一个笼统的说法通常没有很大的帮助；试着去处理一个最近发生的具体事件通常会更有效。

■ **患者可能会把同情错误地理解为"寻找一个使用成瘾物质的借口"**。很重要的一点是，要让患者知道用同情来预防使用成瘾物质是很有帮助的（例如："当你有强烈的欲望想去使用成瘾物质时，当你努力避免依照这种渴望去行动时，你可以怎样用同情的方式对自己说话？"）。同情也可以用来探讨可能激发使用成瘾物质的潜在的需求（如感到被剥夺、不安、孤独），但是永远不能用来说"我使用成瘾物质没关系"。

■ **如果在小组治疗中录制录音带，你可以只录制一盘磁带，让所有的患者都发言**（如果有人不愿意，要尊重他们的意愿）。出于保密的原因，不要将名字录下来。复制磁带，在下次治疗时分发给每一个人。

疑难案例

- "这是给懦弱的人用的。"

- "但我是一个失败者。"

- "这如何能让我的前夫 / 前妻停止骚扰我呢？"

- "我已经尝试过了，我做不到。这种方法对我没用。"

引 言

你自己，

和世界上所有的人一样，

应该得到你的爱和感情。

——佛陀

（公元前 5 世纪印度哲学家）

摘自《寻求安全》，Lisa M. Najavits (2002)。

苛刻与同情

你会如何跟自己对话,是以苛刻还是同情的方式?

苛刻的自我对话	同情的自我对话
谴责、打击	爱、理解
妨碍改变	促进改变
忽视自己	倾听自己
容易	困难

例子:

苛刻的自我对话	同情的自我对话
我昨晚喝酒了。我真是一个失败者! 我什么也做不好。	我知道喝酒很危险,但我还是喝了。这肯定是有原因的,可能是由于我对弟弟的去世感到很难受。下一次当我有喝酒的欲望时,我会打电话给我的支持者谈谈我的感觉,以此来预防喝酒。

你需要考虑的意见如下:

苛刻的方式可能与创伤后应激障碍和物质滥用有关。

- 创伤后应激障碍:如果你感受到很多的情感痛苦,你可能会将之发泄到自己身上,采用羞辱自己的方式("你这个傻瓜!")或躯体虐待的方式,比如割伤自己。如果你在童年时被苛刻地批评过,你可能会"内化"那些声音,批评自己。

- 物质滥用:患者在使用成瘾物质后经常会产生自我仇视,感到羞耻,试图通过对自己"大喊"来预防再次使用。然而,预防的最好方式是用富有同情心的方式探讨你为什么会使用成瘾物质(例如:你感到被剥夺? 孤独? 恐惧?)。此外,下次当你有强烈的使用欲望时,尝试着用同情的方式与自己对话,以防止自己向欲望投降(也就是说,努力用其他方式满足你的需要)。

同情促进成长,而苛刻妨碍成长。你可能会认为苛刻的方式是"真相",或者是一种"负责任"的方式——对自己大喊会改变你的行为。但自我仇视是一种低级的骗局、一种幻觉,是一种阻碍成长的心理防御,是一种破坏性的习惯。研究显示,从长期来看,惩罚是不能改变行为的,但赞扬和理解可以做到。无论你做了什么,你都可以负起责任而不是"打击自己"。同情意味着用一种开放、非评判性的心态去探寻到底发生了什

《寻求安全》,由 Lisa M. Najavits 著 (2002)。凡购买本书者只可以为个人使用复印该表(详情参阅版权页)。

么，这就促进了真正的改变。如果因为你在成长过程中没有学会同情而对它不熟悉，你可能就会觉得比较困难。你可能需要大量练习才能感觉自然。

★考虑一下自己的生活处境：

- 你苛刻的自我对话听起来是怎么样的？你同情的自我对话听起来是怎么样的？
- 当你对自己苛刻的时候，它是否将你固定在旧有的行为上？
- 苛刻地对待自己比同情地对待自己更容易吗？

增加同情的方法

当你留意到有苛刻的自我对话时……

■ 问一下自己：*"如果我爱自己，我现在会对自己说什么？"*

■ 问一下自己：*"如果我倾听内心深处的需求，我会对自己说什么？"*

■ **试着探讨你行为背后的原因**。例如，如果你酗酒了，可能是因为你正处于巨大的痛苦中。如果你面试一份工作失利，可能是因为你需要更多的帮助和练习。

■ **使用温和些的语言**。找一种更温和的方式跟自己交谈。例如，"我是一个失败者"是很苛刻的，而"我有很多痛苦，所以我的进步可能会慢一些"就是温和的。

■ **想象你正在跟一个做了错事的小朋友讲话**。你会怎样以同情的方式与那个小朋友说话？例如，你可能会说："没关系，至少现在你是安全的。你是个好人，你会坚持把它解决的。"

■ **进行有关同情的试验，即使几分钟也行**。如果那么做令你觉得很困难，你应当首先尝试"思维停止法"：大声地对自己说"停止想那件事"，以打断这个循环或苛刻的自我对话，然后尝试同情。

■ **努力练习**！在下面列出的情景中，为了预防不安全的行为，你会怎样用同情的方式同自己对话？

  ● 因为你很孤独，你想使用成瘾物质。

  ● 你刚被解雇，你很想用拳头砸墙。

  ● 你的伴侣与你分手了，你想自杀。

  ● 你的考试成绩很差，你想暴食。

《寻求安全》，由 Lisa M. Najavits 著（2002）。凡购买本书者只可以为个人使用复印该表（详情参阅版权页）。

对承诺的建议

对能够让你的生活前进的活动做出承诺！

这可以是任何你觉得能帮助你的事物，或者你也可以尝试下面的一些建议。

遵守承诺是尊重、尊敬和关心自己的一种方式。

■ 选择 1：你怎样将这句话变得富有同情："我是一个坏人。"

■ 选择 2：写一段话来描述同情对你意味着什么。如果你对自己更富有同情一些，你的生活会有什么不同？

■ 选择 3：通过逐步创建一个新磁带来替换你头脑中的"旧磁带"！用磁带录制一段同情、抚慰性的话。如果你愿意，也可以让你生活中重要的人在这盘磁带上录一段话（比如家庭成员、治疗师、你的匿名戒酒会支持者）。当你苛刻的自我对话出现时就放一下这盘磁带。

■ 选择 4：填写安全应对表。

应用于本主题的安全应对表范例

	旧方式	新方式
情境	我女儿看到我使用毒品，看起来她受到了很大伤害。	我女儿看到我使用毒品，看起来她受到了很大伤害。
你的应对方式	我对自己说："你太坏了，你不配做父亲，你总是把事情弄糟。"	我对自己说："如果我在女儿面前使用，我一定会感到心烦意乱。我应该怎样更好地照料自己呢？那样这种事就不会再发生了。"
结果	我感觉很糟，越来越差。	我努力去解决，打电话给我的支持者征求建议。

你用旧的应对方式有多安全？ _____   **你用新的应对方式有多安全？** _____

从 0（根本没有安全）到 10（完全安全）评分

《寻求安全》，由 Lisa M. Najavits 著（2002）。凡购买本书者只可以为个人使用复印该表（详情参阅版权页）。

红旗与绿旗

（行为方面）

概　述

指导患者：(1) 识别创伤后应激障碍和物质滥用的危险和安全信号（红色和绿色的旗子）；
(2) 制订安全计划。

介　绍

　　"一旦我进入了危险区域，我好像要用一种神奇女侠（Wonder Woman）的力量来踩住刹车。我越多地大声说'我有麻烦了，我想酗酒'，感觉会越好。我参加越多的会议，我就越能够真诚地与我的治疗者讲话，感受到的威胁就越少。我充满压力的生活还在继续：如何离开充满虐待的婚姻和保护好孩子显得尤其突出，令我害怕。但至少我非常高兴自己能够阻止快速的复发，并且通过这个小组和其他的治疗机构努力工作。现在我参加了家乡的匿名戒酒会的会议，并每天与一个当地的支持者通电话。是的，我并不孤独。"

229

就像这名患者所提及的，陷入复发是一种严重的威胁，但也是一种通过努力可以控制的事情。创伤后应激障碍和物质滥用都是典型的反反复复的疾病，特别是慢性的患者更是如此。创伤后应激障碍症状（例如自杀的感觉）和物质滥用症状（例如再次使用）加重的危险对患者和治疗师来讲都是持续存在的担忧。

而且，这两种障碍都有高度压抑的倾向，患者以分离、轻视和否认作为他们内心的防御方式。因此，患者通常在最需要了解症状严重性的时候偏偏毫无察觉。今天所要讨论的主题的目标是，增加患者对他们螺旋式下滑（"红旗"）和积极的康复努力后的螺旋式上升（"绿旗"）方式的理解。对螺旋式上升进行讨论是非常重要的，因为许多患者不知道"好的会促进好的"——就像"坏的会加重坏的"一样。生活被毁坏的人对后者更熟悉，可以逐渐地向他们灌输希望并明确地传递：如果他们在康复早期就努力处理，随着时间的推移，事情会变得越来越容易。

治疗中的练习是制订一个安全计划，让患者详细说明在他们处于轻度、中度和重度危险时，他们可以怎么做。通过系统地写出每一种危险水平的应对计划，患者可以真正地倾听他们自己。创伤后应激障碍和物质滥用的患者与他们自己的内心失去了联系，他们无法"听到"自己的行为传递给他们的信息。他们可能陷入争斗、孤立，对身体不关心，因此，也就没有认识到这些都是需要立即关注的痛苦的信息。提供具体的"什么时候做什么"的计划可以再次确定积极应对的好处，特别是如果可以在早期阶段完成而不是等到发展到灾难性的程度，效果会更好。简而言之，就如同谚语所说："生活并非注定是悲剧，在他人的帮助下你可以写一出新的剧本。"

反移情

治疗师需要警惕所提供的反馈超出了患者自己的理解。尽管确认患者对他们自己的危险和安全模式的观点是非常重要的，但随着时间的推移，治疗师可以根据与某个患者工作的直接经验逐步增加额外的洞察，用这种方式来深化这一主题会更好。治疗师洞察患者行为信息的能力，可以为患者示范如何从深层次了解行为的意义。

致谢

复发预兆信号的概念在 Marlatt and Gordong（1985）中有详细的描述。"红旗"这一术语来自 Trotter（1992）。安全计划（讲义 2）来自 McLean 医院女性日间治疗项目使用的一个表格，作者不详。

治疗准备

■ 可以考虑让患者邀请安全的家庭成员和／或朋友来参加治疗，帮助实施这一章的安全计划。参见下面的"建议"。

治疗形式

1. **治疗登记**（每个患者最多5分钟）。参见第2章。

2. **引言**（简洁地）。将引言与治疗连接起来，例如："今天我们要讲述危险与安全的信号。就像故事里的那个人一样，你可以学着去注意一些线索，不要反复陷入同一个错误中去。"

3. **将主题与患者的生活相联系**（深入地，占治疗的大部分时间）。

   a. 让患者浏览讲义——这些讲义可以单独使用也可以一起使用，需要注意的是每一个讲义都有自己的分主题。参见"治疗内容"（下文）和第2章。

   讲义1：危险与安全的信号

   讲义2：制订安全计划

   讲义3：红旗与绿旗的关键点

   b. 帮助患者将技能与他们当前生活中特定的问题联系起来。参见下述"治疗内容"和第2章。

4. **治疗结束**（简洁地）。参见第2章。

治疗内容

目标

- 帮助患者识别他们自己的危险（红旗）和安全（绿旗）信号（讲义1）。
- 制订安全计划（讲义2）。
- 讨论复发的典型模式（讲义3）。

将资料与患者生活相联系的方法

- **让患者思考一下近期的事件**。成瘾物质使用、自伤或其他近期的出格行为有助于患者了解他们的红旗。同样，近期好的应对可以帮他们识别他们的绿旗。

- **个体化的安全计划**。制订适合每个患者特定需要的安全计划（讲义2）。使用患者在讲义1中识别出来的自己的红旗和绿旗作为制订计划的基础。根据需要提供反馈，如果有需要，可以让患者在治疗计划上签字并复制一份给其他治疗者。

- **讨论**

危险与安全的信号（讲义1）

- "什么是你最突出的红旗和绿旗？"
- "你最后一次使用成瘾物质（或有其他不安全行为）是什么时候？哪个红旗是它的先兆？"
- "是否有一些混合的信号告诉你正处于危险之中？"
- "当你的红旗出现时，你觉得你是否能'听出来'这是痛苦的信息？"
- "当你的精神开始螺旋式下滑时，你可以和谁交谈？"
- "是否有人足够了解你，可以在你处于危险中时提醒你？"

制订一个安全计划（讲义2）

- "提前制订一个安全计划为什么有帮助？"

- "你应该把安全计划放在哪里才能让你在需要的时候想起它？"

- "有没有一个人你可以把安全计划给他一份？（朋友？支持者？）"

- "通过填写，你对自己有没有一些新的了解？"

有关红旗和绿旗的关键点（讲义 3）

- "你有没有注意到某个很严重的红旗，但那时已经太迟了？"

- "为什么你会觉得大多数使用成瘾物质的复发是发生在戒断 90 天以内？"

- "为什么说当你精神开始螺旋式下滑时寻求他人的帮助是很重要的？"

- "你是否能把你的红旗看作是痛苦的信号？"

建议

■ 可以考虑在两次治疗中涵盖这些材料。方式之一就是在第一次治疗中讨论讲义 1 和讲义 3，在第二次治疗中讨论讲义 2。

■ 鼓励患者邀请让他感到安全的人参加治疗。他们能够帮助监测患者的红旗，并帮助实施安全计划。可以参考主题"让他人支持你的康复"，其中有进行这种联合治疗的指南（不要把治疗变成家庭治疗，指导其他重要的人来支持而不是来要求患者做什么）。即使这些的人不能来参加治疗，还是可以给他们一份安全计划的复印件。

疑难案例

■ "在我割自己手臂的时候并不知道是怎么回事，只有发生之后我才意识到。"

■ "现在很多红旗都适合我。这太郁闷了。我干脆还是放弃吧。"

■ "我不想填表格。"

■ "我可以制订安全计划，但是我不能承诺去做。我需要感觉到，在我愿意的时候我能够杀死自己。"

■ "这些红／绿旗不是一种全或无的想法吗？我记得你说过，我们应该找一种中间状态？"

人生五章

第一章
我走在人行道上，跌入一个很深的洞。
我没办法出来，我也不知道为什么。
这不是我的错，我花了很长时间才出来。

第二章
我走在人行道上，再次跌入那个洞。
我难以理解。那不是我的错。
我拼了命才出来。

第三章
我走在人行道上，再次跌入那个洞。
这次我理解了为什么会这样，是我的错。
这次出来得比较容易。

第四章
我走在人行道上，看到了那个大洞。
我绕开它走，没有掉进去。

第五章
我选了另外一条人行道……

——波西娅·尼尔森
（20世纪美国作家）

摘自《寻求安全》，Lisa M. Najavits (2002)。

危险与安全的信号

倾听你的行为所传递给你的信息！

你的红旗和绿旗是什么？核对下表，在适合你的条目边打（√）：

🔔 红旗 🔔	☺ 绿旗 ☺
危险	**安全**
孤立	花时间与支持你的人在一起
没有关照自己的身体（饮食、睡眠等）	关照好自己的身体
打架争斗	和睦相处
太多空闲时间	时间表有条理
破坏性的行为	行为都有掌控
感觉停滞在某个地方	感觉一直在往前走
撒谎	诚实
将负性情绪付诸行动	用言语来表达负性情绪
取消治疗	按时参加所有治疗
停止服用医生开的处方药（或者服用太多或太少）	遵医嘱服药
被动（"何必费事呢？"）	主动应对
愤世嫉俗的／消极的	现实的／积极的
不与创伤后应激障碍症状做斗争（如分离症状、自伤）	与创伤后应激障碍症状做斗争（如着陆技术、再思考）
不学习新的应对技巧	学习新的应对技巧
身体变得虚弱	保持身体健康
认为治疗没有必要	认为治疗有必要
和使用成瘾物质的人在一起	和不使用成瘾物质的人在一起
听不进别人的反馈	听取别人的反馈
太多的责任	责任适度
认为别人想让我看起来或感觉起来很糟	对周围人感觉还好
停止关心，停止努力	关心和努力
过分的欣快	现实的担忧
旷工或旷课	按时上班或上课

《**寻求安全**》，由 Lisa M. Najavits 著（2002）。凡购买本书者只可以为个人使用复印该表（详情参阅版权页）。

★你还有其他的红旗吗?

_____

_____

_____

_____

_____

★你还有其他的绿旗吗?

_____

_____

_____

_____

_____

制订安全计划

以下表为例，填写安全计划：

轻度危险（开始出现痛苦）	我该做什么才能保持安全
●进食差	●将参加匿名戒酒会的频率增加到每周三次
●偶尔缺席一次治疗	●将我的感受告诉治疗师
●变得愤世嫉俗和消极	●给朋友打电话，与他聊一聊

🔔红旗🔔	☺绿旗☺
轻度危险 （开始出现痛苦）	**我该做什么才能保持安全**
中度危险 （变得严重了——当心）	**我该做什么才能保持安全**
重度危险 （情况紧急！）	**我该做什么才能保持安全**

红旗与绿旗的关键点

■ **红旗是痛苦的信息。** 就像发烧是身体需要休息的信号一样，红旗是你的情感正遭受痛苦的信号。患有创伤后应激障碍和物质滥用的话，潜意识有一种把这些信号从心里推出去的趋势，当这些信号出现的时候视而不见。但是，注意到这些信号并确定它们由于某个原因存在于那里是很重要的。它们不是虚弱或失败的信号，而是需要照顾自己的信息。

■ **记住"防患于未然"。** 有些人牢记"防患于未然"，以便尽早帮助自己。在讲义1和讲义2中列出的红旗可能是你要做出破坏性行为的信号。如果你能够看到这些警示信号并积极主动地去应对，你是有机会在情绪下滑的过程中阻止自己的。在创伤后应激障碍和物质滥用中，这种危险的时刻不是"全或无"的事件，而是逐渐发展的，允许你有时间自救。

■ **在危险逐渐增强时，从别人那里获得帮助是很重要的。** 当红旗越发显眼的时候，伸出手去向安全的人寻求帮助的需要也在增加。创伤后应激障碍和物质滥用最大的困难之一是孤立。当症状加重时，患者倾向于藏起来。所以需要提前规划好在你有危险的时候可以打电话给哪些人，以及他们应如何帮助你度过这段危险时期。可以预演你们相互说些什么。

■ **在它们变成"尖叫"之前倾听"耳语"。** 安全计划可以识别你的警告信号以及反应的方式。讲义2中的安全计划有三个水平，所以你可以在变成紧急情况（水平3）之前留意到你轻度的危险（水平1）。在这个过程中，你越早采取行动越好。

■ **在危险增加的时候，付诸行动也会增加，而谈论则不增加。** 要注意到，许多危险信号是行为。随着痛苦的增加，保持谈论你的感受是很重要的，否则你会发现自己会"付诸行动"。想一下，一个小孩感到被伤害后会开始用拳头打墙：当孩子不能直接表达他的感受时，他们会付诸行动。

■ **大多数物质滥用者在戒断90天内复发。** 对多种滥用物质（海洛因、香烟、酒类）的研究显示，戒断后的90天是最易感的一段时期。因此，在康复的早期注意到你的危险信号是很重要的。

■ **注意螺旋式变化。** 在康复中，有一种"螺旋式变化"或"滚雪球"的现象发生，可以是正性的，也可以是负性的方向。向下的螺旋进展会发生在症状开始加速变糟糕时，经常会很快。当你的治疗效果很稳定，好的事情开始发生时，则会形成向上的螺旋。例如，你找到了一份工作，因此可以在安全的区域租到公寓，在那里你可以找到健康的朋友等。

对承诺的建议

对能够让你的生活前进的活动做出承诺！

这可以是任何你觉得能帮助你的事物，或者你也可以尝试下面的一些建议。

遵守承诺是尊重、尊敬和关心自己的一种方式。

- 选择 1：把你的安全计划交给你信任的人（如：安全的家人、朋友、治疗师、匿名戒酒会支持者），并向他们征求意见。
- 选择 2：写一个关于个人勇气的故事——"我是如何面对红旗并获得胜利的"。
- 选择 3：写出可以送给你生活中的人的关于"如何帮助我"的指南，列出你的危险信号，以及在你摇摆不定的时候人们可以做些什么来帮助你。"
- 选择 4：写出在你处于"轻度"和"中度"危险时你会对自己说什么。
- 选择 5：填写安全应对表（下面提供了一个范例）。

应用于本主题的安全应对表范例

	旧方式	新方式
情境	有人在公路上开车时超我车。	有人在公路上开车时超我车。
你的应对方式	我很生气，并在接下来的几公里紧追着他。我感觉好像无法接受应激，我考虑使用成瘾物质。	我需要尽早看到危险信号，我一感受到这种应激就意味着最终我会使用成瘾物质。我需要跟这个"世界"有一个缓冲——我要参加一次聚会，请一天"精神健康"假来休息一下。
结果	什么也没有好转，我继续吸毒。	我很好，感觉更能控制自己了。

你用旧的应对方式有多安全？ _____   **你用新的应对方式有多安全？** _____

从 0（根本没有安全）到 10（完全安全）评分

《寻求安全》，由 Lisa M. Najavits 著（2002）。凡购买本书者只可以为个人使用复印该表（详情参阅版权页）。

诚　实

（人际方面）

概　述

　　鼓励患者探讨诚实在康复中所扮演的角色，并针对特定的情形做角色扮演。与这一主题相关的重要问题包括：不诚实的代价是什么？什么时候诚实是安全的？如果别人不接受诚实怎么办？

介　绍

　　"我没有告诉医生我是一个酒精依赖者，我不想让他把我的安眠药拿走。"

　　"我的创伤不可能有我让它听上去的那么糟糕，我肯定添油加醋了。"

　　"社会服务部想让你写一封关于我的进展情况的信，你能不能略去我上个月复发的事？"

　　"如果我把物质滥用的事情告诉家人，我会被孤立的。"

　　"我不想和那个家伙约会，但是我无法说'不'。"

241

对自己和他人诚实，是创伤后应激障碍和物质滥用康复中的重要原则。秘密、谎言、否认以及回避是这两个障碍都具有的特点。在创伤后应激障碍（尤其是早年的长期虐待）中，患者可能说出实情后受到惩罚或被忽视，因此他们就学会抑制说出实情。例如，有一个患者由于批评父亲而遭毒打，在治疗初期她甚至都无法意识到对他人的批评想法。经历单次创伤事件的患者也可能难以面对事件的影响，他们试图假装自己"真的很好"，而事实并非如此。在物质滥用中，患者在内心和人际间都有否认的倾向，这是众所周知的。物质滥用的羞耻感可能会让人们对自己的使用情况一直撒谎，而不论家庭或治疗者给予的支持如何。

在这一主题中，要鼓励患者认识到不诚实的精神代价：那样会让他们与别人疏远，而且自己的有些事情是别人所不能接受且必须要隐瞒的想法会一直存在。相反，诚实是一种解放。在这一治疗的预初研究中，曾要求患者报告哪些概念对他们来说最重要，在治疗结束时及结束 3 个月之后，他们都给"诚实很重要"评了最高分，在 0 ~ 3 分的量表评分中两次都得了 2.9 的平均分（Najavits et al., 1996b）。

尽管诚实可能会被认为等同于自信（Assertiveness，认知行为治疗中的主要概念），但"诚实"这一用语所传递的理念不仅仅在于表达出自己的想法，它意味着要传递正直，一种"承认"自己经历的理念，类似一种精神上接纳的感觉。同时它也强调患者同自己的关系，而"自信"通常仅适用于人际之间。

诚实是一个很复杂的主题，因为对患者来说真实的危险可能就在眼前，诚实需要有选择性。例如，患者面对一个虐待者时并不安全。或者，在刚开始约会的阶段，患者讲述过去的创伤和物质滥用的经历可能并不明智。简而言之，诚实并非万能工具，而需要对特定的情形和危险仔细地权衡。

患者还要明白的非常重要的一点是，如果曾经对自己的物质滥用情况撒过谎，他们可能需要努力重新获得他人的信任。家人、朋友和治疗者需要在比较长的时间内观察患者的表现才能相信患者的诚实。因此，将尿检作为治疗的一部分是合理的要求。

一种可能的困难情况是，患者要求治疗师对另外一个治疗者隐瞒信息。对于物质滥用来说，在本主题开头已经给了一些例子。在这种情况下，我们强烈建议治疗师不要对其他治疗者保密。通常可以建议患者试着与其他治疗者诚实地交谈，并且设置一个做这件事情的日期（比如几天内）。过了这个特定的日期，治疗师就要直接与别的治疗者沟通，确认信息已经传递给他。尽管这样做有可能使患者从治疗中脱落，但为患者保守物质滥用的秘密却是更大的危险。这不但会强化他继续就物质滥用撒谎，也会将治疗师置于一个"授权者"的境地，而且有时会将他人置于危险之中。与此不同，对于创伤后应激障碍来说，患者愿意与同一个治疗者分享一些资料而不想将这些信息提供给其他人是合理的。治疗关系亲疏的不同、治疗者的角色、患者感受的脆弱性是对创伤材料保密的合理原因。例外的情况是，患者威胁到或从事了对自己或他人的躯体伤害。

在鼓励患者诚实的过程中，一个重要的问题就是帮助他们应对别人的负性反应。这样，无论别人的反应如何，都能帮助患者将诚实本身看作积极的目标。任何一种情况都可以促进患者成长：如果别人的反应是正性的，他们的关系会变得更密切；如果别人的反应是负性的，患者可以对他人有更多的认识并根据情况进行处理。不幸的是，患者经常出现负性的反应，这种反应并不是由于他人的什么信息，而是出于他们对自己的谴责。因此，提前针对负性反应做准备是很重要的。

今天这一主题的讲义主要是为患者提供一个探索诚实的机会，通过：

- 讨论诚实的概念（创伤后应激障碍和物质滥用怎样导致不诚实；不诚实的情感代价；对自己和对他人诚实的观点）。
- 学习诚实表达的一些具体策略。
- 识别出什么时候诚实可能是不安全的，例如，在家庭暴力的情况下，诚实可能会导致躯体受到伤害。

关于承诺，"设置一次试验"的方法建议：在一个特定的情景下，患者通过诚实的方式预测可能会发生什么，然后看看预测有多精确。通过这种试验系统地学习是很有帮助的，患者经常会对结果感到吃惊。如果需要，主题"寻求帮助"中的讲义2"方法步骤表"可以用来组织这个练习。

反移情

由于让患者诚实是那么困难，所以，尊重患者的防御并确定他们能够在某些方面取得一些进步，比说服患者接受他们一直抵触的目标更有帮助。例如，如果患者在一个特别的情境中（如无法和恋人分手）做不到诚实，可以将目标降低到能够达到的水平。

治疗准备

■ 建议：治疗师应该读一下 M.Scott Peck（1997）写的一本书《撒谎的人》（*People of the Lie*），书中讨论了坦率、精神疾病和心理治疗。

治疗形式

1. **治疗登记**（每个患者最多 5 分钟）。参见第 2 章。

2. **引言**（简洁地）。将引言与治疗连接起来，例如："今天我们主要讨论诚实。 正如引言所建议的，你能够找到话语来打破沉默。"

3. **将主题与患者的生活相联系**（深入地，占治疗的大部分时间）。
   a. 让患者通览讲义"诚实"。
   b. 帮助患者将技能与他们当前生活中特定的问题联系起来。参见下述"治疗内容"和第 2 章。

4. **治疗结束**（简洁地）。参见第 2 章。

治疗内容

目标

■ 探讨诚实在康复中的作用。

■ 积极地练习诚实的方式。

将资料与患者生活相联系的方法

■ **角色扮演**。让患者找出当前的一个诚实会有帮助的具体情境，然后让患者练习诚实地大声地讲出来，并通过一些问题指导患者，例如："在那种情境中如果你用诚实的方式，有什么可能让你害怕的事情会发生吗？""你预计别人对你的诚实会有什么反应？""如果别人对你的反应不是很好，你会怎样应对？""在真实的生活中你会（像练习时一样）诚实吗？为什么会或为什么不会？"

■ **做简单的预演**。介绍一个假定的场景，并询问他们会如何处理，例如："下次你想自杀的时候，你能够告诉什么人吗？""下次当你觉得想要再使用成瘾物质时，你会告诉谁？""如果你想让你的伴侣采取安全的性行为，你会怎样告诉他 / 她？"

■ **讨论**

● "想一下最近你不诚实的一个例子——你是不是想用某种方式保护自己？"

● "你最后一次使用成瘾物质（或有其他危险行为）时，有没有事先诚实地告诉其他人？"

● "你怎样判断对某个人诚实是否安全？"

● "有关你物质滥用的情况，你觉得自己需要对谁撒谎？有关负性感受的事情呢？"

● "诚实与你的创伤后应激障碍和物质滥用的关系如何？"

● "你能不能想起什么时候你是诚实的，而且那样对你有帮助？"

建议

■ **如果患者说他们"一直都诚实"，要对其进行试探**。这通常意味着他们对自己的不诚实没有觉知。这样做的方法包括："你最近一次使用成瘾物质的时候，有没有提前告诉别人？""你有没有对自己说过'我再也不喝酒了'？"

■ **将不诚实重新定义为"自我保护"**。在避免指责的同时，帮助患者对自己的不诚实承担起责任。他们对自己或他人撒谎可能有很好的理由，并且撒谎通常是从某些方面保护自己。例如，对物质滥用的情况撒谎，可能会让他们在与别人交谈的时候少一点丢脸的感觉；对创伤后应激障碍的情况撒谎，可能会保护他们不受到进一步的虐待。

■ **强调诚实对于康复的重要性**。无论不诚实的动机是多么的可以理解（参见上一条），都要为诚实而努力。目标是尝试更加诚实并评估其结果。

■ **需要注意，诚实并不是"全或无"的事情**。它是一个"从多到少"的连续体。可能也有一些情景中部分的诚实是最好的（例如，在办公室聚会中拒绝喝酒）。

■ **在练习诚实时，试着去探讨当别人的反应不好时患者该如何应对**。一个常见的错误是，认为只有当别人的反应是正性的时候，诚实才是成功的；如果反应是负性的，就感到完全被击败。在练习诚实的时候，让患者想清楚如果结果不好该如何应对。这种应对可以是内心的（如何对自己说），也可以是外在的（如何对别人说）。在讲义中强化这一点，即诚实本身就是宝贵的。

疑难案例

■ "如果我诚实会伤害到他人。"

■ "你是不是想说我是个骗子？"

■ "我从来没有直接撒谎，我只是省略了一些信息。"

■ "诚实？如果我对老板说他是个蠢货会怎么样？"

■ "我不能将我物质滥用的事情告诉我的孩子。"

■ "我是个很诚实的人，我只是不能戒断成瘾物质。这个主题能怎么帮我呢？"

■ "我一直接受的教导是，如果你不能说某个事情好就什么也不要说。"

■ "我在角色扮演中可以很诚实，但是在现实生活中永远也做不到。"

有什么话你还没有说？

你需要说什么？

……有太多的沉默需要被打破。

——奥德瑞·洛德

（20 世纪美国作家）

摘自《寻求安全》，Lisa M. Najavits（2002）。

诚　实

你想做什么?

以下每个问题，请选出一个答案。

1. 你喝酒的时候，你 10 岁的女儿变得很不安，她问:"你今天喝酒了吗?"（事实是你喝了。）

    你会:（a）说实话? （b）撒谎?

2. 你的治疗师说了一些让你生气的话。

    你会:（a）说实话? （b）什么也不说?

3. 你若使用毒品会被你下榻的小客栈驱逐。有一天你使用了可卡因，第二天白天登记住宿时:

    你会:（a）说实话? （b）撒谎?

你选了几个（a）? ＿＿＿＿＿＿　　几个（b）? ＿＿＿＿＿＿

关于诚实

为什么诚实那么重要?

- 它促进康复。
- 它帮助你尊重自己。
- 它改善你与他人的关系。
- 其他原因: ＿＿＿＿＿＿＿＿＿＿＿＿＿＿＿＿＿＿＿＿＿＿＿＿＿

不诚实的代价是什么?

- 它让你一直躲藏和孤独——人们不知道你到底怎么样。
- 它让你感到羞耻——当你撒谎的时候很难尊重自己。
- 它会伤害其他人——当他们发现后会觉得被背叛。
- 其他代价: ＿＿＿＿＿＿＿＿＿＿＿＿＿＿＿＿＿＿＿＿＿＿＿＿＿

在创伤后应激障碍和物质滥用中，诚实可能是非常困难的。不诚实往往是一种保护自己的企图。物质滥用患者可能会通过撒谎的方式让自己感觉好些。

对他人不诚实: 把自己的滥用量说得最小; 在尿检时采取欺骗行为。

对自己不诚实: 否认自己有物质滥用的问题; 告诉自己"我可以只喝一杯"。

创伤后应激障碍患者可能为了减少痛苦而撒谎。

对他人不诚实：在感觉并不好的时候装作很好；对有关虐待的事情向家人保密。

对自己不诚实：由于感觉太痛苦而不面对所发生的事情；留在一种虐待关系中，而不是离开。

所有诚实的基础是对自己真实。对他人诚实首先需要对自己诚实："承认"自己的需要，认识到你的感受。

不诚实的方式有两种：

- **主动撒谎**：你讲一些不是事实的事情。比如，你用了毒品后说你没有用。
- **被动撒谎**：你不说一些是事实的事情。比如，你对一个朋友很生气，但是你没有告诉他。

有时候不诚实也是可以的：

- 当诚实不安全的时候（例如，你的伴侣会打你）。
- 你以前尝试过，但是那个人不能"听"你的（例如，把你的创伤告诉你妈妈）。
- 当并不需要完全诚实的时候（例如，刚开始约会时，你可能并不想讲述你过去的创伤和物质滥用的事情）。

诚实与人际关系：在人与人的关系中，诚实就像是地球上的水和阳光——是生存的根本。如果人们不能表达他们真实的想法和感受，最终关系会终止。同样，如果你回避诚实，你可能以愤怒爆发或将感受付诸行动而告终（比如，你对朋友很生气，所以你见面时迟到）。

怎么能够更加诚实

- **认识到对他人和自己诚实对康复是很重要的。**
- **平静、友善地说你的观点**。不是羞辱、挖苦或咆哮。
- **用"我"的表述方式**："我觉得"、"我认为"、"我想要"。
- **要具体**："我希望你能够停止种族主义的评论"或"我希望你不要再提供毒品给我"。
- **强调积极的方面可能会让别人更好地听你讲**。例如，你可以说你相信诚实有助于你们的关系。
- **如果遇到不好的反应，做你所有需要做的事情来保护自己**。据理力争，离开当时的情景或者断定别人无法听你的。但是不要责怪自己，你尝试了一些重要的事情，应该受到表扬。
- **关键点：即使别人反应不好，诚实也是值得的**。诚实是一种让情感获得自由的体验，与其他人如何反应无关。尽管，别人接受你的诚实会非常好，但只要诚实你就做到了对自己真实。试着用一种诚恳的方式来帮助他们了解，接受人际关系中你自己的那部分。这些已经超出了一个人从回报中所获得的那部分价值。匿名戒酒会的十二步法以及世界上所有的宗教和伦理系统，都出于各自的目标而重视诚实；有许多关于诚实的至理名言。

★ 在本页的反面列出当前你想变得更加诚实一些的情形。例如：告诉治疗师你真实的感受；告诉自己使用毒品是不安全的；告诉某些人你很生气。

对承诺的建议

对能够让你的生活前进的活动做出承诺！

这可以是任何你觉得能帮助你的事物，或者你也可以尝试下面的一些建议。

遵守承诺是尊重、尊敬和关心自己的一种方式。

- 选择 1：试一试再看！找一个你想变得更诚实的情境，比较一下你期望的（尝试前）和实际发生的（尝试后）。
- 选择 2：列出你没有对任何人讲过但希望能够讲的事情。（警告：这可能很困难。如果这样做让你很难过就不要去做。）
- 选择 3：写一段探讨"对自己诚实，对他人诚实"的文字（或其他与诚实有关的问题）。
- 选择 4：填写安全应对表（下面提供了一个范例）。

	旧方式	新方式
情境	我 10 岁的女儿问我昨天有没有喝酒。	我 10 岁的女儿问我昨天有没有喝酒。
你的应对方式	如果她知道我喝酒了会很不安，我不能那样对她——我无法忍受让她对我再次失望。我觉得自己是个失败者，我告诉她没有喝酒。	尽管那样会让我和女儿都很痛苦，但我还是应该告诉她实话。可能她的反应会帮助我下一次不去喝酒。无论如何，我已经喝了，撒谎只会让我们更糟。我需要向她解释，喝酒对我来说是个严重的问题，我会竭尽全力去解决它。
结果	我感到毫无价值，很糟——我不想变得不得不对女儿撒谎。	我因为女儿不安而感到难过，但我知道自己做了正确的选择。我感觉自己是一个正直的人。

你用旧的应对方式有多安全？＿＿＿＿＿＿   **你用新的应对方式有多安全？**＿＿＿＿＿＿

从 0（根本没有安全）到 10（完全安全）评分

《寻求安全》，由 Lisa M. Najavits 著（2002）。凡购买本书者只可以为个人使用复印该表（详情参阅版权页）。

康复思想
（认知方面）

概　述

与创伤后应激障碍和物质滥用相关的想法同健康人的"康复思想"有着明显的差别。使用重新思考工具（例如："列出你的选择"、"创作一个新故事"、"做决定"、"想象"）引导患者改变他们的思想。通过练习大声地思考及重新思考来演示重新思考的效力。

介　绍

患者变得兴奋或出现其他不安全行为的原因有着长期存在的不计其数的复杂含义。通过探讨这些含义，治疗师得以从患者问题的根源处进行干预。对创伤后应激障碍的患者来说，物质滥用可能具有特殊的意义，包括：

- **寻求帮助的呼喊**。*"它告诉人们我觉得有多么失控。"*

- **进入自己内心世界（感受、思维、记忆）的方式。** "我知道内心有很多东西需要去触及，但我不喝醉没办法做到。"

- **关闭内心世界的一种方式。** "对毒品成瘾是我处理心理垃圾和将所有事情都关掉的方式。"

- **报复虐待者的一种方式。** 通过使用成瘾物质，患者的行为表达的是："你不能再伤害我了"或"我现在控制了自己的身体"。

- **混乱的家庭生活的一个突出部分。** 患者经常报告从他们能够记事起家里就存在创伤和物质滥用。"我所经历的创伤部分是源于我母亲的酗酒。当我妈妈喝酒狂欢时，我爸爸就会强迫她与他发生性关系，那对当时还是孩子的我来讲是非常具有创伤性的。"

- **慢性自杀。** "我之所以使用毒品是因为我想死。"

- **重新虐待自己的一种方式。** "我之所以使用毒品是因为我不在乎，我恨自己。"

- **保护自己的真正的努力**(即保护自己免受更糟的自我伤害)。"当压倒性的感觉来临时，我觉得我唯一的选择就是伤害自己或喝酒。"

- **犯罪者制造虐待场景的方法。** "我叔叔从我 11 岁开始虐待我，他甚至有胆量尝试用一包大麻来收买我。"

认知治疗提供一些策略来帮助患者探讨和改变他们的意义系统。今天的主题中将对认知治疗进行回顾，并强调其中的两个主要策略：(1) 识别患者制造的意义（特别是那些与创伤后应激障碍和物质滥用有关的）；(2) 帮助患者从有害的想法转换到有治疗性的想法（康复思想）。在实施这次治疗时，记住以下几点会比较有帮助：

- **创伤后应激障碍和物质滥用的患者在讨论"负性"思维时容易感觉被批评。** 他们可能会说："我的想法也很坏"，"我感觉不到好是我的错"，"我很蠢"或"我的问题都在我的脑子里"。治疗师在实际地探讨患者的意义系统对他们的生活造成怎样的影响时，可以通过传递一种合作、同情的姿态来预防这些发生。告诉他们每个人都有一定程度的适应不良的思维，每个人都可以学着去修正它，这样也会对他们有些帮助。

- **识别并改变一个人的思维是很难习得的技术。** 许多人将思维和感受当作同样的现象；

不了解自己的思维；或对自己的思维、行为和感受难以区分。而且，要改变思维需要很大的努力。

- **使用简单的术语**。认知治疗可以被看作一种"重新思考"、"创造意义"或"自我谈话"的方法。这些听起来比用"认知"一词少一些抽象感。

- **对认知治疗有很多误解**（Clark，1995；Gluhoski，1994）。这些误解包括："认知治疗是枯燥的和理论性的，有很多表格要填"，"认知治疗就是把消极的想法变成积极的"，"认知治疗很肤浅，它只看思维，而真正重要的是情感"，"认知治疗很简单，你只需要把你的想法转个弯"，"认知治疗让患者因为'错误'的想法而感到难过"，"认知治疗是告诉患者应该相信什么"。事实上，如果做得好，认知治疗是一种很深的对情感的探索，有巨大的能力产生持久的改变；如果做得不好，患者可能感觉到被贬低、被控制或被误解。

- **患者经常因为聚焦在他们的思维上而很感激**。那样可以帮助患者理解他们的经历，并能够进入他们的内心世界。

反移情

- **太"学院气"或理论性**（即钻研思维和感受的区别，而不是让患者体验重新思考的效果）。当治疗师对重新思考技术不熟悉时，通常会发生这种情况。如果你觉得进行重新思考的工作不是很娴熟，就要重新阅读认知治疗手册，例如，《物质滥用的认知治疗》（Beck et al.，1993）或《抑郁的认知治疗》（Beck et al.，1979）。

- **为患者提供的指导不够**。有的治疗师让患者重新思考自己的信念，但却没有提供苏格拉底式提问的指导。例如，他们可能会说："对这些你有什么不同的想法？"或"试着用一种新的方式去思考"。但是患者无法简单地对世界产生新的理解，而是需要通过一系列严谨和特定的问题来形成。在检验本治疗时，这一主题是治疗师最难做好的部分；许多治疗师不知道如何帮助患者转换他们的思想。尽管教授认知治疗超出了本书的范围，但在要求患者做之前学习一下认知技术还是很重要的。其他问题还包括：告诉患者去相信什么（"不要再说你是一个坏人——你是个好人"），以及在患者说重新思考没有用处时不知道该做什么。

- **让重新思考成为一个肤浅的练习而不是深切的情感活动**。要让它充满情感，（1）情境必须有足够"热度"（即患者对它有强烈的负性情感）；（2）重新思考需要达到患者所做的核心假设的层次；而且（3）重新思考需要提供一个现实的新的理解（即不是过分简单化的、非现实的想法）。例如，一个患者说他从来没有朋友，而且觉得永远也不会有，治疗师则说，"去参加一匿名戒酒会，在那里你会遇到很多人"——这忽略了患者有严重的社交技巧缺陷的可能性，需要在他能够在现实中培养朋友关系之前进行一系列的治疗。

致谢

认知重建这一主题有许多作者，但主要来自 Aaron T. Beck 和 Albert Ellis 的著作（Ellis, McInerney, DiGiusepper, & Yeager, 1998）。讲义 1（留意你对自己说什么！）中，物质滥用部分基于 Beck 及其同事（1993）还有 DuWors（1992）的工作。讲义 2（重新思考的工具）中列出重新思考方法的主意是根据 Burns（1990）的"解开你思想的 10 种方法"，本讲义中有两种方法是直接从上述的文章中拿来的（"考虑后果"、"分析证据"）。本主题"介绍"的部分内容是由 Bruce Liese 博士撰写的。

治疗形式

1. **治疗登记**（每个患者最多 5 分钟）。参见第 2 章。
2. **引言**（简洁地）。将引言与治疗连接起来，你可以问一下是否有人知道《小火车做到了》（*The Little Engine That Could*）的故事，并简要地介绍一下这个故事：有一列小火车要爬上陡峭的山坡，但害怕可能上不去，然而它的引擎一直不停地说"我觉得我行，我觉得我行"，火车真的爬上了山坡。或者你也可以说："你如何思考会决定你如何感受。在这句名言中，引擎在尝试支持性的思维。"
3. **将主题与患者的生活相联系**（深入地，占治疗的大部分时间）。

   a. 让患者浏览讲义，这些讲义可以单独使用也可以一起使用。如果有足够的时间最好在多次治疗中涵盖所有讲义。参见"治疗内容"（下文）和第 2 章。

   讲义 1：留意你对自己说什么！

　　　　讲义 2：重新思考的工具

　　　　讲义 3：关于重新思考

　　b. 帮助患者将技能与他们当前生活中特定的问题联系起来。参见下述"治疗内容"和第
　　　2 章。

4. **治疗结束**（简洁地）。参见第 2 章。

治疗内容

讲义 1 : 留意你对自己说什么!

目标

■ 引导患者更好地认识到与创伤后应激障碍、物质滥用及康复相关的想法。

将资料与患者生活相联系的方法

■ **自我探究**。让患者在讲义上圈出他们最突出的想法。

■ **进行边说边想的练习**。让患者想出最近一次物质滥用或其他不安全行为的特定事件。让
他"像放电影一样重放那个场景，仔细描述你在事件之前、期间及之后想了什么"。

■ **讨论**

● "在这份讲义中，页面的左边和右边有什么不同？"

● "你注意到自己的什么想法？"

● "你最想改变自己的什么想法？"

● "你能否看出为什么留意自己的想法很重要？"

● "你有没有其他想法需要加在这两栏里？"

● "如果你按照这一页右边的想法去思考，生活会是什么样子的？你的做法会有什么不
同？你和别人的关系会有什么不同？你的感觉会有什么不同？"

建议

■ **注意整个思维**。患者通常会将适应不良的思维（本讲义左边的内容）和健康的思维（本讲义右边的内容）混在一起。一如既往，除了关注病理方面外，关注患者健康的方面也是有帮助的。

讲义2：重新思考的工具

目标

■ 通过使用重新思考的工具进行边想边说练习，帮助患者体验重新思考的效力。

将资料与患者生活相联系的方法

■ **做一个重新思考的示范**。按照"身教胜于言传"的精神，这是帮助患者体验重新思考模式的最好方法。让患者想一下最近发生的与物质滥用和/或创伤后应激障碍相关的不安全的情境，然后使用安全应对表来处理这个例子。说清楚你使用了哪种重新思考的工具，来帮助患者理解这个过程。

■ **自我探究**。让患者在讲义上圈出对他们最有吸引力的重新思考工具。

■ **对每一种重新思考工具进行举例说明**。你应该讲解所有的重新思考工具，让患者描述他们会怎样将特定的工具应用到生活中，并回答有关每种方法的问题。

■ 讨论

- "你觉得哪种重新思考的工具可能会对你有帮助？"
- "有没有其他你已经使用过的重新思考的工具没在这里列出来？"
- "你如何记住去实际地'停下、观察、倾听'——也就是说，去打断自己的负性交谈，并运用这些工具？"
- "你觉得这些工具会不会对你有用？如果没用，为什么？"
- "你有没有想过你的想法是'错的'或'坏的'？如果有，你会怎样重新思考它们？"

建议

■ **考虑扩展阅读**。想了解更多的重新思考的工具，你可以应用《感觉良好手册》（Burns，1990，pp.118—119）中的列表。在那个列表中包括许多方法如："定义术语"、"成本－收益分析"、"灰性思维"（与"非黑即白"思维相对）、"双重标准法"。

■ **获得有关练习是否有效的反馈**。如果你进行了重新思考练习，一定要从患者那里获得反馈，以了解这些练习对患者是否有效；如果无效就要对它进行处理或／和再尝试。

讲义 3：关于重新思考

目标

■ 加深患者对重新思考的理解。

将资料与患者生活相联系的方法

■ **回顾关键点**。让患者总结讲义的要点，然后从这些要点出发开始有关技巧的工作。例如："讲义上的一些主要观点是什么？这些观点中有没有与你有关的？"

■ **讨论**
  ● "你为什么觉得'热点观念'对于重新思考起效很重要？"
  ● "正性想法和实际想法间的区别是什么？"
  ● "如果你尝试了重新思考但是没起作用，你会做些什么不同的事情？"

建议

■ **鼓励患者学习更多认知治疗的知识**。例如，在讲义最后列出了一些资料。

■ **帮助患者处理好如果重新思考没有起作用应该做什么**。患者遇到的最常见的问题之一是，当他们处于严重的痛苦之中时，重新思考没有起作用。在这个过程中，运用具体的例子和探索方法（比如讲义上的那些）来深化它的作用，以帮助患者是至关重要的。

疑难案例

- "我以前尝试过正性思维，但那对我没用。"
- "我'想'我的创伤是很痛苦的，你说我不应当那么看吗？"
- "我尝试重新思考安全应对表，但是那么做了以后我没觉得有任何好转。"
- "你自己用重新思考的方法吗？"
- "治疗中当我们进行重新思考时好像不错，但是我自己没法做。"
- "我需要记住那张很长的清单——'重新思考的工具'吗？"

引　言

我觉得我行，

我觉得我行，

我觉得我行。

——沃蒂·派普

（20世纪儿童读物《小火车做到了》作者）

摘自《寻求安全》，Lisa M. Najavits（2002）。

留意你对自己说什么!

康复思想意味着用尊重和支持的方式与自己谈话。

物质滥用的想法

★对与物质滥用有关的想法（左栏）和与康复有关的想法（右栏）的比较。

物质滥用的想法	对比	康复的想法
"我现在需要它" （想要立即满足）	对比	"我可以等" （自我控制）
"我不关心将来" （没有规划）	对比	"我以后感觉会怎样？" （能够做规划）
"事情应该总是顺利的" （无法忍受挫折）	对比	"有时事情会出错" （能忍受挫折）
"我能做我想做的事" （只关注自己）	对比	"如果我吸毒，会伤害孩子" （关注自己和他人）
"我需要毒品来麻醉痛苦" （无法忍受坏情绪）	对比	"我能够忍受坏的感觉" （可以忍受坏情绪）
"戒毒很枯燥" （害怕无聊）	对比	"我可以尝试新事物" （寻找令人兴奋的活动）
"我永远也无法克服它" （反应过度）	对比	"每次做一点" （稳定的）
"我还是用吧——我的生活一团糟" （不在乎）	对比	"我在意" （在乎）
"我只喝一杯" （不现实）	对比	"我知道我不能再使用" （现实的）
"我缺乏自我约束" （固着）	对比	"我可以学着自我约束" （寻求成长）

《寻求安全》，由 Lisa M. Najavits 著（2002）。凡购买本书者只可以为个人使用复印该表（详情参阅版权页）。

创伤后应激障碍的想法

★ 对与创伤后应激障碍有关的想法（左栏）和与康复有关的想法（右栏）的比较。

创伤后应激障碍的想法	对比	康复的想法
"我毫无价值" （痛击自己）	对比	"我那件事做得挺好" （培养自己）
"我想砍我的手臂" （自我破坏）	对比	"我想解决这个问题" （建设性）
"我不要紧" （忽略自己）	对比	"我要关注自己的需要" （照顾自己）
"毫无意义" （选择死亡）	对比	"生活是由我来塑造的" （选择活着）
"我总是很孤独" （孤立）	对比	"我可以与人联系" （与外界联系）
"我就是个瘾君子" （狭隘的认同）	对比	"我是一个人" （广泛的认同）
"什么也不会改变" （僵硬的）	对比	"我可以成长" （有弹性的）
"我需要喝酒" （选择逃避）	对比	"我可以处理它" （面对问题）
"我什么也不是" （贬低）	对比	"我是个正派的人" （肯定）
"我是坏人" （恨自己）	对比	"我是好人" （爱自己）
"我能得到的全是坏的关系" （与不安全的人在一起）	对比	"我可以找到好人" （寻找安全的人）
"我无法应付" （放弃）	对比	"我可以试试" （寻求解决）
"全部都是痛苦" （看到的只有痛苦）	对比	"生活是混合的" （看到快乐和痛苦）

重新思考的工具

试试下面的工具来改变你的思考。

★ 列出你的选择 ★

在任何你有选择的情境下，它会帮助你识别它们。例如，David 与父母住在一起，他感到很可怜，像个失败者。他不是继续沉沦，而是坐下来列出他有哪些可以做的：(1) 进行就业咨询，找份工作，挣些钱后搬出来；(2) 看看是否可以和朋友一起住；(3) 申请残疾补助然后搬出去；(4) 继续和父母住在一起，但是花更多的时间在自己身上。他开始看到其实他是有选择的，并且选择权在自己手里，而不是只感到境况很糟。

★ 注意信息来源 ★

谁告诉你这些事情？这个人可以相信吗？那个人的缺点是什么？尤其在你被批评或者不同意别人给你的建议时，这种方法会显得很重要。例如，Judy 的阿姨不断地说她太胖了。Judy 因此很抑郁而且会吃得更多，直到她开始认识到别人那样跟她说话是"不好的——那是很无礼的"。她开始认识到她的阿姨是个很不幸福的人，她总是把自己的痛苦加在周围的人身上。

★ 想象 ★

想象某幅可以让你感觉好点的心灵图片。例如，当 Allan 出现惊恐发作时，他想象自己的心脏都要爆炸了，这会让他更焦虑。他改变自己的想象，将自己的心脏想象成"计算机"，结实的硬件——计算机不会膨胀爆炸。你可以有任何想象，只要你能够想象出：把自己想象成一个教练鼓励自己，或者踏上旅途的探险者，或者一个创造各种可能性的艺术家。你也可以通过自己的想象"发明一个可能的世界"——想象你希望将来会怎么样，然后朝那个目标前进（就像在运动训练中，运动员在做之前会想象某个动作）。

★ 奖励自己 ★

留意你做对的事情。十几年来的研究显示，促进成长的最有效的方法是正性强化。这与"打击自己"或"羞辱自己"是相反的，后两者都不会让你感觉好一些。寻找任何可以奖励自己的机会，无论多小都可以。而且要慷慨大方，只要是通过努力挣来的就没有什么奖励是过分的。

★ 从经验中学习 ★

找出一个对你下一次有帮助的意义深刻的教训。例如，Doug 让他的室友把种植的大麻拿到室外去，但是室友拒绝了。从这件事情他得到的教训是，"我的室友并不是真的帮我，我要么需要搬出去，要么需要

《寻求安全》，由 Lisa M. Najavits 著（2002）。凡购买本书者只可以为个人使用复印该表（详情参阅版权页）。

262

找个不那么自私、不拖累我康复的新室友。"

★ 编写新故事 ★

用尊重自己的方式谈论"发生了什么"。例如，Jennifer 过去认为自己是"被破坏的物品"。最后她改写了自己的故事："现在我把自己看作是活生生的奇迹，当我认识到自己已经走了多远以及我是一个多么好和正直的人时，自尊感油然而生。"

★ 考虑后果 ★

从事物的正反两方面进行长程的评估。你想，如果你使用一剂可卡因，它可能会让你15分钟内感到很好，但长期会怎么样呢？你浪费了钱，身体会感到疲劳，你可能不再喜欢自己，你的家人可能会失望。

★ 分析证据 ★

像一个科学家或侦探那样，努力客观地看待事实，从正反两方面观察事物。例如，Jack 说："我摆脱不了毒品。"为了分析证据，他写了两份清单，反方（如：我每天使用大麻已经3个月了）和正方（如：4年前我戒断了6个月）。需要注意这些清单只是事实，没有选择。在 Jack 看这些清单的时候，他认识到他过去有过成功的康复，因此感到多了一点再尝试一次的动力。

* 头脑风暴 ★

试着对负性情境进行尽可能多的解释。例如，开车时有人超过你，你可以直接说："真是蠢货！没人关心别人。"或者你可以有其他解释："可能他刚知道老婆分娩了"，"可能他是个医生，得赶去医院做手术"。这种策略在你面对自己所不知道的真相而又没办法弄清楚的情况下是非常重要的。在这种情况下，你不能把别人的车拦住，问他们为什么超你的车。简单地说，如果对事情不清楚，你应该给自己一个让自己感觉好些的解释。

★ 真正的影响是什么 ★

有时候问一下"对我的生活真正的影响是什么"会很有帮助。如果你申请一份工作但没有得到，你可能会很沮丧并对自己说："我是一个没能力的人，我面试太糟糕了。"但是，如果你问一下自己"真正的影响是什么"，你可能会想："那只是一次面试，其他地方还有很多工作，我可以继续申请；或者可以先参加新的培训、就业咨询，练习一下面试，或看一下如何找工作的书。这并不是世界末日。"事实上，大多数情景并不是生或死的问题。

★ 做决定 ★

如果你遇到困难，试着选一条并不完美的路（只要安全就可以）。有时候人们抓住各种可能性或者企图去找"完美"的方法来解决他们的困难和困惑。如果你遇到这种情况，事实上最好就是马上做个决定，尽管这个决定可能并不完美。你完全可以重新评估你的决定，但现在，"做些事情，任何事情"（只要是安全的）比什么都不做、感觉麻木要好。

★ 记住好时光 ★

通过记住好时光来展望未来。有时候当你陷入消极的感受时，感觉好像过去总是这样而且将来也会一直这样。试着回想过去好的时光（如："上个月我有整整一个星期没有暴食"，或者"三年前我有一份工作"）。创伤后应激障碍和物质滥用都是在不同的时间可能表现不同的障碍。Stacy 写道："我过去是 Stacy，充满生机、活力和智慧；现在我不认识自己了，我能摆脱这些吗？我是个好人，'原来的我'会回来的。'原来的我'能忍受我生病时的行为吗？我一定要记住，现在不是我，是一种病。"

★ 探索生活的原则 ★

确定能够让大家聚焦于自己的康复原则，例如："照顾好自己"或"在怀疑时尽最大努力去做"。

关于重新思考

■ **每个人都一直在思考,甚至在不知道的情况下也是**。在觉醒的情况下,我们总是一直在和我们自己"交谈"(有时候称为"自我交谈")。这种交谈的内容从生活琐事("我中午该吃什么?")到意义深远的事情("我为什么继续活着?")。许多这种思考都是自动的——自然地发生。在重新思考中,要做的是意识到这种内心的对话并选择有助于自己感觉好一点的思考。例如,对自己说"我不好"会让自己沮丧;对自己说"我的生活有过很多困难,但那不是我的错"可能会让你感觉稍微好些。

■ **注意思考是怎样影响你的生活的**。思考会影响你怎么感受和怎么做。例如,想象一下晚上你一个人在家里,慢慢地就要入睡。突然你听到窗子上有声响,如果你心里想"是风吹动树枝撞在了窗子上",可能就会觉得没事,然后又入睡了。但如果你心里想"是个强盗要进来",你可能就会紧张,然后叫警察。同样的事情发生了(听到窗子上有声响),但是你怎么感觉以及会怎么做都依赖于你是怎么想的。

■ **重新思考并不是"正性思考"——它指的是根据事实的思考**。例如,如果你认为"我是个坏人",只是把这个反过来变成"我是个好人"是没有用的。我们的目标不是仅仅将负性的想法翻过来变成正性的,而是对它们进行现实的评估。在讲义 2 中描述了许多评估你想法的方法。但需要强调的是,重新思考并不意味着"正性思考的力量",而是从实际中探索你看世界的方式、你创造的意义以及你体验的现实。

■ **重新思考是一种意义深远的情感体验**。人们有时候认为"重新思考"是枯燥的、理性的或理论性的。如果你学着好好去做,你会深深地体会到它真的帮助你感觉好多了。它并不是让你对自己重复你并不真正相信的东西,或者只是说你觉得你应该说的东西;它是让你探索你是谁以及选择如何接近你的生活。让它发挥强大作用的主要方法包括:

- 识别"热点"想法。这些想法是与你的感受相关联的,而且与你现在有重大关系的。
- 坚持详细精确。如果你有一种概括性的想法,比如"我的生活没有希望",试着把它分解成具体的、你最近的生活经历引发的想法。例如:如果识别出你最近什么时候会这么想(比如昨天晚上你一个人在家时)以及与什么有关(比如你喝过酒之后),可能会对你有帮助。这样你就可以比较容易地改变它(比如,"我注意到当我喝醉的时候更绝望",或者"如果晚上我和别人在一起,我可能不会感觉这么差")。这需要练习,但真的很有帮助。

■ **你的想法不是错的或坏的**。有些人认为"我需要重新思考,意味着我的想法是坏的"。对创伤后应激障碍和物质滥用者来说更是如此,因为他们早就觉得自己是坏的。但每个人都有很多想法,其中一些是消极的。需要记住,你之所以形成那些想法是有很正当的原因的——它们来自你的生活经历。例如,如果你经历了战争,你可能会开始相信"人都是邪恶的,都是为了他们自己"。或者,如果你从小就被不断地告诉

一些事情（例如，"你将来永远不会有所作为"），过了一段时间你就会真的开始相信这些。你可能也注意到了，你对自己谈话的方式很像你生活中的人过去同你谈话的方式。

■ **重新思考需要主动练习**。像其他事情一样，重新思考也需要学习。记得你学习系鞋带或骑自行车吗？你需要不断练习，期间会犯各种错误。你当然也可以学会重新思考——任何人都可以。形成你目前的思维方式花了很长时间，要改变它也需要一段时间。你越是积极地去做，你越能做得好，也会越快地获得结果。当你意识到破坏性的思考时，立即停下来，问一下自己："我怎样重新思考能让自己感觉好一些？"你需要主动地做一段时间的积极努力，直到健康方式的思考变成自动的。这就像盖房子，每一块砖都增加了房子的强度，不可能一蹴而就。只需要不断地努力！

■ **了解更多有关重新思考的内容**。浏览一下图书馆、书店或者网络，在"认知治疗"条目下有许多可以获得的资源。例如，有许多认知治疗的创建者 Aaron T. Beck 的书可以读。另外，David Burns 的著作《新情绪疗法》(*Feeling good：The New Good Therapy*)也是一本并不贵的流行书。也可以打电话给认知治疗的机构，找一个你所在区域的认知治疗师。

■ **尝试 SMART 康复会或理性康复会**。SMART 康复会和理性康复会是类似于匿名戒酒会的物质滥用自助组织，不同的是他们主要集中于重新思考，没有宗教成分，也不把成瘾看作是终身疾病。

致谢：认知治疗是由 Aaron T. Beck 和 Albert Ellis 发展出来的。讲义 1 中物质滥用部分是基于 Beck 及其同事(1993)和 DuWors (1992) 的工作。讲义 2 中重新思考方法的概念来自于 Burns (1990)，且讲义中的两个方法是直接取自于他的著作。如果你想寻找这些文献，可以让治疗师给你些指导。

对承诺的建议

对能够让你的生活前进的活动做出承诺!

这可以是任何你觉得能帮助你的事物,或者你也可以尝试下面的一些建议。

遵守承诺是尊重、尊敬和关心自己的一种方式。

- 选择1:想象我们生活在22世纪,你可以通过重新写个脚本的方式来改变自己的思维。你希望你的新脚本说些什么,用一段文字把它写下来。

- 选择2:阅读下面的一段故事并回答后面的问题。

  Chris患有创伤后应激障碍和物质滥用。他最近做了一份志愿工作,去了三次,第二天醒来后对自己说:"我不想再去做这份工作了,太无聊了。"他待在家里看电视。他开始思考自己的生活,以及为什么自己总是感到孤独。他想起了自己小时候被叔叔虐待。他无法将这段记忆从心里赶走。他出去找海洛因。"为什么要停用毒品来烦自己?"他对自己说,"不用的时候我会感到很痛苦。"

  如果你想帮助Chris更好地应对,你会对他说什么?你怎样帮助他看到"另一面"?你怎样同他谈论他使用毒品和创伤后应激障碍的问题?

- 选择3:填写安全应对表(下面提供了一个范例)。

应用于本主题的安全应对表范例

	旧方式	新方式
情境	我的伴侣和我分手了。	我的伴侣和我分手了。
你的应对方式	我对自己说:"我怎么了?我感到生气、受伤,我觉得我不会有正常的关系了。我很孤独,但我和别人的关系总是破裂。我感觉掉进了陷阱,我变得越来越老,越来越痛苦。"	没有什么能让关系破裂的感觉很好,但我要做些什么不让自己的内心进入那种黑暗的情境。保持平衡:我在痛苦之中,但我没有必要立即考虑未来。只要照顾好自己,以后可以做些事情从情感上处理好。
结果	抑郁、愤怒、恨自己。想用所有能得到的毒品麻痹自己。一直用海洛因。	我去看不用预约的门诊,要求找人谈谈。我仍然感到痛苦,但至少没有发泄到自己身上。

你用旧的应对方式有多安全? _____   **你用新的应对方式有多安全?** _____

从0(根本没有安全)到10(完全安全)评分

整合分裂的自我

（认知方面）

概　述

指导患者认识到创伤后应激障碍和物质滥用本身固有的内心的分裂，探索一种将它们整合的方法以促进康复。

介　绍

"就好像我内心在进行一场内战。"

"吸毒是我愤怒、反叛的一面。"

"我不知道为什么我会觉得或者甚至看到自己的行为像个3岁的孩子。从我坐的地方看，你非常大，我不得不去做让我做的事或者'其他什么'。有时候我甚至想躲起来，那样你就不会伤害我……为了安全，我在一张桌子底下听你说话。"

由于创伤后应激障碍和物质滥用两者都有显著的"分裂"，在心理障碍中这并不常见。更确切地说，一个人的内心世界可能在不同的时间有不同的意识状态。在物质滥用中，有时被称为"Jekyll and Hyde"（双重人格），这个名称来自一本著名的书——一部分想保持干净和冷静（这是来寻求治疗的那部分），而另外一部分会忘记崇高的目标，并且不顾后果地使用毒品（DuWors，1992）。患者会说："我不知道怎么搞的，在我明白怎么回事的时候，我已经在酒店了"，或者"当我想使用成瘾物质的时候，我脑子里就只有这件事——并没有冲突，也没有另外一个声音"。

在创伤后应激障碍中，同样会发生分裂。很多文献证明这是一种防御——从极端的分离性身份识别障碍（也被称为多重人格——有分裂开的"分身"，每个分身都有他们自己的名字和人格）到只是有自己不同的方面，更微妙地是在不同的时间出现。患者可能有一方面想活着，而另一方面想死；或者一面想变好而另一面不想变好。创伤后应激障碍患者自我的不同部分可能反映出与创伤有关的不同年龄和情感（比如，"小的一个"很害怕，"大的一个"很有攻击性）。患者创伤后应激障碍的分裂，可能会使物质滥用长期存在：一个患者讲述了她在很长时间里必须屈从他人，她喝酒的主要原因是想让别人看到她"坏的"一面，她知道只有在物质滥用的情况下那一面才会出现。

任何患者谈到"跳入"完全不同的状态，就要识别出这是一种分裂。那就像是打开了电灯开关，一个新的心理状态出现了，而没有意识到片刻前还在那里的另外一部分自我。分裂会导致安全感的缺乏，因为一个人受制于自我的不同部分，而对它们没有控制力或只有很少的控制力。这也是为什么创伤后应激障碍和物质滥用那么"不安全"的一部分原因。其他没有分裂特征的心理障碍（比如，广泛性焦虑障碍、躯体形式障碍）可能会不舒服或痛苦，但可能不太会像创伤后应激障碍和物质滥用那么不安全。

分裂有几方面的直接临床意义。第一，分裂会导致患者对康复有明显的矛盾情绪。如果这个问题没有作为治疗的一部分确认下来，患者可能会因为"不想变好"而感到羞耻。第二，让患者认识到他们自己的不同方面是有帮助的，这样他们就能够在出现那种情况时更好地管理。需要注意，某些方面可能是自我健康的部分（如"成年部分"），这一部分同适应不好的部分一样重要。第三，尽管非常少见，但分离性身份识别障碍可能会非常极端，那个滥用物质的分身可能完全不知道患者的其他分身，这可能需要他（那个分身）作为一个单独的人参加治疗。

患者通常想拒绝他们不喜欢的部分，但需要告诉他们每一部分都有存在的原因，它们都应该受到欢迎和接纳。一旦所有的部分都能够以安全的方式表达，分裂的需要就不存在了，也就会发生整合，这样他们就"拥有"了自我各个不同的方面。如果患者试图否认某个部分而不是接受它，分裂就会长期存在。这就解释了为什么物质滥用的患者承诺要戒断，但下一个星期回来时又用了，而且感到内疚和羞耻。如果他们能够不带内疚和羞耻地看待物质滥用，他们更有可能会不再使用。他们可能认为"打击自己"会预防将来物质滥用，但通常那样会增加使用的可能性。与此相似，学会要在所有时间都表现"友善"并且永远不能发怒的创伤后应激障碍患者，会对愤怒爆发感到惊讶并试图否认，然后新的循环又开始了。

整合分裂的自我的任务，对很多患者（尤其是分离性身份识别障碍）来说都是一个长期的过程，在任何短程治疗中都不太可能完成。然而，通过引导患者开始认识和接受他们自己的所有不同方面，他们就可以变得更加明白将来需要对这些方面进行处理。

反移情

考虑到有关"恢复的记忆"的争论和现实的顾虑，非常重要的一点是，治疗师不要强加一个特定的观点给患者，如果患者觉得没有帮助，也不要让他们给他们自己的每个部分贴标签。

治疗形式

1. **治疗登记**（每个患者最多 5 分钟）。参见第 2 章。

2. **引言**（简洁地）。将引言与治疗连接起来，例如："今天我们将讨论每个人自己的不同方面。对自己所有的部分都采取一种接纳的姿态会有助于康复。"

3. **将主题与患者的生活相联系**（深入地，占治疗的大部分时间）。

    a. 让患者浏览讲义"分裂的自我"。

    b. 帮助患者将技能与他们当前生活中特定的问题联系起来。参见下述"治疗内容"和第 2 章。

4. **治疗结束**（简洁地）。参见第 2 章。

治疗内容

目标

■ 讨论在创伤后应激障碍和物质滥用中分裂自我的概念以及整合的目标。

■ 鼓励患者讨论他们自己的各个方面在不同的时间是怎么出现的，以及在康复中如何去控制这些。

将资料与患者生活相联系的方法

■ **大声练习**。让患者找一个承认自己的不同方面可能会有帮助的具体场景。例如，患者最近一次使用成瘾物质（或有其他不安全的行为），自我的哪一部分出现了？ 哪一部分没有被听到？让患者试着进行对话，让成熟的、健康的一方与不太成熟、不太健康的一方"谈话"。

■ **讨论**

- "你注意到了自己的哪些方面？"
- "你为什么拒绝了你的一些部分？"
- "你自己的什么方面是你最喜欢或最不喜欢的？"
- "你最健康的方面是什么？它怎样让你感到安全？"
- "你怎样才能试着接受你的所有方面？"
- "你能否想出几次因为你自己隐藏的部分出现了而感到不安全？"
- "为什么拒绝你自己的一个部分会导致不安全行为？"
- "你的创伤后应激障碍或物质滥用是怎样与自我分裂联系在一起的？"

建议

■ **通过解释大部分人都有不同程度的自我分裂，让这个话题正常化**。例如，任何有混合感受的人可能就有自我的分裂。

■ **注意一些患者可能会将自我分裂和精神分裂症混淆**。确定澄清了自我分裂不是精神病或

"疯了"。

　　■ **鼓励从情感上接受自己的所有方面**。患者可能会努力让你相信他们的一个部分真的是可恨的（例如，"我很想把我的那一部分杀了"）。确认这些感受，并试着提醒患者自我尊重。例如，"是的，我知道你不喜欢你自己的那个方面，但是让我们也试着尊重它，那个方面存在也是有原因的。你对那方面越了解，它就会越少有危险。"如果患者有一部分见诸于行动，要确认那一部分的感受，但是要反复重申不将冲动付诸行动的重要性。例如，"我知道你年轻的一面想要杀了你自己，但是我们需要保证你的安全，不去那么做。"

　　■ **如果患者没有注意到任何部分，不要强调这个问题**。你需要重新界定它（比如混合感受），或者转向讨论患者能够联系起来的任何方面（比如，有时有物质滥用的渴求）。

　　■ **要明白有些人会给他们的各个部分起名字**（如"Maria"）或贴标签（如"小的那个"，"大的那个"，"黑的"，"亮的"）。如果是患者要这么做或者喜欢这么做的话就没有问题，但是治疗师永远不要强迫贴标签，因为一些患者可能会因此而不安。

　　■ **如果患者有分身，谁在治疗室中就和谁一起工作，但是要试着把最成熟的分身找回来**。在极端的分离性身份识别障碍案例中，患者可能有不同的人格或"分身"。这并不多见，但的确是真的。如果这种情况发生，最好的方法是和那个出现的分身谈话（患者的不同分身可能有不同的名字），但是同样要试着把你知道的患者叫回到房间里来（例如，"我知道你是'小的那个'，我们可不可以让'大的那个'回来？"）。同样，如果患者说滥用物质的那个没有出现，试着把那个人叫回来。需要注意，分离性身份识别障碍是一种很严重的精神障碍，需要经过培训的治疗师进行高强度的治疗。如果这样一个患者参加小组治疗，并且一个分身出现了，要向小组进行解释。例如，你可以说："Sarah 自己有不同的方面，无论哪一方面出现我们都应该欢迎。她会没事的，不用担心。她正为此接受帮助。"

　　■ **需要注意，自我分裂这一话题可能会激发某些患者**。如果这种情况发生，运用所有主要的方法来帮助患者感觉好些：同情、改变方向、着陆技术等。

疑难案例

　　■"我知道我自己有一个部分想要伤害我的孩子，我担心如果我接受它，我会伤害他们。"
　　■"我对自己的任何部分都没有拒绝。"

■ "这让我想起了我所遭受的虐待，我想结束这次治疗。"

■ "这让我觉得我是不正常和没有希望的。"

■ "我不想接受我自己愤怒的一面。我只想把它消除掉。"

……留意你生命中出现的事物，

把它放在其他一切事情之上……

你自己内心深处发生的事情值得你全心全意地爱，

并且你必须为它多方工作。

——莱内·马利亚·里尔克

（20 世纪德国诗人）

摘自《寻求安全》，Lisa M. Najavits（2002）。

分裂的自我

你是否……

1. 做了些事情，但不知道是怎么发生的（例如，发现自己在酒吧，但不知道是怎么到那里的）？
   是 / 否 / 不确定

2. "跳入"不同的情感状态（例如，你的心境转换得特别快和剧烈）？ 是 / 否 / 不确定

3. 自己有不同的方面，感觉好像分离开的人（例如，"年轻的那个"、"大的那个"、"虚弱的那个"、"愤怒的那个"）？ 是 / 否 / 不确定

4. 感觉在人际关系中极度不一致（例如，觉得有时对一个人完全是正性的，而另外一个时间又完全是负性的）？ 是 / 否 / 不确定

5. 对生活中重要的决定经常会有混合的感受（例如，是否坚持治疗，是否找份工作等）？
   是 / 否 / 不确定

什么是"分裂的自我"？

"分裂的自我"指的是在创伤后应激障碍和物质滥用中都可以发生的自我不同的方面。逐渐意识到这些不同的方面会有助于你康复。

物质滥用的例子：你的一个部分想滥用物质，而另外一部分不想用。有时候这被称作"Jekyll and Hyde"（双重人格）。

创伤后应激障碍的例子：你的各个部分可能像一个需要照顾的"小孩"或经常欺负他人的"好斗者"，一个希望不用担心明天，享受玩耍的"青少年"，以及想努力康复的"健康人"。

分裂的发生是有原因的

分裂是一种心理防御，会在你的内心世界处于不同的意识状态时出现。就像一个国家需要军队来防御一样，心灵在遭到破坏性的生活经历攻击时也需要防御。请记住，在创伤后应激障碍和物质滥用中这些是很正常、很典型的，它们是你生存所必须的。那并不意味着你疯了。同样，许多"正常人"也有一定程度的分裂，问题在于它们有多少以及有多危险。

如果你有分裂，那意味着在你生活早期你有拒绝自己一些部分的心理需要。例如，如果你醉酒驾车并导致严重的交通事故，你可能会有极度的内疚而在当时无法面对那些感受。内疚可能会在你的生活中以各种方式"跳出来"（如在噩梦中或闪回中）。如果你的家人拒绝你重要的部分，分裂也可以在童年出现。如果对你

《寻求安全》，由 Lisa M. Najavits 著（2002）。凡购买本书者只可以为个人使用复印该表（详情参阅版权页）。

来讲很难表达愤怒，例如愤怒可能变成了分裂。但分裂掉的部分并没有消失——它们隐藏了起来，偶尔出现时会让你很吃惊。你可能会注意到你对自己分裂掉的部分感到羞耻。

对于创伤后应激障碍和物质滥用患者来说，被拒绝掉的部分通常是那些想使用成瘾物质的（你可能因有渴求而感到"很坏"）、变得愤怒的（觉得自己应该一直很"友善"）或感觉易受伤害的（你觉得自己应该总是"坚强"的）部分。

这些都不是你的错——它都是在不知不觉中发生的，没有意识（如果你知道，它就不会分裂了）。

分裂导致不安全的行为

你对被自己拒绝的部分没有控制力，因为它们是隐藏起来的。如果你不能控制它们，它们可以通过在你不希望它们出现的时候来控制你，或者通过"遮盖"较健康的部分来控制你。这可能是不安全的。

探索你自己不同的部分

如果你愿意，请回答下面的问题。如果需要更多的空间，可以写在纸的背面。

1. 你有没有注意到自己有任何不同的部分？

    物质滥用：_____

    创伤后应激障碍：_____

    其他：_____

2. 你喜欢哪一部分？_____你不喜欢哪一部分？_____

3. 你有没有注意到你的分裂给你带来了任何危险行为？_____

整合的目标
整合是战胜分裂的自我的一种方式

走出分裂状态的方式是整合，并且接受以前被你拒绝的自己的各部分。那会是什么样子？如果你感到愤怒，你就要尊重这种愤怒，它的出现是有原因的。不要去压制它，而是"听懂"它，并用一种安全的方式来表达。整合的目标是任何时候你想接近自己的各部分时你都可以做到。然而，在那些部分遭拒那么久之后去整合，可能是很困难的；或者如果它们让你想起你恨的一个人（如虐待者），去整合同样是很困难的。

你如何与不同的部分工作？

■ **承认、尊重、"拥有"这些不同的部分，即使你不喜欢它们。** 可能你只是想把自己的某些部分消除，这是没有用的，因为它们的存在是有原因的。对自己的各部分采用关心的态度会有助于你的康复。

■ **如果你的一个部分控制了你，试着提醒自己还有其他部分。** 如果一个部分出现了，想要去喝酒，提醒自己你的另外一部分不想喝酒。如果你的一个部分不想来治疗，要提醒你还有一部分想来治疗。

　　■ **如果你做错了什么，不要惩罚自己**。指责、内疚、羞耻和"打击自己"会增加继续保持分裂的可能性。为什么？因为这些方式代表了缺乏接受性。如果你做了一些自己不喜欢的事情，试着以冷静和尊重的方式理解它。

　　■ **在不同的部分之间创造健康的对话**。有人发现可以召集自己的不同部分开会，那样所有的部分都可以被了解到。或者，一个部分可以试着安慰另外一部分。让一些部分与另外的部分"对话"可能听起来很奇怪，但事实上真的很有治疗作用。试着大声练习或者写在纸上，看看你自己的各个不同部分的健康对话可能是什么样的。

对承诺的建议

对能够让你的生活前进的活动做出承诺！

这可以是任何你觉得能帮助你的事物，或者你也可以尝试下面的一些建议。

遵守承诺是尊重、尊敬和关心自己的一种方式。

- 选择 1：给被你拒绝的自己的一部分写封信，承诺尊重它、倾听它。
- 选择 2：回想一下你最近一次使用成瘾物质（或有其他危险行为），你自己的哪一部分导致了危险行为？哪一部分没有出现？
- 选择 3：写一段文字简要描述你的各个不同部分，要同时包括你喜欢的和不喜欢的部分。
- 选择 4：尝试让你自己的不同部分进行健康的对话（在心里或写出来）。例如，一个部分是否可以安慰另外的部分？
- 选择 5：填写安全应对表（下面提供了一个范例）。

应用于本主题的安全应对表范例

	旧方式	新方式
情境	我邀请某人出来，但被拒绝。	我邀请某人出来，但被拒绝。
你的应对方式	我为何要尝试走出去？没有人需要我。我吸了大麻。我需要一个逃避的方式。	对自己说："我的某一部分感觉不好，但没关系，那只是我的其中一部分。我的另外一部分知道我尝试了就很好，尽管没有像我希望的那样有用，但那的确需要勇气。"
结果	我孤立，恨自己。	我觉得没关系——虽然不是很棒，但也不是很糟糕。

你用旧的应对方式有多安全？ _____   **你用新的应对方式有多安全？** _____

从 0（根本没有安全）到 10（完全安全）评分

《寻求安全》，由 Lisa M. Najavits 著（2002）。凡购买本书者只可以为个人使用复印该表（详情参阅版权页）。

承 诺
（行为方面）

概 述

鼓励患者去探索承诺在他们生活中的作用，去学习信守承诺的创造性方法，去识别妨碍承诺的感受。

介 绍

信守承诺是行为治疗的重要部分。换句话说，许多改变的发生是通过制订计划去做什么，并且不管当时的情感如何真的去做了而得以实现的。自尊的建立是每一次成功所能给你的回报。曾经妨碍你的感觉（例如，焦虑或抑郁）会逐渐减少，因为经验告诉你这种感觉仅仅是"感觉"，不是一个人能力的真正预测因素。

从另外一个层面来说，信守承诺代表了一种为了自己与自己的关系、自己与他人的关系中的最高理想而努力的方式。它意味着信守诺言，做正确的事而不是容易的事，为可以见到的结果而努力，以及用可证实的方式去寻求成功。要实现这些意味着一个人要足够重视自己以及自己与他人的关系，并把关心付诸于行动中。这反映了健康生活的基础——自律。

而对于物质滥用和创伤后应激障碍，与前述相反的事情常会发生。物质滥用就是由一系列的违背诺言来定义的，在那一刻一种诱惑压倒了所有正确的目的。尽管知道物质滥用会损害身体、情感健康、人际关系和功能，但吸毒者还是会不断地使用。过了一段时间，这个人作为"失败者"的身份就形成了，而正确的行为似乎变得更加遥远。对于创伤后应激障碍来说，本身可能缺乏也可能不缺乏自律，但有一种倾向就是将情绪看作是全部的最重要的事实。创伤后应激障碍强烈的负性情感（包括闪回、自伤欲望、痛苦感受的泛滥）成了一个人生活的中心，并且会导致功能的下降，因为情感完全控制了这个人的生活。物质滥用和创伤后应激障碍的螺旋式下滑的悲剧在于，随着患者在他的世界里处理最重要利益的能力逐渐减退，现实生活中的问题就会积累得越来越多，例如住房困难、贫穷、孤立、工作问题、艾滋病风险及家庭暴力。随着问题的出现，患者变得更没有能力去集中精力着手处理它们。有些患者成长的家庭从来没有教育或鼓励过要自律，另一些患者则是疾病的过程导致了功能的下降。

因此，承诺就是我们今天的主题所要明确处理的问题，以给予患者力量去做出现实的承诺并信守它。这样做强调了这种努力的潜能，而不是对过去进行自我批判。为了有助于让这一过程具有创造性，可以鼓励患者将承诺看作"一个待解决的问题"，并且想象多种潜在的解决办法。指导患者预计在这个过程中可能会遇到的挫折，以增加成功的可能性。

反移情

有些治疗师很喜欢治疗中人际间和心灵内部的过程，但对目标取向的结果不太感兴趣。要记住，创伤后应激障碍和物质滥用的患者往往承受着严重的日常问题的负担——他们处于马斯洛基本需求层次中的"低位"；了解这些可能会强化看得到的具体的进步对行为目标的重要性。那些没有工作、住房不足或没有公共财政救助的患者需要关注这些。共情、与治疗师的良好关系是需要的，但是还不够。与治疗师的关系可以用来给患者提供动机，但不能够取代在现实世界里可见的进步。

治疗形式

1. **治疗登记**（每个患者最多 5 分钟）。参见第 2 章。

2. **引言**（简洁地）。将引言与治疗连接起来，例如："今天我们将集中讨论承诺。就像引言中所讲的那样，成功的关键在于绝对的坚持。"

3. **将主题与患者的生活相联系**（深入地、占治疗的大部分时间）。

   a. 让患者浏览讲义——这些讲义可以单独使用也可以一起使用，如果有时间可以考虑在多次治疗中涵盖所有内容。参见"治疗内容"（下文）和第 2 章。

   讲义 1：责任与诺言

   讲义 2：创造性的解决方法

   讲义 3：克服情感阻碍

   讲义 4：行动计划

   b. 帮助患者将技能与他们当前生活中特定的问题联系起来。参见下述"治疗内容"和第 2 章。

4. **治疗结束**（简洁地）。参见第 2 章。

治疗内容

目标

- ■ 讨论患者有关承诺的经历（讲义 1）。
- ■ 想出完成承诺的创造性策略（讲义 2）。
- ■ 探索对承诺的情感阻碍，以及克服它们的办法（讲义 3）。
- ■ 帮助患者制订一个行动计划（讲义 4）来确定一个具体的承诺并坚持到底。

283

将资料与患者生活相联系的方法

■ **制订行动计划**。按照行动计划（讲义4）和患者一起确定一个他们愿意完成的具体承诺，确定完成它的方式（讲义2），并讨论情感和实际的妨碍（讲义3）。

■ **讨论**

● "信守承诺会怎样帮助你从创伤后应激障碍和物质滥用中康复？"

● "是什么让你难以信守承诺？"

● "要把事情完成，你采用的方法是什么？"

● "当你坚持了你的承诺以后，你感觉怎么样？"

● "你有孩子吗？如果有，你是怎样用行动教孩子信守承诺的？"

建议

■ **强调积极的潜力而不是谴责过去**。否则，这个话题会让患者感到受挫。因此，要告诉他们每个人都可以学会信守承诺；观察患者的潜力；要用"增加自尊"的语言说话。

■ **"体会情感，但无论如何都要做。"**最常见的障碍是患者的信念，即感觉会告诉他们做什么。而对承诺来讲，它就变成了"我会试一下"或"我会看看我接下来感觉怎么样"。要教育患者情感不会妨碍承诺，这一点是很重要的。要确定患者没有把你的意思理解成情感是不重要的（他们生活中的人已经这样告诉他够多了！）。更确切地说，情感是可以探索和表达的，但最终不该决定他们的行为。下面是一些可能会有帮助的评论："体会情感，但要选择行为"（Potter-Efron & Potter-Efron，1995），或者"好的感受可能会在信守承诺后出现，而不是之前就需要"，或者"如果你要等到感觉消失……你可能就老了！"可以参考治疗介绍／个案管理主题来讨论，当患者真的有原因不能完成承诺时，可以打电话给你留语音信息。

疑难案例

■ "我会尽我最大的努力，但我不能保证去做。"

■ "当我感到有压力时，我会感到麻痹不能做任何事。"

■ "没有什么是我需要承诺去做的。"

■ "我恨我自己总是违背承诺。"

■ "我会看看我的感觉如何。"

■ "我承诺从现在起去感受正性的自尊。"

引　言

永远，永远，永远，永远，永远，

永远，永远，永远，永远，永远，

永远不放弃。

——温斯顿·丘吉尔的演讲

（20 世纪英国首相）

摘自《寻求安全》，Lisa M. Najavits (2002)。

责任与诺言

★对每个问题圈出你的答案:

1. 你有没有违背你对别人的诺言?	很少	有时候	很多
2. 你有没有违背你对自己的诺言?	很少	有时候	很多
3. 你有没有什么问题去完成事情?	很少	有时候	很多
4. 你有没有在治疗中做了承诺,然后不去信守?	很少	有时候	很多

下面这些词会不会激起你的感受:承诺……诺言……责任? 有些人发现在想这些词时会有负性的感受(紧张、抑郁),有些人发现有正性的感受(坚强、愉快)。

在你成长的过程中,你从周围人那里学到了有关承诺的什么东西? 有些创伤后应激障碍和物质滥用患者在成长过程中从家人那里学会了:

● 不要相信诺言。

● 逃跑和回避。

● 被吼着去完成事情是唯一的办法。

● 让别人失望没什么关系。

● 孩子比他们的父母更负责。

● 什么事情都没有完成过。

● 我与别人不同——我将永远无法过上正常的、有责任的生活。

★在成长过程中你学到了有关承诺的一些什么?

_____

_____

个人的和人际间的承诺。 当承诺被违背后,它会让你感到痛苦:挫败、软弱、无望、无价值、紧张。同样也会影响到你周围的人,特别是你的家人。如果你没有把事情做好,他们会有什么样的感觉?他们对于责任学到了些什么?他们怎么看你?

★你信守承诺的能力如何影响到:

《寻求安全》,由 Lisa M. Najavits 著(2002)。凡购买本书者只可以为个人使用复印该表(详情参阅版权页)。

你? _____

你周围的人? _____

★你将来会如何对待承诺? 确定你的目标:

■ 我会让人们相信如果我做出了承诺, 我会信守它。

■ 我会承诺戒断毒品, 并且坚持去做。

■ 我会按约定的时间会面按时到达。

■ 其他: _____

■ 其他: _____

如果你处理承诺时有困难, 请记住: 那不是你的错, 你是按照你所学的方式去做的。你可以成为一个负责任的人——你和其他人一样, 你发自内心地想变得负责任。

创造性的解决方法

创伤后应激障碍和物质滥用会导致僵硬的思维——把自己限制于"一成不变的老的"解决办法里。

创伤后应激障碍。焦虑可能让你不敢去尝试新事物。在创伤中你感到无能为力，所以你可能认为自己不能控制你的生活。

物质滥用。通过使用毒品来应对问题，你可能会依赖短期的、冲动性的解决办法，而不是长期的、有计划的解决办法。

创造性的解决办法是健康的、直接的、恰当的、现实的和具体的。

★选出下面可能会帮助你完成承诺的策略：

■ 写下你的承诺，并且每个地方都放一份（冰箱门上、车上、浴室镜子上、夹在钱包里的钱上，贴在你的电脑上）。你也可以给自己发个语音信息或写封信提醒自己去做。

■ 使用"做些任何可以做的事情"的原则——任何地方都可以开始。不要觉得你必须从最困难的部分开始或者从头开始。

■ 想象可以让你坚持做的形象：像钢铁一样坚强……勇士……比赛坚持到终点……

■ 询问其他人是怎样做到的。

■ 找人帮你（或者如果是个约定的话，让他和你一起）。

■ 如果可以打电话的话问一下你的治疗师。

■ 早上在你履行你的承诺之前不要喝咖啡。

■ 列出一份清单，如果你不做会伤害哪些人（你的家人？你自己？）

■ 在一天中安排一个时间去完成它。

■ 在任务之前和之后评定你的心境，任务之后你有没有感觉好些？

■ 筹划一份奖励。

■ 告诉你生活中的所有人，你要完成它。

■ 把你的任务都写在纸片上，并且放在帽子里；随机抽出一张去完成上面的任务（或者设计其他的"游戏"）。

■ 找个好地方。如果在家里工作不太容易，试试看在图书馆或咖啡店怎么样？

■ 拿50元钱放在朋友那里，如果你完不成目标就归你朋友了，如果你完成了目标就把这些钱花在自己身上。

《寻求安全》，由 Lisa M. Najavits 著（2002）。凡购买本书者只可以为个人使用复印该表（详情参阅版权页）。

- 尽力让它有趣些：工作的时候打开音响。

- 寻找意义：找出什么最能够给你动力并保持不断重复（做得好？为你的孩子而做？为自己创造更好的生活？）。

- 用特殊颜色的笔在你的清单上核对（这些小事情真的有用）。

- 买些文件夹，每个任务一个文件夹（变得有结构会增加动机）。

- 给你的治疗师留简短的语音信息，汇报你的进展。

- 如果完美主义是个问题，那就做一小步作为真正的事情的"准备"。

- 录制一盒磁带来激励你信守你的承诺。

- 制作一本由图片、诗歌、名言或其他鼓舞人心的内容组成的"救生书"来激励你前进。

- 其他对你有效的方法：_____

_____

_____

克服情感阻碍

★识别妨碍你完成承诺的情感：

　　__ **被压倒性的感觉**："我毫无能力……太多事情要做……我没时间。"

　　__ **绝望**："为什么会烦？……我什么事都没有做成……我最好放弃。"

　　__ **完美主义的**："我还没有准备好开始……我还要再准备一下……还不够好。"

　　__ **其他情感**：_____

★选出下面可能会帮助你克服情感阻碍的方法：

- 最重要的一个概念：承诺意味着按照说的去做，无论感受怎么样。想想看到红色交通灯：按照你的感觉你不想停下来，但你知道你需要停下，所以你停下了。承诺也是同样的：如果你知道你需要做什么，你就要去做，即使你觉得不喜欢也要去做。你可以意识到自己的感受并且去探讨它，但是你仍然需要按照计划去做你承诺的事。

- 承诺的目标是你自己的，不是别人的。

- 当有人说"我会尽最大努力"时，这通常意味着"我不是真的对此承诺"。凡是完成的小目标，比只是"尽力试一试"的大目标更有价值。

- 忘掉昨天你没有做什么，即使你失败了100次，只有现在是要紧的。如果你起床晚了也没关系，现在开始就好了；如果你落后了，不管怎么样都要开始。

- 用彻底的坚持来对抗有妨碍的感受。如果你不断地前进，最终这些感受会消失的。

- 让你的目标具体而且简单。

- 对于你能做什么，对自己一定要诚实。有时候人们答应去做太多的事情，当做不到时又会感觉很糟糕。立足现实！

- 假装你是那种把事情做完的人。

- 任何事情都是等待解决的问题。那不是你的身份、你的自尊、你不正常或愚蠢的标志。把任务看成是这么大的问题是没有帮助的。

- 如果你做什么事情失败了，不要"痛击自己"，那样会让你下次也不会做好。

- 有句老话说："今天的好计划胜过明天的完美计划。"

- 如果变得痛苦，重申你的承诺。

- 即使你每前进三步就后退两步，你仍然前进了一步。

- 你也可以试着找出为什么你会有问题——从过去带来的老的感觉？没有表达的愤怒？但需要记住，找出来并不是要代替你的行动。

- 其他对你有效的策略：_____

_____

行动计划

姓名：＿＿＿＿＿＿＿＿＿＿＿＿＿＿＿＿＿＿＿＿＿＿＿＿＿＿＿　日期：＿＿＿＿＿＿＿＿＿＿＿＿＿＿＿＿＿

★行动计划是完成你的目标、尊重你的承诺的一种方式。现在先填好"之前"的部分，随后再填写"之后"的部分。

之前	我承诺去……	
	到什么时候？	
	我将运用下面的策略来完成我的承诺：	
	为了克服我的情感阻碍，我会……	
	对我来说完成这个承诺很重要，因为……	
	如果我完成了，我会奖励自己……	
	签名：	
之后	结果：描述事情进行得怎样。	
	是否有什么事情下次你会做得不一样？	

如果在下次治疗前你因任何原因不能完成你的行动计划，请给你的治疗师留个语音信息让他／她知道。这有助于确保事情"在轨道上"。你可以给你的治疗师留信息于＿＿＿＿＿＿＿＿＿＿＿＿＿＿＿＿＿＿＿＿＿。

对承诺的建议

对能够让你的生活前进的活动做出承诺！

这可以是任何你觉得能帮助你的事物，或者你也可以尝试下面的一些建议。

遵守承诺是尊重、尊敬和关心自己的一种方式。

◆ 选择：最好的承诺是做一个承诺！填写行动计划（讲义4）。

行动计划举例

<table>
<tr>
<td rowspan="7">之前</td>
<td>我承诺去……
扔掉我的大麻和卷烟纸，我向我自己、我的治疗师以及我的赞助人做出该承诺。</td>
</tr>
<tr>
<td>到什么时候？
今晚8点。</td>
</tr>
<tr>
<td>我将运用下面的策略来完成我的承诺：
打电话给我的赞助人，写"信"给我自己，说明为什么我需要这么做。</td>
</tr>
<tr>
<td>为了克服我的情感阻碍，我会……
与我的治疗师谈一下，并集中于由此带来的好的方面。</td>
</tr>
<tr>
<td>对我来说完成这个承诺很重要，因为……
我的未来依赖于它；我的健康状况会改善；我要尊重我自己的话。</td>
</tr>
<tr>
<td>如果我完成了，我会奖励自己……
一次安全的"款待"（一部新的电影、一本书、一张CD或外出吃晚饭）。</td>
</tr>
<tr>
<td>签名：</td>
</tr>
<tr>
<td rowspan="2">之后</td>
<td>结果：描述事情进行得怎样。
我很不愿意做，但是我做了。我想念大麻，但我觉得自己强大了。事后我请自己吃了顿很好的晚餐。</td>
</tr>
<tr>
<td>是否有什么事情下次你会做得不一样？
没有——一切进行得都还好。</td>
</tr>
</table>

《寻求安全》，由 Lisa M. Najavits 著（2002）。凡购买本书者只可以为个人使用复印该表（详情参阅版权页）。

创造意义
（认知方面）

概　述

今天的主题是要探讨患者创造的意义——对有关创伤后应激障碍和物质滥用的假设加以特别的关注，例如"剥夺推理（Deprivation Reasoning）"、"行动胜过言语"以及"时间隧道"。鼓励患者比较有害于康复和有助于康复的意义。

介　绍

在这一主题中，要指导患者注意到他们创造的意义。"意义"也可以成为"潜在的假设"、"图式"或者"信念"。它们是推动很多行为的核心主题。事实上，每次成瘾物质的使用或其他问题行为的发生都根植于患者所持的假设中。

尽管在认知治疗的手册中使用了"认知歪曲"这一术语（Burns，1980），但在对本治疗的测试中发现使用负性成分少一些的术语会改善患者的士气。创伤后应激障碍和物质滥用的患者倾向于对所有的批评都极度敏感，像"歪曲"这样的术语会引起他们的防御。选择"创造意义"是因为它可以用于健康和不健康的思维（而"歪曲"仅仅聚焦于病理方面）；它传递了人们的解释的积极特性；而且它是日常的用语。特别是对于创伤后应激障碍患者，一些有意思的研究发现那些能够从他们的经历中识别一些建设性意义的人，比不能这么做的人更有可能改善（Janoff-Bulman，1997）。

本主题主要集中在创伤后应激障碍和物质滥用的特定意义上。有害和有益的意义都将得到描述。例如，有害的意义"我疯了"（"你觉得你不应该有你现在有的感受"）与有益的意义"尊重你的感受"（"根据你的经历，你现在的感受是可以理解的"）形成对照。"剥夺推理"（"因为你有很多痛苦，所以你有权利去使用成瘾物质"）与"好好生活"（"幸福和功能良好的生活会弥补你的痛苦远胜过对你的伤害"）形成对照。此外，也引进了几个常见的认知治疗中的"歪曲"，例如"全或无的思维"和"应该"（Burns，1980）。当把这些呈现出来之后，患者通常很快就能识别出这种假设；比较困难的任务是帮助他们将这样的信念改变成更加有适应性的信念。

希望这个主题能够给你和患者将来的治疗提供共同的语言；之后当一个意义出现时你可以帮助患者注意到它。这种标签为重新思考提供了一种捷径（例如，"Chris，听起来你好像在用'全或无'的词语思考，你可不可以试着找个中间词？"）。

你可能需要不止一次的治疗来涵盖该主题的内容，因为手册相当长。要小心不要为了纳入太多的素材而放弃了治疗的深度。保持治疗有步骤地进行，并同患者现实的担忧结合起来，然后可以要求患者在治疗外阅读手册剩余的内容。

作为本治疗发展的一部分，实施了一项小型的研究（Najavits，Blackburn，Shaw & Weiss，1996a）来探讨有创伤后应激障碍和物质滥用双重诊断的女性患者（30 例）选择手册中列出的意义的情况，并将其与只有创伤后应激障碍单一诊断的女性患者（没有物质滥用史，28 例）进行比较。结果显示有双重诊断的女性选择的有害的意义显著多于单一诊断者。此外，比起 Burns（1980）所列的一般的意义，双重诊断组患者更多地认可与创伤后应激障碍/物质滥用相关的特定的意义。这可能提示有这种双重诊断的患者真的有特别的意义系统，这可以作为治疗的靶点。

反移情

治疗师在这一主题中可能会遇到的困难已经在第 2 章以及"康复思想"主题中有关认知重

建的一般讨论中进行了总结。

致谢

在讲义中几个有害的意义（"感觉就是事实"、"读心"、"应该"、"关注消极面"以及"全或无的思维"）摘自 Burns（1980）。"生或死的思维"和"即刻满足"则来自 Beck 和他的同事（1993），"过去的好时光"则来自 Earley（1991）。

治疗形式

1. **治疗登记**（每个患者最多 5 分钟）。参见第 2 章。

2. **引言**（简洁地）。将引言与治疗连接起来，例如："改变你的思维可以改变你的生活。今天我们将要探讨一下你创造的一些意义。"

3. **将主题与患者的生活相联系**（深入地，占治疗的大部分时间）。

    a. 让患者浏览讲义"创造意义"。

    b. 帮助患者将技能与他们当前生活中特定的问题联系起来。参见下述"治疗内容"和第 2 章。

4. **治疗结束**（简洁地）。参见第 2 章。

治疗内容

目标

■ 帮助患者识别与创伤后应激障碍和物质滥用有关的意义——包括哪些是有害于康复的，哪些是有助于康复的。

■ 指导患者从有害的意义转换到有益于康复的意义。

将资料与患者生活相联系的方法

■ **自我探究**。让患者浏览讲义并选出感觉与他们有关的意义。讲义比较长，因此建议用不止一次的治疗来涵盖这些内容。注意：如果是小组治疗，你可以让一个患者读第一种意义（读整行），然后让另外一名患者读第二种意义，依次类推。

■ **情景重现**。如果患者对某个特别的有害的意义有共鸣，询问其是否有最近的例子。通过练习说出那种情况下的有助于康复的意义，让患者进行"情景重现"。你可以使用"安全应对表"或者口头说出来。

■ **识别关键点**。例如：

- 为生活经历创造意义是人的本性。如果你有困苦的生活，你可能会得出比较痛苦的意义（如"我没有未来"，"我是个失败者"等）。随着你不断地康复，你会发现你的假设改变了。例如，在康复早期，你可能会说"没有人值得相信"。在讲义上这可能被称作"全或无的思维"。随着康复的进展，你可能会开始注意到有些人是值得信任的，而有的人不值得。这种对未来展望的改变可以打开重要的新天地：新的朋友关系、更少的物质滥用、增加的安全感。

- 讲义讲"创造意义"是因为我们总是积极地解释世界——做出假设、评估、决定。通过选择创造一个有助于你变得更安全的意义，你在帮助你的康复进程。

- 意义可能处于非常深的层面，它们可能很长时间存在于潜意识之中。

- 目标是保持对新的可能性的开放性。你的意义可能对你的过去来讲是对的，但我们的目标是为未来尝试更好的意义。

- 每个人有时候都会为有害的意义挣扎，不仅仅是创伤后应激障碍或物质滥用的患者如此。

■ **讨论**

- "哪种意义对你很重要？"
- "哪种意义与你的物质滥用最相关，与你的创伤后应激障碍最相关？"
- "如果你相信有助于康复的意义是真的，你认为你会有什么感觉？"
- "当前生活中有没有例子让你注意到这种意义？"

- "你觉得讲义为什么会说'创造意义'？你知道其他没有列在这张表上的重要意义吗？"
- "如果你在一个有害的意义上遇到困难，你会怎样提醒自己有助于康复的意义？"

疑难案例

- "我的想法很坏，就像我这个人很坏一样。"
- "这个会把钱存进我的银行账户吗？"
- "我怎样才能把我自己从有害的意义带到有助于康复的意义？"
- "但是有害的意义真的是事实。"
- "正性的思维对我永远没用。"
- "这个听起来不错，但我在现实生活中做不来。"

注意你的思想，

它们变成你的言语。

注意你的言语，

它们变成你的行动。

注意你的行动，

它们变成你的习惯。

注意你的习惯，

它们变成你的性格。

注意你的性格，

它变成你的命运。

——弗兰克·奥特洛

（20世纪美国作家）

摘自《寻求安全》，Lisa M. Najavits (2002)。

创造意义

下面是一些创伤和物质滥用患者所具有的典型意义。 请仔细阅读每一条意义，如果你愿意请从0（从来没有）到100%（总是）评定你在多大程度上会那么认为。如果你能从自己的生活中想出例子，请写在页边的空白处。

有害的意义	意义	评估（0～100%）	例子	有益健康的意义
剥夺推理	因为你遭受很多痛苦，所以你需要毒品（或者其他自我破坏行为）。		"我有痛苦的经历，所以我有权利获得麻醉的快感。" "如果你经历一遍我的遭遇，你也会伤害自己。"	**好好生活。** 幸福和功能良好的生活会弥补你的痛苦，远胜过对你的伤害。关注你的进步，让你的生活更好。
我疯了	你觉得你不应该有现在有的感受。		"我感到这么不安肯定是疯了。" "我不应该有这种渴求。"	**尊重你的感受。** 你没有疯，根据你的经历，你现在的感受是可以理解的。你可以通过讨论它们和学着对它们来克服它们。
时间隧道	你的时间感觉扭曲了；你认为负性的感受会一直持续。		"这种渴求永远不会停下来。" "一旦我开始哭，我就停不下来了。"	**观察真实的时间。** 拿一个闹钟，看看这种状态到底会持续多长时间，负性的情绪通常一会儿就会平息下去，如果你干一些其他事情转移注意力当着的话，它们很快就会消失。
打击自己	在你内心，你对自己大吼并羞辱自己。		"我是一个坏人。" "我的家人说得对，我毫无价值。"	**爱一不是一根一带来改变。** 打击自己可能是对过去别人对你说的话的附和，但是对自己大吼并不会改变你的行为；事实上，那会让你更不愿意改变。关心和理解才会促进真正的改变。
过去就是现在	因为你过去是个受害者，所以你现在也是个受害者。		"我不能相信任何人。" "我被诱骗了。"	**正视你的力量。** 立足于当前："我是一个成年人（不是儿童）；我有选择（我没有被困住）；我可以寻求帮助（我不孤独）。"

《寻求安全》，由 Lisa M. Najavits 著（2002）。凡购买本书者只可为个人使用复印该表（详情参阅版权页）。

301

讲义

续表

有害的意义	文义	评估 (0~100%)	例子	有益健康的意义
逃避	逃避是需要的（比如，赌博、成瘾物质、食物），因为感觉太痛苦了。		"我很不安，我必须要饮食。""我受不了这种渴求，我必须吸一根大麻。"	**保持成长。**情感的成长和学习真正逃脱痛苦的唯一方法。你可以学会承受那种感觉并解决问题。
过去的好时光	你只记得某样东西（如毒品、虐待关系）带来的美妙的快感，但忽略了它们悲惨的一面。		"可卡因让我感到快乐。""仍然爱我的伴侣，虽然他虐待我。"	**看事物的两面。**毒品可能带来好的感觉，但是代价是失去工作；那种关系可能有积极的部分，但有更严重的消极方面。
感觉就是事实	因为有些东西感觉是真的，所以你就认为那一定是事实。		"我觉得我好像永远都不会康复，所以我不如继续喝酒。""我感到很抑郁，所以我不如杀了自己。"	**倾听你所知和所道的。**用你的心而不是来指导你。据你所知，什么对你是最好的？有感觉是正当的，但并不意味着那就是事实。
忽视线索	如果你不注意，它就会消失。		"如果我忽视牙疼，它就会消失的。""我的问题。"	**关注你的需要。**倾听你所听到的；相信你的直觉。
危险许可	你允许自己有自我破坏行为。		"仅仅一支不会有害的。我会给自己买瓶葡萄酒来试试那个配方。"	**寻求安全。**承认你强烈的欲望和感受，然后找个安全的方式应对它们。
会要的孩子有奶吃	如果你做得好，你就不会再得到人们那么多的关注。		"如果我做得好，我的治疗师就会关注那些病得更严重的患者；除非我生病，否则没人听我说话。"	**用成功引注意。**人们喜欢关注成功。如果你不相信，试着做得好一些，看看别人们会怎么对你回应。
读心	你相信即使不和别人交谈，你也知道他们心里是怎么想的。		"我知道他不跟我问好是因为他恨我。""如果我半夜打电话给我的赞助人，他会觉得负担重。"	**了解情事。**问一下当事人，你可能会对你发现的答案吃惊。

续表

有害的意义	定义	评估 (0～100%)	例子	有益健康的意义
都是我的错	所有的错都在我。		"创伤是我的错。""如果我和别人意见不一致，那就意味着我有什么事做错了。"	**让自己休息一下。**你不是必须要打起整个世界。如果你和别人发生冲突，用五五分析的方式（50%是他们的责任，50%是你的责任）。
如果……就会	在等待别的东西的时候，你会推迟一些重要的事情。		"如果我能找到份工作，我就不那么大麻了。""如果我体重下降了，我就去参加匿名戒酒会。"	**立足当前。**无论你需要做什么，都从现在开始。任何走向重要的目标是不会有任何帮助的。推迟那个重要的目标是不会有任何帮助的。
行动胜过言语	你通过你的行动来显示你的痛苦，否则人们的看不到你的痛苦。		"我手臂上的抓痕能说明我的感受。""我想在杀了自己之后让我的伴侣找到我的尸体。"	**打破沉默。**用语言表达感受。语言是让别人了解你的最有力的方式。
我的创伤就是我	你的创伤就是你的身份，它比你其他任何方面都重要。		"我的人生就是痛苦。""我曾经经历受的不幸就是我自己。"	**创造广泛的身份。**你所受的痛苦不是你的全部。想想你在生活中的不同角色、你的各种兴趣、你的目标和希望。
独特性谬论	你的特殊问题是独一无二的，没有别的人可以理解。		"除非你经历了所有我所经历的事情，否则你无法帮我。""为什么我要顺心地去谈？没有人能够明白。"	**伸手求援。**给别人一次帮助你的机会。找一个安全的人谈一谈（治疗师，匿名戒酒会支持者），试着开放自己。
没有未来	前途黯然，没有希望。		"我的生命已经被浪费掉了。""我最好放弃。"	**你有选择。**无论到目前为止发生了什么，都由你来控制当前和未来。注意你的选择并做出明智的选择。
生或死的思维	在你的心里，事情总是呈现"生或死"的意义。		"我永远无法接受他/她离开我的事实。""如果我得不到那份工作我就去死。"	**保持整体观。**有什么更糟糕的事情会发生？有什么你遭受丧失，你可以学着那生活有着无尽的可能性。如果你遭受丧失，生活有着无尽的可能性。

讲义

续表

有害的意义	定义	评估 (0～100%)	例子	有益健康的意义
泥潭需要 和想要	你非常想要某样东西，那就意味着你必须得到它。		"我需要海洛因来放松。" "我需要找个浪漫情人。"	**康复才是需要的。** 你可能想要的能想要的很多，但真正要的很少。你可能想要海洛因并不需要海洛因。需要的东西是：食物、住所、衣服——还有你的康复！
短视思维	你只关注你今天的感觉，而不管明天怎样。		"我喝酒的时候更善于社交。" "我要去买那件新外套，尽管我负担不起。"	**考虑后果。** 想象一下如果你今天做了你觉得会有多好。想象一下明天你会屈服在了，感觉会有多差。
应该	对于世界应该怎么运转，你有你的规则。如果这个规则被破坏了，你就会很愤怒。		"我的朋友应该应该请我。" "我不应该不得不去付创伤后应激障碍。"	**让你的用词温和。** 尽力放松紧张状态（比如，"我想让我的朋友邀请我"）。你可能仍然想要你想要的，但是你会觉得更觉察。
即刻满足	你追求即刻满足，生活应该很容易。		"我现在就需要它。" "我应该一直感觉很好。"	**努力工作。** 最持久的满足来自于努力工作和有耐心：在你的工作中，在人际关系中，在健康复中。
关注消极面	在某种情形中你只关注消极的，而忽略积极的。		"那个人整个就是一蠢货。" "我什么都做不对。"	**注意好的方面。** 做对了什么？你好的方面是什么？这种情况下好的方面是什么？
全或无的 思维	事情要么全是好的，要么全是不好的，没有中间状态。		"生活只是悲剧。" "我毫无能力。"	**寻找平衡的视角。** 生活比"全或无"复杂而有趣。用一种平衡的视角去看待事物，找出中间的位置。看看什么做得好，什么做得坏，什么是中性的。

致谢：在讲义中几个有害的意义（"感觉就是事实"，"读心"，"应该"，"关注消极面"以及"全或无的思维"）摘自 Burns (1980)。"生或死的思维"和"即刻满足"来自 Beck 和他的同事 (1993)，"过去的好时光"来自 Earley (1991)。如果你想找到这些资料，可以询问你的治疗师。

对承诺的建议

对能够让你的生活前进的活动做出承诺！

这可以是任何你觉得能帮助你的事物，或者你也可以尝试下面的一些建议。

遵守承诺是尊重、尊敬和关心自己的一种方式。

- 选择 1：从讲义中选取一个有害的意义，然后写出你具体会如何回应它。
- 选择 2：把你从自己或别人身上观察到的，但讲义上没有列出来的意义描述一下并给它命名。
- 选择 3：找出给你生活目标（例如，你的孩子？你的工作？你的精神？你的康复？）的一个主要意义，然后写出这个意义是如何帮你聚焦在你的康复上的。
- 选择 4：将你下次遇到想要做不安全的事情时你会怎么对自己说写下来。
- 选择 5：填写安全应对表（下面提供了一个范例）。

应用于本主题的安全应对表范例

	旧方式	新方式
情境	我的治疗师要去度假。	我的治疗师要去度假。
你的应对方式	自己想："我要被抛弃了，没有人真正关心我。"喝了半瓶酒。	我可以用"剥夺推理"的方法——觉得因为痛苦，我有喝酒的权利；也可以用"全或无的思维"。事实上，有人在意我，我的治疗师离开并不意味着他/她不在意我。
结果	喝酒并不能让我的治疗师回来——喝酒仅仅让我好受了几个小时，而好几天感觉更糟糕。	通过注意到我创造的这些意义，我觉得更能接近自己一点了。我要和我的治疗师讨论我的感受。

你用旧的应对方式有多安全？ _____   **你用新的应对方式有多安全？** _____

从 0（根本没有安全）到 10（完全安全）评分

《寻求安全》，由 Lisa M. Najavits 著（2002）。凡购买本书者只可以为个人使用复印该表（详情参阅版权页）。

社区资源

（人际方面）

～

概　述

本部分列出了美国国内的服务机构，以帮助患者更好地康复，这些机构包括相关的支持组织、自助小组、简报以及其他非营利性组织。同时，还为患者提供了指南，帮助他们从消费者的角度对治疗进行选择和评估。

介　绍

"我离滥用物质伤害自己仅有一步之遥，可孩子需要我。我不得不忍受疼痛的折磨。我不能再去危机中心，因为昨天才去过——连着两次去那里，会被强制住院的！"

"我从不知道有我可以免费参加的亲子课程。"

患者可能感觉可供选择的治疗不够多，或者不知道有哪些医疗资源。本主题的目标是帮助患者以消费者的身份来选择医疗保健，希望患者最终能够像"逛商店"一样货比三家，选择适合自己需要的医疗资源。"寻求帮助"主题探讨了影响患者获取帮助时的心理社会因素，而本主题则关注患者可以获取的社会医疗资源。本主题也与治疗介绍／个案管理这一主题不同，本主题提供国家医疗机构列表以及特殊的指南，以帮助患者对他们的治疗进行评估。

治疗师在讨论社区资源时，可能会面对患者的抱怨，比如，"我试了匿名戒酒会，但一点都不管用。"强烈建议治疗师顺着患者的引导，并尝试评估患者没有试过的资源，比如，"好的，如果你不喜欢匿名戒酒会，那我们试试理性康复如何？"或者"你去了哪个匿名戒酒会？或许我们可以安排另一个地点的，你可能会更喜欢。"通常，建议患者尝试不同治疗方式的效果会好于坚持让患者接受他拒绝的治疗。患者对治疗的担心有可能是正确的。例如，对物质滥用心理治疗的文献资料提示，治疗师令患者取得积极效果的能力有很大的不同（Najavits & Weiss，1994 b）。众所周知，在创伤后应激障碍治疗领域，治疗师经常出现反移情困难（Pearlman & Saakvitne，1995）。另外，对在虐待的家庭中成长起来的患者，要求他们坚持在自己不喜欢的治疗中留下来，与他们不得不在有很糟糕的照顾者的家庭中留下来太相似了。当然，患者自己最终要修通对治疗者的不信任，但目前的现状是，比起离开有效的治疗，更多的患者留在了对他们无效的治疗中。给予患者对选择的控制感是你能提供的一种很大的自由，这种自由本身就有着极大的治疗效果。毋庸置疑，在对患者的治疗做出任何推荐时都要回避分裂。给患者当前的治疗者打电话并讨论你的任何担忧是很关键的，同样关键的还有指导患者也这样做。最后值得一提的是，创伤后应激障碍和物质滥用患者能够对治疗产生强大的联盟。例如，在对治疗的前期研究显示，患者报告对治疗有着很强的联盟与满意度，以及很高的参加率（Najavits et al.，1998e）。

反移情

当患者抱怨他们的治疗时，治疗师与其他治疗师的认同要超过与患者的认同，在有意无意中表现的对患者缺乏共情(例如，"继续坚持 Dr. Bruce 的治疗，努力解决你的问题"或者"Hoffman 夫人口碑绝佳，是否可以集中于在治疗中能够得到什么呢？")。这些反应尽管在某些场合下是恰当的，但请在一开始就努力找出患者不喜欢目前治疗的原因；同时要承认，至少部分合情合理的担心并不仅仅是患者自身原因造成的（例如，可能是由治疗师确实存在的缺陷或者治疗诊室的系统问题造成的）。对患者的担心哪怕在最小的一部分上进行确认，不管从情感还是实际操作的角度来说都可以提供一个更平衡的治疗起始点。毋庸置疑，如果患者对你的治疗产生抱怨，上述建议同样可能适用。

治疗准备

■ 制订一份社区资源详情单，并将它加入到讲义1中。

治疗形式

1. **治疗登记**（每个患者最多5分钟）。参见第2章。

2. **引言**（简洁地）。将引言与治疗连接起来，例如："今天我们将讨论社区资源，目的是利用任何能够获取的资源来帮助自己。"

3. **将主题与患者的生活相联系**（深入地，占治疗的大部分时间）。

   a. 让患者浏览讲义，这些讲义可以单独使用也可以一起使用，如果有时间可以考虑在多次治疗中涵盖所有内容。参见"治疗内容"（下文）和第2章。

   讲义1：国家资源

   讲义2：消费者治疗指南

   b. 帮助患者将技能与他们当前生活中特定的问题联系起来。参见下述"治疗内容"和第2章。

4. **治疗结束**（简洁地）。参见第2章。

治疗内容

目标

- 浏览社区资源列表，给予患者力量以找到他们需要的帮助（讲义1）。
- 与患者一同讨论以消费者的身份选择治疗方法以及评估心理治疗效果的指南的重要性（讲义2）。

将资料与患者生活相联系的方法

- **自我探究**。针对讲义1，请患者讨论自己中意的资源。另外，根据你对这些资源的了解，给患者提供你认为什么是有用的反馈。你也可能需要继续努力处理（患者）在寻求帮助道路上的情感障碍（参见治疗介绍/个案管理以及寻求帮助这两个主题中的建议）。对那些需要更多准备的患者，可以对如何打电话进行角色扮演。

- **在治疗过程中预演打电话寻求社区资源的情景**。在治疗过程中请一位患者马上给某一个社区资源打电话，并根据进展情况加以讨论处理。

- **寻找治疗后的医疗选择**。可以继续探讨患者各自个案管理的需求，特别是治疗结束后的照顾。

- **帮助患者评估当前的治疗**。和患者一起探索当前的治疗对他们有多大程度的帮助。帮助找出一种对患者无效的治疗方案。然而，这是一个敏感区，很容易导致与其他治疗者的分裂。

- **讨论**
  - "你能找出讲义1中某些对你可能有帮助的机构吗？"
  - "你以前给这样的机构打过电话吗？那样做你感觉怎么样？"
  - "当你打电话的时候，你想说些什么呢？"
  - "你目前拥有足够的治疗和支持吗？你觉得你还需要些什么？"
  - "如果你发现某种特定的治疗没有帮助，你有哪些选择？"

建议

■ **根据患者对该主题的需要程度，你可以在两次治疗中讨论这个主题。**可以在一次治疗中完成讲义 1，下一次治疗中完成讲义 2。

■ **允许患者谈论曾经糟糕的治疗经历，但不要让这个讨论花去太多时间，一般不超过几分钟。**相反，可以用一种简单的方式来确认患者糟糕的经历（比如，"听起来你的经历很糟糕，听了这个我感到很抱歉"），然后帮助患者找到一些可能对他们有用的东西，以帮助患者向前看。

■ **向患者传达以下信息：他们可以像购物一样，货比三家，直至找到适合自己的治疗方法。**评估患者对这种"购物式"方法的接受程度，并且帮助他们处理接受这种方式的情感障碍（例如，"我认为医生总是懂得最多！"或者"如果离开我的治疗师，我会有负罪感的！"）。

■ **有些患者可能已经获得了足够的帮助。**如果有的患者已经获得了足够的资料和当地的社区支持，就只需要给他们发放手册以备不时之需，同时可以跳到下一个主题。

疑难案例

■ "我从来没有找到过任何一个能帮助我的人。"

■ "上一个治疗师曾经和我发生性关系，可是我并不想报告这件事情。"

■ "我只是不能打电话。"

■ "接受心理治疗已经 5 年了，但似乎没有任何帮助，可一旦放弃，我又有负罪感！"

■ "我的伴侣说治疗只是骗钱的营生，没有任何帮助。"

■ "医生给我大量的苯二氮卓类药物，我知道自己已经上瘾了，但我不想告诉她！"

引　言

无论你在哪里，

都要尽你所有，

做力所能及的事情！

——西奥多·罗斯福

（20 世纪美国总统）

摘自《寻求安全》，Lisa M. Najavits (2002)。

国家资源

以下所列均为帮助人们的免费的、非营利性的国家资源，包括了宣传机构、自助小组和新闻刊物。

物质滥用 / 成瘾

Al-Anon（为酒精成瘾患者的家属和朋友所设）	800-344-2666
Al-Anon Family Group Headquarters（家庭治疗总部）	800-356-9996
Alateen（为酒精成瘾青少年患者的家属和朋友所设）	800-344-5666
Alcohol and Drug Healthline（酒精和药物健康热线）	800-821-4357
Alcoholics Anonymous（匿名戒酒会，世界性服务）	212-870-3400
American Council for Drug Education（美国药物教育委员会）	800-488-DRUG
American Council on Alcoholism（美国酒精中毒委员会）	800-527-5344
Center for Substance Abuse Treatment：National Drug Information，Treatment and Referral Hotline（物质滥用治疗中心：国立药物信息、治疗和转诊热线）	800-662-HELP
Cocaine Anonymous（匿名戒可卡因会，世界性服务）	310-559-5833
Co-Dependents Anonymous（互相依赖匿名会）	602-277-7991
Division on Addiction-Harvard Medical School（成瘾部门—哈佛医学院）	617-432-0058
Families Anonymous（匿名家庭会，为有物质滥用家庭所设）	800-796-9805
Gamblers Anonymous（GA：匿名戒赌会）	213-386-8789
Harm Reduction Coalition（缓减毒害联盟）	212-213-6376
Join Together（联合起来，让社区一起工作来减少物质滥用）	617-437-1500
Narcotics Anonymous（匿名戒麻醉品会，世界性服务）	818-773-9999
National Clearinghouse for Alcohol and Drug Information（国立酒精与物质信息库）	800-729-6686
National Council on Alcoholism Information Line（国立酒精中毒信息热线委员会）	800-NCA-CALL
National Institute on Drug Abuse Info-Fax Service（国立物质滥用研究所—传真服务）	888-NIH-NIDA
Rational Recovery（理性康复，总办公室）	530-621-4374

续表

Secular Organization for Sobriety/Save Our Selves（SOS） （清醒非宗教组织／拯救我们自己）	310-821-8430
SMART Recovery（SMART 康复）	国内电话 440-951-5357
Sexaholics Anonymous（匿名戒性瘾会）	国内电话 616-331-6230

创伤／创伤后应激障碍／焦虑障碍

Anxiety Disorders Association of America（美国焦虑症协会）	301-231-8368
Cavalcade Videos（关于创伤，为患者与治疗师摄制）	800-345-5530
The Healing Woman（《疗伤的女人》，创伤幸存者报刊）	P.O. Box 28040 San Jose，CA 95159 www.healingwoman.org
International Society for Traumatic Stress Studies（国际创伤性应激研究协会）	847-480-9028
Many Voices（《众声》，创伤幸存者报刊）	513-751-8020
National Center for PTSD and PILOTS Database（国立创伤后应激障碍中心和 PILOTS 数据库，提供大量有关创伤后应激障碍的文献）	802-296-5132； www.ncptsd.org
National Institute of Mental Health Information Line（国立精神健康信息热线研究所）	800-647-2642
National Victim Center Infolink（国立受害者中心信息链）	800-FYI-CALL
PTSD Research Quarterly（《创伤后应激障碍研究季刊》）	202-512-1800
Sidran Traumatic Stress Foundation （Sidran 创伤性压力基金会，提供创伤信息和支持）	888-825-8249

家庭暴力

National Domestic Violence Hotline（国立家庭暴力热线）	800-799-7233
National Resource Center on Domestic Violence（国立家庭暴力资源中心）	800-537-2238

精神卫生

Depression Awareness，Recognition and Treatment（抑郁的觉知、辨识与治疗）	800-421-4211
Grief Recovery Helpline（哀伤康复帮助热线）	800-445-4808
National Alliance for the Mentally Ill（精神疾病国家联盟）	800-950-6264
National Foundation for Depressive Illness（国立抑郁疾病基金会）	800-248-4344
National Mental Health Association（国立精神健康协会）	800-969-6642

HIV/ 艾滋病 / 性传播疾病

AIDS Hotline（艾滋病热线）	800-235-2331
American Social Health Association（美国社会健康协会，性传播疾病）	919-361-8422
Centers for Disease Control National AIDS Clearinghouse（疾病控制中心，国立艾滋病信息交流所）	800-458-5231
Centers for Disease Control National AIDS Hotline（疾病控制中心，国立艾滋病热线）	800-342-2437
Gay Men's Health Crisis Hotline（同性恋男性健康危机热线）	212-807-6655
Planned Parenthood（计划生育）	800-230-7526

亲子 / 关系

American Academy of Husband-Coached Childbirth（美国丈夫育儿培训研究院）	800-4A-BIRTH
Child Abuse Prevention Center（儿童虐待预防中心）	888-273-0071
International Childbirth Association（国际育儿协会）	800-624-4934
National Adoption Center（国立领养中心）	800-TO-ADOPT
National Resource Center（国立资源中心）	800-367-6724
Parents Helping Parents（父母互助会，免费的自助支持组织）	800-882-1250

营养

American Dietetic Association Consumer Nutrition Hotline（美国糖尿病协会消费者营养热线）	800-366-1655
Food Safety Information Line（食品安全信息热线）	800-535-4555

医疗问题

24-Hour Poison Control Hotline（24 小时中毒控制热线）	800-682-9211
Alzheimer's Association（阿尔茨海默症协会）	800-272-3900
Alzheimer's Disease Education and Referral Center（阿尔茨海默疾病教育与转诊中心）	800-438-4380
American Cancer Society（美国癌症协会）	800-ACS-2345
American Diabetes Association（美国糖尿病协会）	800-232-3472
American Heart Association（美国心脏协会）	800-242-8721
American Heart Association – Stoke Information（美国心脏协会——中风信息）	800-553-6321
American Kidney Fund（美国肾脏基金会）	800-638-8299
American Liver Foundation（美国肝脏基金会）	800-223-0179
American Lung Association（美国肺脏协会）	800-586-4872
American Optometric Association（美国眼科协会）	314-991-4100
American Paralysis Association（美国瘫痪症协会）	800-225-0292
American Parkinson Disease Association（美国帕金森氏病协会）	800-223-2732
American Red Cross（美国红十字会）	800-737-8300
Asthma and Allergy Foundation（哮喘和过敏基金会）	800-7-ASTHMA
Asthma Information Line（哮喘信息线）	800-822-2762
Brain Injury Association Helpline（脑损伤协会帮助热线）	800-444-6443
Breast Cancer Hotline（乳房癌热线）	800-877-8077
Cancer Care（癌症照顾）	212-302-2400

续表

Crohn's and Colitis Foundation（克隆恩病和结肠炎基金会）	800-932-2423
Cystic Fibrosis Foundation（囊肿性纤维化基金会）	800-FIGHT-CF
Dial-a-Hearing Screening（电话听力测试筛选）	800-222-3277
Endometriosis Foundation（子宫内膜异位症基金会）	800-992-3636
Guillain-Barré Syndrome Foundation International（格林巴利综合征国际基金会）	610-667-0131
Huntington's Disease Society（亨廷顿舞蹈病学会）	800-345-HDSA
Impotence Information Center（阳痿信息中心）	800-843-4315
Juvenile Diabetes Association（少年糖尿病协会）	800-533-2873
Lupus Foundation of America（美国狼疮基金会）	301-670-9292
March of Dimes Birth Defects Foundation（生育缺陷基金会）	888-MO-DIMES
Myasthenia Gravis Foundation（重症肌无力基金会）	800-541-5454
National Cancer Institute（国立癌症研究会，有关所有癌症的信息）	800-4-CANCER
National Council on Aging Information Center（国立老龄信息中心委员会）	800-222-2225
National Down Syndrome Society（国立唐氏综合征学会）	800-221-4602
National Easter Seal Society（国立肢障儿童学会）	312-726-6200
National Hemophilia Foundation（国立血友病基金会）	800-42-HANDI
National Kidney Foundation（国立肾脏基金会）	800-622-9010
National Marrow Donor Program（国立骨髓移植项目）	800-MARROW-2
National Multiple Sclerosis Society（国立多发性硬化症学会）	800-FIGHT-MS
National Neurofibromatosis Foundation（国立神经纤维瘤病基金会）	800-323-7938
National Organization for Rare Disorders（国立罕见疾病组织）	800-999-NORD
National Psoriasis Foundation（国立牛皮癣基金会）	503-297-1545
National Stroke Association（国立中风协会）	800-STROKES
Prevent Blindness（预防盲目）	800-331-2020
RP Foundation Fighting Blindness（RP 抗盲基金会）	800-683-5555

续表

Spina Bifida Association of America（美国脊柱裂协会）	800-621-3141
Stuttering Foundation of America（美国口吃基金会）	800-992-9392
Sudden Infant Death Syndrome Alliance（婴儿猝死综合征联盟）	800-221-7437
Tourette Syndrome Association（抽动秽语综合征协会）	800-237-0717
United Ostomy Association（美国造瘘协会）	800-826-0826

女性健康

National Women's Health Information Center（国立女性健康信息中心）	800-994-WOMAN

消费者治疗指南

在寻求任何服务的时候，请记住：你是消费者，这意味着你拥有选择和权利，并且如果对治疗效果不满意的话，你可以终止治疗，进而寻求更适合自己的治疗方法。以下是相关的指南：

■ **治疗质量千差万别**。有大量专业的医疗从业人员可供你选择。不幸的是，有很多从业人员并不能帮助你，有一些反而会伤害你。比方说，心理治疗研究表明，治疗师的治疗效果千差万别，但这些差别与从业时间、接受训练的类型（是社会工作还是精神病学家抑或心理学家）、康复的状态（此人是否克服了物质滥用的问题）以及收费多少并没有关系。这也意味着在选择治疗师的时候，不能用以上因素来做判断，而需要考虑别的因素。

■ **发现专家**。因为你正在同两种特定的疾病做斗争——创伤后应激障碍和物质滥用——必须从上述两个专业中选择对这两类疾病的特定治疗了解的专家（对其他的精神疾病同样适用）。

■ **货比三家**。在决定开始治疗之前，尤其是在精神卫生方面，一定要拜访多位治疗师，货比三家。比方说，可能需要至少在三位不同的治疗师处接受一次治疗，从而决定谁对你最有帮助。不断尝试不同的治疗师，直到最终找到你真正喜欢的。治疗师的治疗风格不同，就如同其他的关系一样，总会有（治疗师和患者的）最佳组合，以达到最佳治疗效果。一定要努力观察哪一个治疗师最能倾听，你最喜欢哪个治疗风格（例如，高度支持？非常直接？面峙？热情？睿智？见闻广博？）。还需要注意自己能否真正想对这个治疗师敞开心扉。

■ **提问**。你跟治疗师谈论时，你有权利提问，比如："你的治疗模式是什么？针对我的病情，还有没有别的治疗模式呢？""治疗会持续多长时间呢？""你之前是否治疗过跟我一样的病例呢？""你是在哪里受训的呢？""你能接受我的健康保险吗？""治疗费用是多少呢？""还有没有花费更低的治疗方法呢？"

■ **只留在对你有用的治疗中**。如果你尝试了某种治疗方式，但并不喜欢，记住，你可以离开。千万不要仅仅因为出于内疚或迫于压力而参与一个治疗。参见下文"如何评估你的心理治疗"。

■ **揭发不恪守伦理的治疗师**。如果治疗师不恪守伦理（比如调情），可以通过以下途径投诉：向该诊所或者医院院长投诉；向颁发给治疗师执照的委员会投诉（比如州医学委员会）；向州消费者委员会投诉；也可以向治疗师所属专业协会的伦理委员会投诉（例如，美国心理协会、国家社会工作者协会或者美国精神病学会）。

■ **寻找消费者信息**。某些州已经开始向寻求健康保障的消费者提供电话信息。例如，马萨诸塞州医学会（800-377-0550）提供本州内科医生（包括精神科医生）的名单，他们的资历，以及如果触犯道德法规所得到

过的惩罚。另外，你也可以登录许多公共图书馆网，以获取大量信息。

■ **了解你的保险利益。**

　　a. **查询自己的保险覆盖范围**。保险计划千差万别，在选择治疗师前，请先联系保险公司，给公司提供身份号码（即使在同样的保险计划内，赔付金额也有差异）；查询关于赔付金额的信息，比方说保险期限，在要求赔付前是否需要公司准许，保险公司对某种治疗是否有指定的治疗师名单（利用这份名单可能会降低你必须支付的医疗费用），不同的治疗师赔付金额是否不同，保险赔付金额是否根据病情的临床评估来决定（例如某些抑郁症患者如果不服用抗抑郁药物，保险公司只支付其参加有限次数心理治疗的费用）。同时，保留一份你谈话对象的清单和日期。

　　b. **医疗记录保密**。可能需要和保险公司签署一份弃权书，以便保险公司能够得到有关你以及治疗的保密信息。如有任何信息不想被人知道（例如，你在接受抗抑郁药物治疗），你可能愿意选择直接支付治疗费用而无须保险公司支付治疗费用。

　　c. **必须明白，是你而不是治疗师保护你的经济利益**。实际上，许多治疗师甚至从不过问你的医疗保险覆盖范围。如同购买其他商品或者服务一样，明智的做法是货比三家。对于同样的治疗，所需支付的费用可能大不相同。在同治疗师联系的过程中，在预约一次治疗前最好先问问治疗师收费多少。

　　另外，许多人并不知道在 Blue Cross（蓝十字会）/Blue Shield（蓝盾会）、Medicare（医疗保险）或 Medicaid（医疗补助）的保险计划下，位列保险计划名单之上的治疗师的法律义务是首先接受保险公司支付的医疗费用，随后才能考虑个人支付。有些治疗师不接受参加以上医疗保险的患者，这完全是合法的。但是，如果治疗师在保险计划名单上，同时承诺开始治疗，那么，他必须接受你所参与的医疗保险。这意味着你可以消费的医疗费用受到"平衡账单"的限制（例如，不同的医疗保险计划设定了不同的赔付上限，保险公司提供的治疗师的花费不能超过某一财年的治疗经费上限）。注意，治疗师没有义务问你是否有保险，因此，如果你不问，最后的结果可能是自己支付治疗费用。简而言之，在治疗开始之前需要了解你的医疗保险情况，同时知道账单是如何产生的。

如何评估你的心理治疗

　　心理治疗可能对许多人帮助很大，但其疗效却最难评估。这是由于治疗技术千差万别，治疗效果取决于你和治疗师的人格特征以及你和治疗师建立的关系。尽管心理治疗的基础是科学，但同时又是一门艺术。与其他医疗技术领域不同，心理治疗并不是在不同的人身上一成不变地应用某一技术。

■ **谨记好的心理治疗是可能的**。就如同生命中所有美好的事物一样，"眼见为实"。很多创伤后应激障碍和物质滥用患者经过"购物式"尝试，最终找到了对自己最有利的治疗。如果你曾经有过不好的治疗经历，千万不要放弃或者自责，尊重自己的感受，同时不断寻觅有效的治疗方法，直到成功为止。

■ **在第三次治疗后对你的治疗进行评估**。研究表明，经过三次心理治疗后，患者对治疗的感觉与多年后他们对治疗的感觉一致。经过三次治疗后，如果你感觉治疗对你没有多大帮助，就无须继续坚持这一治疗，相反，你应该尝试其他新的治疗师。

■ **如果觉得治疗在总体上有帮助，就该预期到治疗过程中的一些反复**。必须清楚，有时候你可能对治疗师感到失望或者非常生气，这在心理治疗中很正常。但如果这一情况经常发生，而且程度非常严重，可能就需要深入评估心理治疗了。如果总体上感觉治疗师对你有帮助，通常我们都建议你坚持治疗并且设法解决或克服目前的冲突（这可能是你真正成长的一个机会）。如果你总体上觉得治疗师对你帮助不大，那么建议放弃治疗。

■ **记住你的生活的决定权属于你，只要你选择安全**。如果治疗师建议你坚持或者终止治疗或某种关系，对峙（你的）施虐者或者寻求 AA，或者其他任何重要的建议，就把它当作你可以接受也可以拒绝的外来信息（前提是保证自己的安全）。

■ **对心理治疗最主要的抱怨之一是治疗师很温和，但是无法促进成长**（例如，给予直接的反馈，帮助鉴别需要设法解决的问题，帮助拓展新的技能）。好的心理治疗需要同时提供心理支持并促进成长。如果感觉自己说得太多，但生活状态却没有发生明显的好的转变，或者你感觉治疗师"很好"，但却不能提供真正的帮助，可以寻找其他更能帮助你的治疗师。

■ **如果觉得有帮助，就坚持治疗**。那么心理治疗会持续多久呢？大部分心理治疗都是根据患者的决定而不是治疗师的建议才结束。如果感觉安全而且社会功能健全（例如，不自杀，没有活跃的物质滥用行为，能够对自己的行为负责），通常的建议是，如果愿意，希望你坚持心理治疗直到你感觉确实有效。当你想终止治疗的时候，告诉治疗师，获得他的反馈，同时履行终止程序对你会有很大的帮助。但如果感觉安全，何时参与、何时终止治疗完全取决于你自己。决定终止治疗，无须感到内疚、不好意思或觉得这样的事情不好。但如果并没有感觉到安全，就如同上面所说的，可能需要继续坚持治疗直到感觉更稳定，或直到你找到更好的治疗。

■ **如果觉得治疗似乎没有用……**

● 试着告诉治疗师，直接但是很尊敬地描述自己的问题。

● 如果有特殊诉求，把它们描述出来，例如，你可能会说："我想要求你不要再建议我服用药物，目前我不想要药物。"

● 你可以要求向本领域资深人士咨询。很多人不知道其实这是自己的选择之一。你可以雇用一位高级顾问，分别同你和治疗师在不同的场合交流，最后请他提出建议。这种方法通常适用于长期心理治疗，当你和治疗师都遭遇瓶颈而且无法克服时，或者治疗师坚持你并不认同的治疗方法时。

- 需要明白，只要告知治疗师，（用自己的录音机和录音带）记录心理治疗过程就是合法的。有的人这样做，目的是想从治疗中获得更多，在治疗之后他们可以再次听取治疗信息。请别人听你的治疗过程可能也有帮助（例如，你雇用高级咨询师来评估心理治疗质量）。

- 在很多诊所，如果提出更换治疗师，你一般都可以达成愿望。如果感觉跟目前的治疗师无法达成预期的愿望同时你已经给了治疗师机会，那么你可以尝试更换治疗师（例如，直接告知治疗师或者诊所的负责人）。

■ **警惕下面的治疗师……**

- 将治疗的瓶颈归因于你（比如，都是由于你的"抵抗"、"缺乏动机"或"防御"而造成的）。尽管你在此过程中有部分原因，但如果治疗在很长的时间（例如超过一个月）内停滞不前，这通常是因为治疗师和患者双方的原因。高明的治疗师通常能够帮助你突破瓶颈而不仅仅是指责你。

- 感觉治疗师自己而不是你的需求得到了满足，比如一遍遍将你引向你认为并不重要的话题。

- 治疗师给你非常粗暴的负面印象。这通常指治疗师对你一次次生气，和你产生非常强烈的冲突，或者你感到自己的人格受到贬低。然而，需要注意治疗师的有些反馈听起来刺耳（感觉痛苦），但是对你具有很强的心理支持作用。

- 坚持让你继续治疗，但是这一治疗对你来说似乎没有作用，尤其是你已经和该治疗师一起尝试解决问题，但并没有成功。

■ **如果和治疗师的界限非常不合适，你可以立即终止治疗。** 如果治疗师尝试与你发生性关系，邀请你参加一些社交活动或者在非办公场合开展治疗，或对自己的魅力发表不恰当的评论，或鼓励其他严重的非职业行为，那么你最好立即终止治疗。你无须对治疗师做出解释或者再跟他／她讨论。

对医疗保健治疗进行评估的资源

√ **书籍**。目前有大量的书籍可以给你提供关于治疗评估的信息，你可以在当地书店去寻找。

√ **网络**。你可以用诸如"创伤后应激障碍"、"物质滥用"、"心理治疗"、"结果"、"治疗"等关键词来检索，可以从网上获得非常丰富的信息。

注解：目前的趋势是推崇"患者满意"数据。很多关于患者满意的研究并没有提供严格的科学评估，因此可能不具有很强的说服力。

对承诺的建议

对能够让你的生活前进的活动做出承诺！

这可以是任何你觉得能帮助你的事物，或者你也可以尝试下面的一些建议。

遵守承诺是尊重、尊敬和关心自己的一种方式。

- 选择 1 : 搜寻可能有用的社区资源，并在下一次治疗前取得联系。
- 选择 2 : 填写安全应对表（下面提供了一个范例）。

应用于本主题的安全应对表范例

	旧方式	新方式
情境	晚上有非常可怕的闪回重现，难以入睡。	晚上有非常可怕的闪回重现，难以入睡。
你的应对方式	服用地西泮（超过处方剂量）。	通过拨打 24 小时热线（以前从未试过），能够很好地处理。另外，在今天的治疗中，讲义 1 提供了很多对我来说全新的但是有用的信息，我可以向其中的一些社区资源电话求助。
结果	我能够入睡，但感觉永远不会克服自己的物质滥用。我感觉非常虚弱。	如果早点尝试这些积极的应对方式，而不是服用大量药物，我应该比现在更坚强。

你用旧的应对方式有多安全？_____   你用新的应对方式有多安全？_____

从 0（根本没有安全）到 10（完全安全）评分

《寻求安全》，由 Lisa M. Najavits 著（2002）。凡购买本书者只可以为个人使用复印该表（详情参阅版权页）。

在关系中设立界限

（人际方面）

～

概　述

界限问题通常表现为两种形式：太亲近（在关系中很难说"不"）或者太疏远（在关系中很难说"是"）。以下介绍了设定健康关系的方法。

介　绍

"我不信任别人，也不能对他们敞开心扉。发生在越南的事情可怕得令人难以启齿，我对人类已经失去信心了！"

"每次放纵都是因为一个男人：第一次吸食可卡因都是因为一个男人；在从康复医院出院后，为了取悦一个男人，我酗起了酒。我还处于一些严重的虐待处境中——身体的和性的虐待——我自己非常明白这些都无助于创伤后应激障碍。现在我和 Steve 的关

325

系不健康，他已婚，吸食可卡因，控制我，不鼓励心理健康，没有积极的反馈，不喜欢我参加匿名戒酒会或其他的一些活动。现在我明白如果再进入这种关系，这对我将非常危险。目前我很难对这种关系说不，但我在练习说不。"

本主题我们将探讨"界限"的概念，集中讨论创伤后应激障碍和物质滥用是如何导致界限问题，以及练习设定恰当的界限。界限问题通常表现为太亲密或者太疏远，因此，本主题提供两种简单的策略：说"不"（创造一些距离远离不健康的关系）和说"是"（使健康的关系更近一步）。

患者在关系中很难说"不"，通常是对爱的没有结局的努力，最终导致患者孤独或被利用。他们过于想方设法取悦他人，逐渐失去自我。他们常常害怕如果在关系中设定一些限制，其他人的反应可能会是生气、抛弃、情感虐待甚至暴力行为。这些担心可能代表患者基于自身生活经历的现实恐惧，同时，过去的创伤在现实生活中投下阴影，导致不信任的泛化。因此，在现实生活中学会说"不"，要求他们能够鉴别谁是安全的，谁是不安全的，以及怎样和什么时候说"不"（说"不"的方式和时机）。对某些患者来说，向虐待性的关系说"不"是非常关键的问题，在这些疾病的治疗手册中都有提到（我们还建议，如果患者遭受家庭暴力，治疗师应当联系这一领域的专家，寻求建议和督导）。对那些容易侵犯别人"界限"的患者（另一种太"亲近"的关系），主题"从愤怒中愈合"提供了详细的描述。最后，还应当注意，在有些时候太亲近的关系可以是患者勇气和力量的源泉，患者得以顺利地同其他人建立初始的关系，在心理治疗中建立强烈的亲附关系，而这种关系是后来的健康关系的一个发展阶段。

学习说"是"对那些把自己孤立起来的患者非常重要，打开自己，建立有意义的联系，向别人展现自己的脆弱对于重建信任关系非常重要。这对于男性或者（战争）退伍老兵（他们可能觉得应该显得更加坚强）来说可能尤其困难，这对于那些在人际间的创伤中遭受屈辱或羞耻的幸存者来说尤其突出。

人与人的交往通常强调健康界限，而对个人自身来说，健康界限同等重要（与自己的关系）。例如，患者怎样说服自己不出去购买毒品或者按时放下工作而不是过度工作？对某些患者来说，这些内在的角色扮演可能和外在的人际交往同等重要，他们集中于改变自己而不是改变周围的人。通常这也可以帮助患者理解外在和内在的世界常常并行存在——怎样对待自己跟怎样对待别人非常相似。如果很难对自己说"不"，你也可能很难对别人说"不"。

反移情

反移情的主要问题在于帮助我们理解在某些特定情况下，是什么使得患者很难说"不"或者"是"。有时候，我们可以很容易地以比较肤浅的方式进行角色扮演，但这种做法并不能揭示妨碍患者建立健康关系的真正的情感障碍。比方说，患者可能在角色扮演中表现非常出色，能够拒绝朋友用药的邀请。但在进一步询问时，患者可能会说："在实际生活中我无法那样说。"因此对这类患者，治疗师要致力于处理他们的心理冲突。另一个反移情场景是，在探索患者不良关系的过程中，治疗师很可能被迫评判或者批评患者生活中的人物（例如，当你需要帮助的时候，你姑妈根本就不在那里！）。治疗师尊重患者的依附关系非常重要——即便是极具破坏性的关系，通常都有一些积极的方面，使得患者难以放弃它。但支持患者对其他人的批判是有帮助的，因为这些批判是患者需要的真实反馈（我担心的是，你从你姑妈那里可能得不到你所期望的）。

致谢

讲义5"与创伤后应激障碍和物质滥用相关的界限问题"，大部分来自于Herman（1992）。

治疗形式

1. **治疗登记**（每个患者最多5分钟）。参见第2章。
2. **引言**（简洁地）。将引言与治疗连接起来，例如："今天我们将讨论如何在关系中设立界限。真正地聆听你内心的需求能够帮助你。"
3. **将主题与患者的生活相联系**（深入地，占治疗的大部分时间）。

   a. 让患者浏览讲义，这些讲义可以单独使用，也可以一起使用，如果有时间可以考虑在多次治疗中涵盖所有内容。参见"治疗内容"（下文）和第2章。

   讲义1：健康的界限

   讲义2：过于亲近：学习在关系中说"不"

   讲义3：过于疏远：学些在关系中说"是"

讲义 4：脱离虐待关系

讲义 5：与创伤后应激障碍和物质滥用相关的界限问题

b. 帮助患者将技能与他们当前生活中特定的问题联系起来。参见下述"治疗内容"和第2章。

4. **治疗结束**（简洁地）。参见第2章。

治疗内容

讲义 1、讲义 2 和 讲义 3：在关系中设立界限。

目标

- 讨论健康的和不健康的界限（讲义 1）。
- 与沉迷于亲密关系中的患者探讨说"不"的方式（讲义 2）。
- 与关系太疏远的患者探讨说"是"的方式（手讲义 3）。

将资料与患者生活相联系的方法

- **角色扮演**。大声预演患者怎样处理与自己和与他人的关系界限。如患者不能提出真实的生活场景，讲义 2 和讲义 3 都列出了一些类似的角色扮演场景。当患者在角色扮演中尝试设定同自身的界限时，治疗师需要扮演患者"内在的声音"。例如，如果"内在的声音"要求工作太多的时间，患者该怎样应对如此要求，设定恰当的界限呢？

- **拒绝毒品训练**。这个角色扮演是针对对毒品说"不"而特别设计的，是患者需要学会的最关键的安全技巧之一。患者需要大胆扮演，并且记住至少一两种拒绝他人的或自己的毒品诱惑的方法。

- **讨论**
  - "在设定与自己或他人的界限方面，哪个更困难？"
  - "你的界限是太亲近还是太疏远呢？"

- "怎样设定界限才能使自己觉得安全呢？"

- "为什么在关系中设定界限如此重要？"

- "为什么创伤后应激障碍和物质滥用可能使某些人难以建立健康的界限呢？"

- "你在设定关系界限中有没有什么问题呢？目前你的生活中有什么实际的界限问题呢？"

- "你能记起最近成功设定与自我和与他人界限的例子吗？是什么促成了你成功设定界限呢？"

- "如果某人对你说＿＿＿＿，你会怎么回答他，以便设定同他的界限呢？"

- "如果你对自己说＿＿＿＿，你会怎么回答，以便设定同自己的界限呢？"

建议

■ **尽管大部分患者能坦然面对这个主题，但很偶然地也会在讨论界限问题时令他们非常难过**。如果这种情况发生，安抚对患者将会很有帮助。例如："如果你不想读（这份材料）的话，你并不需要阅读的——你可以从现在开始就设定界限，对这些资料说'不'！""能够理解你在阅读这些材料时会感到难过"，或者"每个人都有界限问题"。

讲义4：脱离虐待关系

目标

■ 帮助患者评估他们是否处于破坏性的关系之中，并帮助他们识别某些摆脱这种不健康关系的方法。

将资料与患者生活相联系的方法

■ **自我探究**。请患者根据讲义最上部的信息做一个自我测试，以便评估他们当前是否处于破坏性的关系中。如果患者没有破坏性的关系，可以跳过这一步，根据需要选择其他讲义。

■ **处理患者预见到的障碍**。手册其余的部分提供了一些帮助患者免受破坏性关系伤害的想法。帮助患者分析诸如在远离破坏性关系中存在的情感上的障碍；帮助患者采取某些方法来加强自我保护，增强可能会减轻内疚或者恐惧感的信念。

■ **鼓励患者在治疗过程中拨打帮助热线**。由于施暴者格外强大，很多家庭暴力的受害者并不能轻易摆脱关系。帮助他们获得信息和支持，以强化他们安全地管理那种处境。

■ **讨论**

- "怎么能从破坏性关系中脱身呢？"
- "是什么使得你一直身处破坏性关系之中？"
- "你需要什么样的帮助才能使你脱离破坏性关系呢？"
- "为什么'独处好于身处一种坏关系中'？"

建议

■ **可能不清楚某一段关系是否具有破坏性**。许多关系都有好的和坏的方面，关键的标志是重复的、严重的情感上的伤害或者任何躯体虐待的事件。

■ **患者可能认识不到破坏性关系**。如果你预见到一个明确的危险，给患者直接的、诚实的、共情的反馈。这可能有助于患者克服否认或者困惑。

■ **在家庭暴力问题上寻求督导和专家建议**。家庭暴力的受害者可能处于极端危险中，许多尝试离开家庭暴力的受害者被施暴者残忍杀害。在干预之前，必须请教某些接受过家庭暴力治疗培训的专家。拨打讲义上的电话可以获得更多的信息，你也可以致电当地警察局获取信息。如果你工作的医院或者诊所有律师（大部分医院都有律师），跟律师交流也很有帮助。跟患者一起获得更多的信息，并且诚实客观地评估风险。

讲义 5：与创伤后应激障碍和物质滥用相关的界限问题

目标

■ 帮助患者探索与创伤和物质滥用相关的界限问题的不同形式。

临床警告

在测试本治疗过程中，我们发现大部分患者都从阅读本讲义中获益，但仍然有部分患者变得很难过。因此，可以不提供该讲义，除非你对患者很了解或者知道他们已经准备好了（阅读）。

即使提供，你也必须征求患者意见，看他是否想阅读本讲义。如果你观察到明显的难受，请他们立即停止阅读以减少痛苦（通过确认、共情等）。

将资料与患者生活相联系的方法

- **自我探究**。请患者在自己观察到的界限问题上划"√"。
- **讨论**
  - "你的创伤经历是怎样同你的种种界限问题联系起来的？"
  - "你的物质滥用是怎样同你的种种界限问题联系起来的？"
  - "你能对自己的界限问题抱有同情之心，同时仍能努力解决它们吗？"

疑难案例

- "我在角色扮演中可以尝试设立界限，但在实际生活中做不到。"
- "我不能说'不'，这使我觉得自己很坏，就像我的施暴者一样。"
- "我完全孤立，我就是不能相信别人。"
- "'对我自己设定界限'是什么意思呢？"
- "当我对我的伴侣说'不'的时候，我就会挨揍。"
- "我想对你设立界限——不要再告诉我远离毒品了，我还没有准备好！"
- "我知道自己正处在破坏性的关系中，但我离不开这个关系。"
- "你可以告诉我向别人敞开心扉，寻求别人的帮助，但我觉得独处更安全。"
- "不管我怎么拒绝，我表哥坚持给我可卡因。"

引　言

让你的心引领你。
它会轻轻地诉说，
所以要仔细地聆听。

————莫里·古德
（20 世纪美国作家）

摘自《寻求安全》，Lisa M. Najavits（2002）。

健康的界限

健康的界限是：

● 灵活的。能够根据情形，亲近或者疏远。你可以放弃破坏性的关系。你能建立滋养你的关系。

● 安全的。能保护自己免受别人利用。你能发现某些线索，提示某人是自私的或者有虐待倾向的。

● 有联系的。可以跟别人建立平衡的关系，并且能够在很长时间内保持它们，即使出现些冲突，也能够顺利化解。

创伤后应激障碍和物质滥用都可能导致不健康的界限。在创伤后应激障碍中，你的界限（躯体的和情感的）被创伤所侵犯。对你来说如何在关系中保持健康的界限是困难的。在物质滥用中，你失去了与成瘾物质的界限（你用得太多，行为可能与正常情况下不一样，例如很兴奋或者词不达意）。学习建立健康的界限是从这两种疾病中康复的关键部分。

过于亲近或者过于疏远时，界限就成了问题。

界限可能过于亲密（让人走得太近；纠缠）。你会：

■ 在关系中难以说"不"吗？

■ 付出太多吗？

■ 很快就建立关系吗？

■ 轻信别人吗？

■ 侵犯别人（例如，侵犯别人的界限）吗？

■ 在某一关系中沉溺太长时间吗？

界限可能过于疏远（不让人走得足够近；疏离）。你会：

■ 在关系中难以说"是"吗？

■ 孤立吗？

■ 很难相信别人吗？

■ 感觉孤独吗？

■ 对某一关系浅尝辄止吗？

注意，很多人会在这两个方面都有困难。

《寻求安全》，由 Lisa M. Najavits 著（2002）。凡购买本书者只可以为个人使用复印该表（详情参阅版权页）。

界限问题是被误导了的想要被爱的努力。通过对别人"付出所有"来赢得人心；相反地，你教会他们如何利用你。通过与他人隔离，你可能想保护你自己，但却得不到你所需要的支持。

健康的界限可以让你安全。

学习说"不"可以……使你远离艾滋病（向不安全的性关系说"不"）；使你远离吸毒（对毒品说"不"）；防止被利用（对不公平的要求说"不"）；保护你免受虐待关系和家庭暴力的侵害。

学习说"是"可以……使你依靠别人；使你被他人理解；帮助你有被支持感；帮助你度过困难时刻。

设定好的界限可以预防关系中的极端化。通过设立界限，你可以避免痛苦的极端：太亲近或者太疏远；付出太多或太少；理想化或贬低别人。任何一个极端都不健康，平衡最关键。

设定同自己的界限与设定同他人的界限同等重要。

你可能很难对自己说"不"。例如，对自己承诺再不抽大麻，但却抽了。可能对食物、性或者其他成瘾的东西过度放纵。你可能对自己说再也不会回到虐待你的伴侣那里去了，但你却回去了。

你可能很难对自己说"是"。例如，可能过度节制饮食，工作太辛苦，不给自己留些享受的时间或者不让自己享受。

设立界限有困难的人也有可能侵犯他人的界限。这些可以表现为设计来"测试"他人，介入别人的事务，试图控制别人，或者对别人有言语和躯体的虐待。

如果你在躯体上伤害自己或者他人，你需要在界限方面得到立即的帮助。伤害自己或他人是侵犯界限的极端形式。这意味着你通过躯体伤害来将情感痛苦付诸行动。请和治疗师一起设定安全协议（更多信息参见"从愤怒中愈合"主题）。

过于亲近：学习在关系中说"不"

为什么说"不"很重要？这意味着在关系中设定一个限度来保护自己。例如，"如果你带着可卡因出现，我立刻就走"或者"除非你不对我咆哮，我才会出来"。说"不"是设定界限的重要技巧之一。在更深的层面，设定界限传递的信息是：关系中的双方都值得被关注。这是尊重自己独立个性的健康方法。

你可以学着说"不"的情境

- 拒绝毒品或酒精。
- 迫使你自己说些不愿意说的事情。
- 做一些自己不愿做的事情。
- 照顾所有人而不照顾自己时。
- 自己是关系中唯一的付出者时。
- 当你对自己做出并不能遵守的承诺时。
- 正在做某些让自己从康复中分心的事情时。

★其他你觉得需要说"不"的情境，请写在本页背面。

例子：在物质滥用和创伤后应激障碍中说"不"

	对他人	对自己
物质滥用	"不，谢谢。我现在什么都不要。"	"自尊意味着今天不用成瘾物质。"
	"我的饮食中不允许喝酒。"	"在聚会上如果有人提供成瘾物质给我，我就需要离开。"
创伤后应激障碍	"我需要你停止那样对我说话。"	"继续卖淫使我的创伤后应激障碍恶化，我需要停止。"
	"请不要再打电话给我！"	"看电影会诱发创伤后应激障碍，我需要停止。"

如何说"不"

- **尝试用不同的方式来设立界限：**
  - 礼貌地拒绝："不用，谢谢，我宁愿不要。"
  - 坚持："不，我是真的，我想停止这个话题了。"
  - 部分诚实："因为我要开车，所以不能喝酒。"
  - 完全诚实："我不能喝酒，因为我会酗酒。"

● 陈述结果："如果你一直带毒品回家，我就不得不搬出去了。"

■ **记住，说"不"是尊重的一种标志。**保护自己是发展自尊的一部分。它不会将他人赶走，反而会促使他们更看重你。你可以不受利用，这就是有价值的。你可以享受关系而不害怕它们。在健康的关系中，适当地说"不"会促进亲密。

■ **说多或者说少由你决定。**不过，如果你能够轻松地提供一个解释的话，对别人就可能要容易些。

■ **如果你有动机去说"不"，那你就会找到如何去说的。**一旦你承诺要保护自己的需求，肯定能找到恰当的表达方式。

■ **照顾好自己，让别人照顾好他们自己。**你过的是自己的生活，而不是别人的。

■ **如果害怕伤害别人，**记住，无论是对自己还是对别人，这都需要反复的练习。随着时间的推移，你会知道健康的人是能够忍受聆听你的所思所感的。

■ **可以在跟别人建立关系之前、之中或者之后设定界限。**试着在之前讨论一个比较困难的话题（例如，在性行为之前讨论安全性交），也可以在交往中进行（比如，在提供酒精的时候试着说"不"），还可以在之后设定界限（例如，回去后你告诉别人，你不喜欢被人颐指气使地交谈。）

■ **注意你将透露多少。**创伤后应激障碍和物质滥用是非常敏感的话题，对这些障碍的歧视通常真实存在而且很有伤害性。话一旦说出口，就很难收回，所以不必对你并不熟识的人、工作场所的人或者虐待你的人敞开心扉。

■ **如果有躯体伤害的可能，要格外小心。**寻求专业指导。

角色扮演说"不"

★试着大声预演下面的情境。你能说些什么？

对他人

→正参加节日聚会，你老板说："让我们庆祝一下，喝一杯！"

→你的伴侣说你应当"已经克服了创伤"。

→一个朋友告诉你不用吃精神科药物，因为"那也是一种物质滥用"。

→妹妹想了解有关你创伤的一切，但你还没有准备好告诉她。

→你的伴侣老在你身边喝酒，说："你需要学习如何处理这种情形。"

→约会对象说："去我那里吧。"但你并不想去。

→老板给你的工作越来越多，太多了。

→你怀疑叔叔在虐待你的女儿。

对自己

→你"只想喝一杯酒"。

→你一直照顾别人而不是自己。

→你承诺不会暴食，但却一再违背诺言。

→你工作的时间太长了，没时间留下来参与康复活动。

过于疏远：学习在关系中说"是"

为什么说"是"很重要？ 这意味着与他人建立联系。这样让我们认识到我们都是人，都需要社会联系。它是一种健康的方法——尊重你作为一个社区的一分子。它意味着你被他人了解。

你可以学着说"是"的情境

- 邀请某人出去喝咖啡。
- 告诉治疗师自己的真正感受。
- 请求别人帮助。
- 加入俱乐部或机构。
- 拨打热线。
- 暴露自己的脆弱情感。
- 让别人开始了解自己。
- 安慰自己"年幼的"一面。

★ 如果你还有其他需要说"是"的情境，请写在本页背面。

例子：在物质滥用和创伤后应激障碍中说"是"

	对他人	对自己
物质滥用	"我现在渴望得到毒品——请你跟我聊天（分散我的注意力），帮助我渡过难关。"	"我能善待，而不是虐待自己！"
创伤后应激障碍	"请和我一起去参加匿名戒酒会的会议。"	"我要尝试在匿名戒酒会的会上发言。"
	"我需要你的帮助，我吓坏了！"	"难过的时候我要向别人寻求帮助。"
	"我想请你给我打电话，看看我的状况是否还好！"	"我能逐渐建立健康的朋友关系！"

如何说"是"

- **尝试不同的方式：**
  - 分享一个活动："你想跟我一起去看场电影吗？"
  - 诉说你如何感受："我感到孤独，但我很难谈论它。"
  - 集中在另一个人身上："告诉我你跟可卡因斗争的故事。"
  - 观察别人是怎么做的：去参加一个聚会并聆听他人是如何彼此联系的。

- **为遭到拒绝做准备**。每个人都被拒绝过，这是生活的一部分。忘记拒绝你的人，并继续寻找下一个。
- **如果可能，事先练习**。治疗室可能是预演的安全场所。
- **选择安全的人**。选择那些友好的、支持你的人。
- **明白出现错误是正常的**。开始时伸手向别人要求援助会让你觉得不舒服，但能给你自己成长的空间——随着时间的推移，这会变得容易起来。
- **设立目标**。让自己不断地朝一个明确的目标努力，如同你在生活的其他方面一样。决定每个星期打一个社交性的电话，或者每个星期尝试一个新的会议。
- **认识到你可能会觉得很"年幼"**。部分的你可能觉得自己脆弱，如同一个刚开始学习与人接触的孩子。这是预料中的，可能由于创伤后应激障碍或者物质滥用使你不曾有机会学会与人接触。
- **循序渐进**。从一件简单的事情开始（例如，问好或者微笑），而不要一下子就尝试很大的事情（例如，与人约会）。
- **关注你与他人的相同点而非不同点**。努力寻找你与他人的相同点，这样可以更容易与人联络相处。

角色扮演说"是"

★ 试着大声预演下面的情境。

对他人

→ 在伤害自己之前，（跟别人）讨论这样做的冲动。

→ 邀请正在工作的人一起去吃午饭。

→ 告诉治疗师，她休假的时候你很想念她。

→ 当你想喝酒的时候，你给赞助者打电话。

→ 你告诉某个人，"我爱你。"

→ 你告诉某个人，你感觉多么孤独。

→ 你对某个人承认你的某个弱点。

→ 你诚实地与你的朋友谈论你对他的愤怒。

→ 现在是早晨4点钟，你感到很抑郁，睡不着觉。你能给谁打电话？

→ 周末要来了，你没跟任何人有约定和安排。你能做什么？

对自己

→ 你觉得害怕，你怎样才能抚慰自己呢？

→ 你努力地工作，你怎样才能给自己一个安全的犒劳呢？

→ 部分的你（"内在的孩子"）觉得受了伤害，你怎样跟那个部分交谈？

→ 你考试不及格，对自己很愤怒。你怎样才能原谅自己呢？

脱离虐待关系

★ 目前你所处的关系中是否有：

1. 给你提供毒品或者在你要求他不要在你面前使用毒品后继续在你面前吸毒？　　　　是　　　否

2. 反反复复地批评你，否认你的情感或者羞辱你？　　　　是　　　否

3. 操纵你（例如，威胁要伤害你的孩子）？　　　　是　　　否

4. 在躯体上伤害或者威胁你？　　　　是　　　否

5. 打击你获得帮助的努力（例如，治疗药物、心理治疗或者匿名戒酒会）？　　　　是　　　否

6. 反复地对你撒谎？　　　　是　　　否

7. 背叛你的信任（例如，将你的秘密告诉他人）？　　　　是　　　否

8. 提出不合理的要求（例如，要你支付一切费用）？　　　　是　　　否

9. 剥削你（例如，出售你的色情照）？　　　　是　　　否

10. 忽视你身体的需要（例如，拒绝安全的性）？　　　　是　　　否

11. 控制和过度卷入（例如，告诉你该做什么）？　　　　是　　　否

如果你对上述的任何问题回答了"是"，请阅读该手册的剩余部分。你应该得到比破坏性的人更好的人！

怎样脱离伤害性的关系

如果你对设定界限有困难，那你可能没有注意到来自他人的危险信号。如果你曾经在生活中被强迫保持沉默，不被允许表达你的情感，或者你无法将你的创伤告诉给他人，你现在可能需要做出特别的努力来关注自己对他人的反应，并学会在何时终止伤害性的关系。

☺ **如果某人"不明白"，先放下。** 在康复的早期，不要浪费你的精力来试图改变他人，而应集中于帮助自己。如果某人在你直接、和善、反复地沟通尝试后还不明白，就去找其他的人。

☺ **即使不能彻底离开伤害性关系，你仍然可以不依赖它。** 如果对方是你必须要看见的人（例如家庭成员），你可以尝试不和那个人谈论敏感话题，例如你的创伤或者康复，以此来保护自己。

☺ **如果有足够多的通情达理的人告诉你一段关系不好，请听从他们的意见。** 你可能感觉自己被控制了或者对关系很迷惑，不明白自己内在的需要，那就听听别人的意见。

☺ **相比破坏性的关系，独处对你可能更有帮助。** 目前的情况下，你唯一的安全关系可能是跟治疗师的

关系，这是不错的选择。

☺ **破坏性的关系可能跟毒品一样令人上瘾**。那么你可能已经对他产生依赖了。破坏性的关系可能令你觉得熟悉，如果你生活中的主要关系都是剥削性的，那么你会一次又一次地受他们吸引。最好的策略与对毒品的策略一样：积极地迫使自己远离，不管你觉得有多难。

☺ **如果你觉得内疚，记住那是你要过的生活**。你能够决定如何去过自己的生活。

☺ **预见到困难**。当你离开一个糟糕的关系时，他人可能生气或者变得危险。找到保护自己的方法，包括得到"站在你这一边"的人的支持，你的治疗团队，如果需要可以找到庇护所等。

☺ **你不必向别人做出解释**，你就可以离开。

☺ **创造一个图像来保护自己**。例如，你是一个披着盔甲的骑士，你不必让那个人进入；你是一台电视，你可以转换频道。

☺ **试试成瘾者家属互助会**（Co-Dependent Anonymous）。这是一个为对伤害性关系产生依赖的人们设计的十二步小组（☎ 602-277-7991）。

☺ **你应该从不需要承受任何人的躯体伤害**。如果你处在家庭暴力中，这是很严重的事情并需要得到专家帮助，你可以打：

    ☎ National Domestic Violence Hotline（国立家庭暴力热线）   800-799-7233

    ☎ National Resource Center on Domestic Violence（国立家庭暴力资源中心）   800-537-2238

☺ **如果有人在躯体上伤害你，不要上"下一次我会不一样"这个当**。在你多次给予某人尊重相待的机会后，如果依旧有虐待，那么你应当离开。看这个人的行动，而不是言辞。

★ 关照好你自己！ ★

与创伤后应激障碍和物质滥用相关的界限问题

注意：以下内容可能会让某些人难过，如果这些内容使你感到安全，请放心阅读。如果让你太难过了，请停止。

创伤后应激障碍和物质滥用患者更容易有界限问题，例如：

- 极端化。太信任或者太不信任；疏离或者太沉溺。
- 关系脆弱（容易遭破坏，脆弱）。
- 太容忍别人的过错；竭尽所能来保持关系。
- 通过使用成瘾物质来与人交往。
- 回避关系，因为它们太令人痛苦了。
- 有时过于顺从，有时过度抵抗。
- 总是扮演付出者的角色。
- 花时间与不安全的人在一起。
- 看不到他人话语或者行为中的敌意。
- 过于生气，一触即发；时刻都准备着"爆发"。
- 表达情感困难；用行动（付诸行动）而非语言来表达。
- 可能期望男人"强大"，而不尊重女人，认为她们"弱小"。
- 感觉永远走不出失落；不知道如何去哀悼；害怕遭到抛弃。
- 难以走出糟糕的关系。
- 区分不出是害怕还是吸引（例如，感觉到兴奋，而事实上是害怕。）
- 与滥用物质的人建立关系。
- 为别人而不是为自己活。
- 操纵：内疚、威胁或者撒谎。
- 重演：反复地卷入破坏性的关系（例如，重新制造创伤中的施虐者、旁观者、受害者、拯救者或同谋者的角色）。
- "斯德哥尔摩综合征"：对施虐者感觉到依赖和爱。
- 想获得拯救；想要别人对关系负起责任。
- 区分不出在关系中什么是恰当的：你对他人可以有什么正当的期待？什么时候一段关系应该结束？一个人在关系中应当付出多少？可以对他人说"不"吗？
- "与暴力者认同"：相信施虐者是对的。

致谢：该手册大多摘自 Herman（1992）的书。如果你想得到更多资源，向你的治疗师寻求更多指导。

对承诺的建议

对能够让你的生活前进的活动做出承诺！

这可以是任何你觉得能帮助你的事物，或者你也可以尝试下面的一些建议。

遵守承诺是尊重、尊敬和关心自己的一种方式。

◆ 选择 1：在本周的一次实际生活场景中，试着同自己或者别人设立界限。

◆ 选择 2：记住你向毒品说"不"的最好的三种方式。

◆ 选择 3：从讲义 2 和讲义 3 中选择角色扮演，写下自己处理这些情境的心得。

◆ 选择 4：填写安全应对表（下面提供了一个范例）。

应用于本主题的安全应对表范例

	旧方式	新方式
情境	母亲一直批评我的决定。	母亲一直批评我的决定。
你的应对方式	我受不了了，并心怀憎恨。我就让她说到不想说为止。有时我会随后出去吸可卡因，这样我可以离开她，喘口气。	我与她设立界限，要求她停止批评我——这样对我的康复有害，我此刻也听不进去，如果需要我会离开房间。
结果	我觉得受了欺负。我明白可卡因会损害我的身体并减少了银行存款。	我感觉好些了，好像我又控制了局面。她看上去有点吃惊，不喜欢她所听到的，但还好。

你用旧的应对方式有多安全？＿＿＿＿＿　　你用新的应对方式有多安全？＿＿＿＿＿

从 0（根本没有安全）到 10（完全安全）评分

发 现
（认知方面）

概 述

鼓励患者应用"发现"来找出他们的信念是事实还是"停滞不前"。提供了去发现的方法（"询问别人"，"试试看"，"预测"以及"好像……一样去做"），并准备如何应对负面的反馈。

介 绍

"创造一个可能的世界"

"与我曾经想象的相反……进步并不仅仅包括对事实的观察和积累。它始于创造一个可能的世界……并将它与现实世界中的实践相比较。正是这种想象与实践之间的不断对话，令被称为'现实'的这个概念不断地变得精确起来。"

———— 弗朗索瓦·雅各布 （1987）

345

本主题我们将教会患者利用引言中类似的探索方法来提高他们对现实世界的认识。实际上，心理健康最好的评价指标之一就是"能够准确地认识客观世界"。不幸的是，创伤后应激障碍和物质滥用的典型特征就是认知僵化。患者常常坚信一些错误的假设，例如，"世界是个非常坏的地方"，"我不能信任任何人"，"我唯一的安慰就是喝酒"等。这些常常是多年来形成的陈旧观念，并可能令患者和治疗师都感到沮丧。

认知疗法最好的方面是通过发现而不是劝说给患者提供走出来的方式。有时候，这些治疗方式被称为"经验假说测试"（Beck et al.，1985）。"发现"的意思是引导患者探讨他们的信念是否正确。如果没有这个过程，大部分患者常年坚信错误的理念，不去尝试改变，不去尝试新的事物，以至于他们长期滥用物质，裹足不前。认知治疗如果进行得很糟糕，治疗师只是一味地向患者灌输新的信念系统："但你是个很不错的人啊！"或者"即使不喝酒，你也能够应对得当的啊！"相反，探索方法则帮助患者去建立一种观察和探索的方法，使他们自己从探索结果中得出结论，这种方法为患者探索自己的实践创造了一个反馈环路。主旨是帮助患者改进他们的（适应）世界模式，而不是按照别人教授的模式或者以前经历的模式来认识客观世界。这是探索新知识的过程。

发现过程的部分困难在于，患者最坏的担心往往会成为现实——进行 HIV 检查，最后发现自己是 HIV 阳性；到处求职却找不到工作。帮助患者公开坦诚地面对这些现实，从中吸取一些有创造性的教训，需要患者认真准备去承受这样的发现结果。指导原则是，所有的知识，哪怕是痛苦的认知都是有帮助的。隐藏在真相背后的只是一个短期的而不是长期的解决问题的方法。

在手册中，患者可以通过几种发现策略以及一个"发现工作单"来探索自己的信念。要求他们从自己生活的各种例子中去思考"我如何来发现？"。另外，可以用各种比喻来提高患者参与发现过程的动机：探险家、科学家、艺术家、孩子或者侦探（实际上这些比喻就是一种发现方法——在某些手册中描述为"好像……一样去做"）。在本讲义的结尾部分是一位真实的患者所写的例子，提示了这些方法可能导致的良好效果或者可能产生的困难。

如果正确引导患者参与发现过程，最终的结果会是患者对整个世界的认识有了全新的改变，同时感觉跟自己的内心世界以及自身的假设有了更进一步的亲密接触。他们看世界的眼光更像个具有选择权利的成年人，而不是没有任何能力的受害者。这可以是一种解放。

反移情

治疗师常常下意识地强化患者无法担负责任的困难。例如，男性患者去跳舞但却没有邀请到舞伴，治疗师往往关注于"他们只是没有欣赏到你是个怎么样的人"，以及"下次会变得更好的"——但却没有让患者去发现他是否真的不能吸引女性。更好的一种方法可能是帮助患者思考怎样做才能使下次变得更好："或许你可以穿得更好看一点？""你能够看本关于约会时交谈的书吗？""去之前做一些放松运动可能会有所帮助吧？"简而言之，有时候发现了消极反馈，患者可能需要承担更多的责任令事情变得更好；其他时候，可能是别人的过错；或者消极的事件并非什么人的过错（例如，患者去舞会，但是那里没有一个与他同龄的人）。治疗师的任务是帮助患者对各种不同的可能性进行处理。

致谢

"引导的发现"一词来自于认知治疗（例如，Beck et al.，1985；Young，1999）。本主题开篇引用的句子来自 1965 年诺贝尔生理学和医学奖获得者 Francois Jacob（1987）。讲义 2 中"试试看"关于"设立一个实验"的想法则来自于 Burns（1990）。

治疗形式

1. **治疗登记**（每个患者最多 5 分钟）。参见第 2 章。
2. **引言**（简洁地）。将引言与治疗连接起来，例如："今天我们将讨论发现。正如引言所提到的，我希望你能在这次治疗中和你的生活中去探险，去发现。"
3. **将主题与患者的生活相联系**（深入地，占治疗的大部分时间）。

    a. 让患者浏览讲义：

    讲义 1：发现与停滞不前

    讲义 2：如何去发现你的信念是真实的……

    讲义 3：发现工作单

b. 帮助患者将技能与他们当前生活中特定的问题联系起来。参见下述"治疗内容"和第 2 章。

4. **治疗结束**（简洁地）。参见第 2 章。

治疗内容

目标

■ 比较信念上的"发现"与"停滞不前"（讲义 1）。

■ 教授发现的策略——去测试信念的方法（例如，"试试看"，"询问别人"），同时学习如何应对负面的反馈（讲义 2）。

■ 指导患者去辨识一些他们通过发现工作单能够测试的特定信念（讲义 3）。

将资料与患者生活相联系的方法

■ **使用发现工作单**。帮助患者选择某一真正的生活场景，发现的方法可以帮助患者应对这一场景，同时帮助患者在该场景中逐步进行发现。指导患者填写空白的发现工作单（讲义 3）的前两个图框，在下次治疗之前填写后两个图框。

■ **讨论**

● "你最近是否有什么发现可以跟我们分享？"

● "你有没有觉得停滞不前？如果是，你觉得发现能帮助你吗？"

● "发现的哪方面对你来说最难？"

● "当你尝试发现时，为什么测试特定的信念很重要？"

建议

■ **确保患者选择某一个可以进行实际工作的信念**。也就是说，这个信念是可以用来测试的，是具体的，并且患者已准备好用它来尝试发现这个过程。讲义 2 列举了可测试的信念。很难或者不可能测试的信念包括"世界很危险"、"未来没有任何希望"等，这些信念太模糊、太泛化。如果患者从这些信念开始，你可以提出如下问题："现在你感觉到什么具体的特定的危险了吗？""对于在不久的将来的什么事情，你觉得没有希望？"这样提问，一直到发现目前特定的生活处境。

■ **帮助患者认识到发现或者停滞不前是他们自己的选择**。患者常常认识不到他们可以积极地测试自己的信念系统。同时，与此一致的是，谨记要让患者自己决定去测试哪些信念。

■ **如果患者不喜欢某一幅特定的图像，不要强迫**。不要在治疗中花时间去创造一幅图像——这并非发现这一过程的关键，只是有些患者可能会喜欢轻松愉快的元素。

■ **发现最好被应用于现在或者将来**。例如，如果一个患者说，"我相信我是个孩子的时候，我父亲憎恨我"，现在可能没有办法发现真相。

■ **帮助患者准备和设定会带来成功的经验**。如果患者尝试太难的信念，他们可能并没有准备好面对后果。例如，对于遭受伴侣躯体虐待的女性，如果她尝试测试如下信念——"如果我告诉他我的感受，他会改变"，该患者很可能会失败并被殴打。确保测试的信念对患者有足够的挑战性以促进成长，但又不是难得几乎不可能。结果需要存在某些不确定的因素，但是还需要有某些确定因素以便整个过程能够顺利完成。

■ **跟患者讨论，如果最害怕的事情变成现实，他们的感受如何**？他们怎样应对？你不希望由于他们还没有对负面的反馈做好准备而出去吸食毒品。

■ **如果患者难以找到测试的信念，你可以根据自己对患者的了解，来帮助他们选择测试的信念**。例如，你的患者一次也不愿意参加匿名戒酒会，那么，你可能会在这次治疗中测试患者在一次匿名戒酒会中的反应和应对方式。

■ **注意，因为我们有发现工作单，所以在这里就不用安全应对表了**。

疑难案例

■ "我不能忍受找出真相，那会杀了我的。"

■ "我的信念是'不值得活着'。"

■ "我想测试的信念是'我是你最喜欢的患者'。对吗？"

■ "我测试了之后发现，我的伴侣正跟我最好的朋友发生婚外情。"

■ "我知道自己的真实处境，不需要发现。"

■ "我想不出任何可以用于测试的信念。"

■ "我的信念是'不能放弃毒品'。"

生活从来都不似梦想的那般，

也很少如希望的那样，

但对于极富生机和渴望的头脑来说，

未来总是意味着寻找埋藏的宝藏，

并在此过程中享受探险的乐趣。

——埃伦·格拉斯哥

（20世纪美国小说家）

摘自《寻求安全》，Lisa M. Najavits（2002）。

发现与停滞不前

发现是康复中最有力的工具之一。

"发现"意味着找出……从经验中学习……适应……好奇……开放……前进……成长。

发现是孩子自然做的事情——他们试着去探索、找出，并在尝试新事物的时候得到乐趣。探险家、艺术家、科学家、侦探等也是喜欢发现的人，希望你也是！

停滞不前是发现的反面。

"停滞不前"意味着假设……回避……僵化思考……隐藏……生活在过去……对世界关闭。

创伤后应激障碍和物质滥用的困难之一是停滞不前。例如，如果你多年患有创伤后应激障碍不见好转，你可能不想继续努力了。或者，如果你通过使用海洛因来放松，那么你可能不会去寻找别的放松方法了。

一个故事

情境：Amy 一直在对她的治疗师 Burke 博士就她的可卡因使用一事撒谎，因为她觉得很羞耻。她相信如果他发现了，他会停止与她工作的。

比较两种不同的故事解决：

Amy 尝试了发现。她将真相告诉了 Burke 博士，因为她想，"与其一直带着这份羞耻生活，还不如看看究竟怎样更好些。" Burke 博士要她开始每周尿检，因为如果 Amy 隐藏她的物质滥用情况，治疗就不会有用。Amy 痛恨这样做，但是她也看出 Burke 博士正在帮助她，而且将与她继续工作。

Amy 停滞不前。她继续对 Burke 博士隐瞒真相。最终她觉得实在太糟糕了，以至于完全不参加治疗，因为她无法承受那份自我憎恨。她使用越来越多的可卡因。

发现的过程

1. **注意你的信念**。例如：

"我相信如果我告诉我的朋友我对他生气，他会离开。"

"我相信给热线打电话会令我更加抑郁。"

"我相信我永远都找不到工作。"

"我相信匿名戒酒会很无聊。"

2. **找一个图像（随意选择）**。如果你需要，想一个可以帮助你康复的图像：

一个探险家……踏上探险之旅

一个侦探……努力去找出真相

一个孩子……兴趣与好奇

一个艺术家……尝试各种可能

一个科学家……寻找真相

或者在这里写上你的图像：_____

3. **尝试发现**。制订一个计划来真正地发现你的信念是否是真实的。讲义 2 中列出了一些方法。

如何去发现你的信念是真实的……

★ 询问别人 ★

"询问别人"意味着听取别人对你的信念作何想法。询问的人越多越好，这样就能发现有多少人赞同你的信念。

例子：Sarah 相信"一旦自己哭泣，就永远都停不下了"。她决定问另一个患者（康复得更好些的）和自己的治疗师，同时阅读关于创伤后应激障碍的书籍。结果这三种方法都传达了如下信息：尽管这种想法很普遍，但并不正确——每个人最终都可以停止哭泣。

★ 试试看 ★

"试试看"意味着"去做吧"——试着做某件事并看看会发生些什么。你也可以把这种行为当作一次实验，就如同科学家一样，你设计一个实验，接着看看会发生什么。

例子：Doug 的室友在房子里吸食大麻，Doug 认为"我的室友不会愿意停止的"，于是 Doug 准备尝试"试试看"，直接对室友提出自己的要求，室友拒绝了。Doug 认为继续跟这样对自己康复没有帮助的人住在一起不健康，因此决定搬出去了。

★ 预测 ★

"预测"意味着比较自己认为可能发生的和实际发生的情形。

例子：Judy 相信"不管怎样努力尝试，我永远学不会如何使用计算机"。她感觉自己太蠢了。为了发现事实，她决定在当地的成人学习中心参加计算机课程，通过指导和练习，她已经学到一些基础知识了，这使得她愿意坚持（学习）下去。

★ 好像……一样去做 ★

"好像……一样去做"意味着尝试一种更积极的信念，看看这时候的感受。在实际情形中无法找到真相时，这种方法尤为有效。

例子：Rick 在高速公路上开车，一辆车飞速插到自己前面，他（Rick）说，"那个浑蛋！人们太粗鲁了！"他觉得极端愤怒。Rick 决定尝试"好像……一样去做"，相信"那个人正送临产的妻子去医院生产，难怪开得这么快"。这样假定后，他自己感觉好多了，并且降低了驾驶速度。因为他不可能找出当时情形的真相——为什么这辆车要飞速插到自己前面呢——选择相信这个比较温和的解释，可能会让 Rick 感觉更平和一点。在本手册末尾，你可以看到一个真实的患者尝试了这个策略，"好像我很喜欢自己一样"度过了一个周末。

《寻求安全》，由 Lisa M. Najavits 著（2002）。凡购买本书者只可以为个人使用复印该表（详情参阅版权页）。

● **尝试发现的感觉是什么呢?** 可能感觉不错,或者可能感觉提心吊胆、冒险或尴尬。如果现在感觉不好,不用担心,重要的是去尝试,从长远来说,你可能会感觉发现很棒。

● **谨记安全**。确保将采取的行动是安全的,例如,不要和某些可能伤害自己的人尝试发现,比如会虐待你的伴侣。

应对坏消息

如果你在尝试发现,并且进展顺利,自然会觉得越来越好。但有时候可能从发现过程中获得消极反馈,感觉就像自己最坏的噩梦变成现实。例如:

● 不管自己如何努力,却不能找到工作。

● HIV 检测,结果发现自己 HIV 阳性。

● 试图向朋友讲述真相,却被拒绝。

有些人对消极反馈的反应是伤害自己、放弃生命、对世界感到疯狂或者从此再不尝试获得反馈。以下是处理消极反馈的一些比较健康的方法:

1. **相信自己有尝试发现的勇气**,不管发生什么,你是勇敢的、开放的,并且正在正确地尝试发现。

2. **尝试找出"可能发生的最坏情形是什么?"** 比如,你可能会失去一个朋友,但却获得了自尊;你可能是 HIV 阳性,但是可以通过治疗来防止病情变得更糟。

3. **永远不要自暴自弃**,比方说通过吸毒来掩盖悲伤、自我伤害或自我憎恨。

4. **谨记:消极反馈只是一些信息而已**。如果能够听进去,即使很痛苦,但却可以学到很多;从长远来说,最痛苦的真相比最积极的谎言要好得多!(如果你不相信它——试着利用发现来找到真相!)

发现工作单

姓名：_____   日期：_____

(1) 你的信念	
(2) 发现 如何去发现你的信念是真实的？一些找出真相的方法： 　　* 询问别人 　　* 试试看 　　* 预测 　　* 好像……一样去做	
(3) 结果 在你的发现过程中你找出了什么？	
(4) 下一步是什么？ 下一步你打算往哪里走？	

对承诺的建议

对能够让你的生活前进的活动做出承诺！
这可以是任何你觉得能帮助你的事物，或者你也可以尝试下面的一些建议。
遵守承诺是尊重、尊敬和关心自己的一种方式。

■ 选择 1：应用发现工作单（讲义 3）在你的发现过程中帮助你。

发现工作单范例

(1) 你的信念	我永远不会获得哪怕是最低工资的工作。
(2) 发现 如何去发现你的信念是真实的？一些找出真相的方法： ＊询问别人 ＊试试看 ＊预测 ＊好像……一样去做	接下来的两周中，我会尝试申请 5 份工作（所有工作的工资都高于基本工资），看看结果怎样。
(3) 结果 在你的发现过程中你找出了什么？	我没有得到任何工作，他们中的一些人告诉我原因是我没有任何计算机技能。尽管很失望，但我知道下一步该做什么，我的信念不再是"我永远也找不到工作"，现在我相信"如果我学习到一些技能，就可以获得工作！"
(4) 下一步是什么？ 下一步你打算往哪里走？	我需要参加计算机技能培训课程或者申请其他更符合自己技能的工作。

■ 选择 2：某天试试"好像……一样去做"的方法。随后，写下这一过程的结果，下面是一位患者的例子。

《寻求安全》，由 Lisa M. Najavits 著（2002）。凡购买本书者只可以为个人使用复印该表（详情参阅版权页）。

患者"好像……一样去做"的发现过程

某位患者决定利用"好像……一样去做"的方法来进行发现，以下是他在一天中"好像我很喜欢自己一样"来发现一天的结果：

星期五，我不断提醒要喜欢自己，感觉很有趣很滑稽，但是我的脸上有了些笑容。当我试图喜欢自己的时候，行为就不那么具有自我破坏性了。我出去散步，去学院的俱乐部玩，随后离开了，我没有渴望喝酒。

星期六，我在积极的精神状态中醒来，去了 AA 聚会，这是这么久以来的第一次。我必须不断提醒要喜欢自己，这在我习惯消极思维的时候非常困难。我和小组治疗中的 Chris 一起出去遛了狗，这一天我都很享受，我甚至还跟 AA 聚会中的有些人做了交谈！

星期六晚上，我不确定发生了什么。我很孤独，感觉被隔离了，同时忘了要喜欢自己，我真的需要记住提醒喜欢自己。我变得非常抑郁，求助于老朋友——酒精和食物，可能利用老的方法来逃避这些坏的感觉对我来说更加容易。我对出去参加真实世界的活动——和人交往、参加 AA 会议等，感到心惊胆战。从来没有感到像星期六晚上那样孤独，我感觉没有人会真的喜欢我，我不会跟任何人有积极的关系或者有任何朋友，唯一感受到的就是痛苦！

星期天早晨我想起来应该爱自己，这是一种'好的'感觉，我尝试了，但这一天也就一般般。我有生以来第一次在星期天早晨祈祷，虽然听起来有点做作，就像在 AA 聚会中经常听到的一样，但我确实这样做了。我祈祷抛弃笼罩自己的恐惧，不要再喝酒了，能够越来越好。我把小狗带到树林里遛了一圈，周日下午睡了一觉。晚上，我没喝酒，但很难过，很显然我忘记了要爱自己！

星期一，起床的时候我更加坚定了信心，相信能够得到帮助而且永不放弃！好好地爱自己，这一理念帮助了我。我更关心外表，同时更加确信治疗师能给我更多帮助。我更愿意在出现危机之前就得到帮助，积极采取行动关心自己，同时满足自己的部分需要。治疗之后我采取更多的行动来尝试获得更多帮助，同时向父母坦诚需要更多帮助，不再太担心取悦父母、他人等，采取这些行动令我自己感到开心，尽管还是有一点点担心。

从这些经历中，我学习到的是，通过尝试喜欢自己，我的行动更加积极。一直尝试这样对我来说非常困难，我也觉得基础尚不牢固。然而，我还是要一直尝试这样去想，这样去感觉，因为如果我一直这样做，最终就能更好地照顾自己和自己的需要，还有希望给自己创造个更加积极的世界。在这样的世界中，能够诚实直接地面对和处理生活中的起起落落。我希望爱自己，从而建立积极关系，而不像以前那样借以逃避现实的消极关系。我希望随着不断实践，喜欢自己的感觉能够比以往憎恨自己的感觉更舒服！

让他人支持你的康复

（人际方面）

概　述

本主题旨在帮助患者从生活中的重要之人那里获得支持，为患者提供一封给这些重要之人的信件，同时提供给患者邀请家庭成员或者朋友参与治疗的机会。

介　绍

"难过的时候，我的伴侣说，'别太敏感，不要再生活在过去了！'"

"我的匿名戒酒会赞助人告诉我不应该使用精神病药物来治疗创伤后应激障碍——这些药物和海洛因或者可卡因等毒品没有区别。"

"我表兄不断给我大麻！"

"咨询师说我需要去喝酒以被接受去解毒,因为我只用天使丸(PCP:一种麻醉药),而他们并不能让我去治疗这个。"

"家庭是我最大的扳机点(导火线)!"

"医生告诉我他不相信创伤(所造成的后果)!"

患者的周围有很多重要的人,他们可以对患者的康复过程产生或好或坏的影响。这些人可能是家庭成员、朋友、治疗师以及自助组织成员。实际上,上面的引言都来自真实的患者。本主题是为了鼓励患者注意生活中的重要之人既可以是支持性的也可以是破坏性的。治疗师将引导患者教育这些重要之人,在康复早期最敏感的阶段怎样提供最好的支持!同时提供了一封信,以便患者转交给这些重要的人。

同时还要请患者带一些安全而且重要的人来参加治疗,讨论怎样提供最好的治疗。这不是家庭治疗,只是简单的患者教育,最终提高患者的治疗依从性。在物质滥用患者的治疗中,普遍推荐这一环节。小组治疗中,所有患者可以带着客人参加同一环节,治疗师可以对信息做一些小结同时引导讨论,这样的做法可能会提高课堂实践的质量。

反移情

在这一主题中治疗师可能碰到的主要困难是,客人来到治疗现场,并且带来了抱怨、责备以及不好的情绪反应,治疗失去控制。参见下文"建议:客人参与治疗"一节,来将这些情绪降到最低。第二个问题是获得很多消极信息,某人对患者是多么具有破坏性啊!治疗师趋向于相信信者太夸张,因为有些故事太可怕了!因此,建议相信患者并且从同事那里获得支持。

致谢

"邀请家庭成员参加教育环节治疗"来自不同渠道,包括 NIDA 协作可卡因治疗研究(Cris-Christoph et al.,1997),Galanter's 网络治疗(1993),Hunt 和 Azrin's 社区强化方法(1973)以及 Higgins 和同事的行为学治疗(1993)等。

治疗准备

■ 提前征询患者是否会带人来参加教育环节治疗，介绍清楚整个框架：(1) 只是一次治疗；(2) 只是一些有助于患者康复的教育和支持信息；(3) 带来的人需要基本是"安全的"（不会吸毒，也没有物质滥用问题）。这些人可以包括家庭成员、朋友、赞助人或者治疗师，患者想请几个都可以。如果患者愿意带客人参加治疗，可以考虑把时间延长到 1 ~ 1.5 小时，以便给患者和客人足够的时间。

治疗形式

1. **治疗登记**（每个患者最多 5 分钟）。参见第 2 章。

2. **引言**（简洁地）。将引言与治疗连接起来，例如："今天我们将讨论如何使自己生活中的人支持自己康复。正如前面引言所提示的，打破沉默，让他人知道你需要什么！"

3. **将主题与患者的生活相联系**（深入地，占治疗的大部分时间）。

   a. 让患者浏览讲义，这些讲义可以单独使用也可以一起使用，如果有时间可以考虑在多次治疗中涵盖所有内容。参见"治疗内容"（下文）和第 2 章。

   讲义 1：三类可以影响患者康复的人

   讲义 2：给患者生活中的人的信

   b. 帮助患者将技能与他们当前生活中特定的问题联系起来。参见下述"治疗内容"和第 2 章。

4. **治疗结束**（简洁地）。参见第 2 章。

治疗内容

讲义 1：三类可以影响患者康复的人

目标

- 请患者将自己生活中的人分为三类：支持性、中性以及破坏性（并且讨论怎样对待破坏性的人）。
- 帮患者分清楚在早期康复中需要别人的哪些帮助。

将资料与患者生活相联系的方法

- **大声排演**。请患者列举一个情形，可以告诉别人在此康复阶段他需要什么帮助。请患者尝试大胆地说出来。如果需要，给出适当的反馈，弄清楚这一过程中有什么可预见的阻碍。
  - **讨论**
    - "怎么告诉别人自己在康复期间有什么需要呢？"
    - "如果生活中没有支持性的人，那你怎样开始寻找健康的关系呢？"
    - "为什么对破坏性的人设定界限非常重要？"
    - "生活中的人能给你什么支持呢？你能向他们求助吗？"

讲义 2：给患者生活中的人的信

可以有两种不同形式来讨论：（1）患者自己（客人不在场）；（2）患者和客人都在场。下面会对这两种形式做介绍。

目标

- 为患者提供讲义 2 "给患者生活中的人的信"，以促进和支持他们的康复。

■ 如果患者带来了客人，则提供一些教育信息，同时跟他们讨论怎样才能帮助患者康复。

将资料与患者生活相联系的方法：患者单独参与治疗

■ **自我探究**。请患者标注信件中对他们最有意义的部分，并探讨他们会将信交给谁。

■ **讨论**

- "对信的内容，你有什么想增添或删减的吗？"
- "如果你把信交给你身边的某个人，会对你有帮助吗？如果有，那这个人是谁？"
- "你最想要你身边的人对你的康复过程了解些什么呢？"
- "你想让你身边的人知道哪些有关创伤后应激障碍或物质滥用的信息？"

建议：患者单独参与治疗

■ **此信用来让患者将之交给生活中那些想要帮助他们康复的重要之人**（例如朋友、家人、赞助人、治疗者等）。

■ **由患者决定是否以及向谁交这封信。** 唯一的例外：如果患者正在遭受家庭暴力，信件不应该交给施暴者；对施暴者进行哪怕诸如信件之类的简单干预都是非常危险的。

■ **鼓励患者大声预演，寻求他人的帮助以促进康复。** 在现实生活中，即使出于不同的原因患者不能这样做，依旧要不断尝试。

■ **如果患者只跟破坏性的人建立了关系，或者患者彻底孤立，应集中向治疗师寻求更多帮助。** 试着帮助患者同健康的人开始新关系，这是一个很重要的目标，但需要花很长时间来达成。同时，患者可能只能跟治疗师建立安全的联系，在现阶段是可以的。利用本讲义讨论患者想向治疗者传达什么信息。

■ **帮助患者脱离破坏性的或者虐待性的关系，参见主题"在关系中设立界限"。** 同时注意，如果患者正在遭受家庭暴力，需要给予即时和严肃的关注。

将资料与患者生活相联系的方法：客人参与治疗

■ 程式

1. 介绍自己，感谢客人参与，同时设定本治疗的议程（例如，"一起工作，帮助支持患者康复")。你可能想重复上面描述的事项（即这是一次性的治疗，目的仅在于教育和支持）。

2. 请患者和客人一起浏览讲义，尤其强调这封信。

3. 回答问题，提供信息，同时讨论怎样（基于患者的需要）帮助患者康复。

4. 如果客人愿意，鼓励他们考虑参加匿名戒酒会、家庭或个人治疗，以及使用信件所列的其他任何资源。

■ 讨论

对患者：

● "客人如何才能对你的康复最有帮助？"

● "你能描述康复过程的感受吗？"

● "你对创伤后应激障碍和物质滥用的康复是怎样理解的？"

对客人：

● "你想了解创伤后应激障碍和物质滥用以及治疗的哪些内容？"

● "如果你自己需要更多的支持，有可能参加治疗或匿名戒酒会吗？"

● "如果你担心患者的安全，能够给我打电话吗？"

建议：客人参与治疗

■ **谨记本治疗仅仅是单纯的教育，并非家庭治疗**，一直关注客人怎样才能支持患者康复。有些人会不可避免地提出家庭治疗的问题（互相抱怨，对关系中出现的问题非常难过等）。确保在此过程中要随时将讨论导向教育和支持，否则这就会成为一个破坏性的治疗环节。记住，你的角色是患者的支持者，你不需要平衡每个人的需要，化解抱怨或评估关系。

■ **强调外在资源的好处**。这些资源包括对客人的个人治疗、家庭治疗和／或手册中列出的任何资源。如果客人愿意对此负责，你可以就这些资源对客人做出详细的解释，并向他们推荐社区中合适的资源，你甚至可以问他们之前是否尝试过这些资源。

■ **寻找机会当着客人的面称赞患者为康复所付出的努力**。例如："Celia 为参加治疗付出了极大的努力"或者"Roger 已经 30 天没有吸毒了，这令我印象非常深刻。"

■ **你可能想给客人一些本治疗的讲义**。例如，治疗介绍／个案管理主题中的讲义可能有助于传达治疗的焦点；脱离情感痛苦"着陆技术"主题的讲义 1 则描述了一些技能，患者有需要时，客人可以提供帮助；在"红旗与绿旗"主题中的讲义 2 则提供了患者的安全计划。

■ **如果患者提出不合理的要求（比如，"我想要我的伴侣替我向我的老板撒谎"），温和地将他们重新导向更有效的话题**上。努力回避在客人面前否定患者或者令患者困窘（例如，"你不能做那样的要求"）。

疑难案例

■ "每次关系都以我受伤害收场。"

■ "我不知道我需要什么样的帮助。"

■ "我不信任治疗师，我从未从他们那里获得任何真正的帮助。"

■ "我想请我兄弟将我枪杀了，这样我不用自杀就可以死。"

■ "在创伤中的时候，没有人帮我，所以，现在我也不需要任何帮助。"

■ "现在我挺好。"

■ "上班迟到的时候希望伴侣能够帮我向老板撒谎。"

■ "我无法相信任何人。"

两个人才能道出真相：

一个诉说，一个聆听。

——亨利·戴维·梭罗

（19世纪美国作家）

摘自《寻求安全》，Lisa M. Najavits（2002）。

三类可以影响患者康复的人

支持性的人帮助你康复

他们真正关心……他们倾听而不评判……你请求他们不要给你毒品的时候，他们满足你的要求……他们想帮助你尽快康复……他们相信你的创伤经历。

谁对你的康复起着支持性作用？ _____

中性的人既不帮助你也不会对你的康复有害

他们可能太关注于自己的事情，因此无法支持你……他们可能不知道怎样提供支持，但他们基本上是好人，不想伤害你。

谁对你的康复持中性态度？ _____

破坏性的人对你的康复有害

他们中伤你……即使你拒绝，他们仍然给你提供毒品……他们从肉体和精神上虐待你……他们告诉你"过去了就好了"…… 他们指责你，评论你……对你寻求治疗的努力提出批评……他们告诉你创伤从未发生过。

谁对你的康复有害？ _____

一个简单的目标

↑ 增加生活中支持性的人

↓ 减少生活中破坏性的人

帮助他人以便他们来帮助你

你可能需要让他人知道在你的康复中你有些什么需求。

● 将讲义2 "给患者生活中的人的信"交给自己生活中的一些人，或者自己给他们写一封信。

● 直接告诉别人自己的需要。以下是一些例子：

◆ "请千万别给我毒品和酒精。"

◆ "请不要告诉我你有关我的康复的意见。"

◆ "现在请不要对我提出新的要求。"

◆ "现在请不要批评我，只有支持性的话才能帮助我。"

◆ "有时候我想哭，而且很难过，请接受这个现实。"

◆ "你在我身边的时候请不要吸毒或者喝酒。"

◆ "现在我想请你尊重我的状态，这是我的康复必须经历的。"

◆ "请不要问我关于以前创伤的事情。"

◆ "请不要不停地劝我去参加匿名戒酒会，如果我愿意，我会去的。"（或者："请提醒我去匿名戒酒会，我发现这对我有帮助！"）

◆ "这是我的困难时期——你能通过做一些事情来帮助我。"

◆ "你能帮助我的最好方式就是阅读一些关于创伤后应激障碍和物质滥用的材料，我会给你一些材料的。"

◆ "你如果能去匿名戒酒会为你自己获取更多支持，这将对我很有帮助。"

给患者生活中的人的信

帮助某人从创伤后应激障碍和物质滥用中康复

■ **你的真心支持将改变整个世界。**

■ **创伤后应激障碍是一种医学疾病**。这是一种极具破坏性的疾病,通常在患者经受创伤事件后发生。"创伤"指非常严重的生活事件,患者遭受到超出自己控制之内的躯体伤害或者威胁(比如,儿童时期的虐待、事故、火灾、罪案受害者、战争、强奸、台风)。创伤后应激障碍的症状包括睡眠问题、噩梦、强烈的负性情感、生活功能障碍、躯体上的困扰以及其他问题。

■ **物质滥用也是一种医学疾病**。它是指某些物质(毒品或者酒精)已经对患者的生活造成明显的伤害(例如,躯体和精神虐待,法律或者经济问题,不能工作或不能照顾家庭成员)。物质滥用并不是所谓的"懒惰"、"坏人"或者"只是享乐"。

■ **创伤后应激障碍和物质滥用共病非常普遍**。在物质滥用的女性中,大约59%也患有创伤后应激障碍;男性物质滥用患者中这个比例则为38%。目前还不知道创伤后应激障碍和物质滥用的病因,生物学原因、生活环境以及其他的一些复合因素最终导致了这些疾病。

■ **从创伤后应激障碍和物质滥用中康复非常困难**。康复是绝对有可能的,但却很不容易。你关心的患者经受了大量情感痛苦,可能有"云霄飞车"一样的情感波动、自我破坏性行为、很难相信别人以及很强的负性情感,这些都是经历创伤后的常见反应。由于很难同时治疗创伤后应激障碍和物质滥用,所以有时候它们被称为"双重困难"。

■ **本治疗的终极目标是安全**。安全包括不再使用毒品以及停止其他的自我伤害,学习更好地照顾自己,控制自己强烈的情感,以及建立值得信任的关系。在治疗中,我们花大量时间练习应对技巧以便获得安全。这些相关的主题包括"诚实"、"寻求帮助"、"在关系中设立界限"、"照顾好自己"、"同情"、"康复思想"、"创造意义"、"自我滋养"以及"尊重你的时间"。

■ **你能说的对患者最没有帮助的话是"克服它,向前看!"** 如果(克服它)真这么容易的话,这个(治疗)问题应该早就解决了。康复之路可能非常漫长,而且起起伏伏,实现最终康复的唯一出路就是慢慢平稳地进展。忽略创伤后应激障碍或物质滥用,或者假装这些都不是严重的问题,这样的做法都不能摆脱疾病的困扰。从长远来说,反而会使得疾病更具破坏性。

■ **如果你所关心的患者需要帮助,可以通过特定的方式来帮助他们**。然而必须记住:是否需要或者怎样帮助患者,完全由患者决定。

● 鼓励患者在治疗间歇完成治疗中设定的承诺。这些目标都是患者在治疗中承诺了的,要在治疗间歇

《寻求安全》,由 Lisa M. Najavits 著(2002)。凡购买本书者只可以为个人使用复印该表(详情参阅版权页)。

完成任务，以便促进康复。如果患者需要，你可以帮助患者一起去实现这些目标。

● 阅读关于创伤后应激障碍和物质滥用的资料，增进对这些疾病的理解。去图书馆、上网或者参考本手册后面的资源清单。

● 阅读关于这次治疗的手册，以便了解患者从这些手册中都学到了什么。如果需要，可以跟患者一起努力，你能帮助患者在治疗之外继续练习这些治疗技巧。

● 鼓励你关心的患者参与治疗。患者常对治疗抱着复杂的感情，这很正常，但唯一能够不断向前的方法就是帮助患者去参加治疗并且谈论自己的感受。

■ **认识创伤后应激障碍和物质滥用患者的两个主题。**

● 隐秘是患者想隐藏重要的感受、记忆、想法和行为的愿望。你越受患者信任，他／她越有可能直接地告诉你隐藏的感受。为了获取患者的信任，你需要当一个好的倾听者，只是倾听，不做评判，也不"解决"问题，并避免被患者的言辞所冒犯。同时，尊重患者愿意或者不愿意告诉你的内容。例如，如果患者不愿意告诉你他／她的物质滥用问题，一旦你坚持，他／她就很可能最终跟你撒谎。

● 控制是患者在长期处于弱势条件（在创伤和物质滥用中都如此）之后，需要感觉到力量。你越是让患者获得健康的控制就越好。避免跟患者在这些问题上的权力斗争（争论、强迫），因为这些行为极少有益，反而常常是有害的。

■ **在这个"早期康复"的治疗阶段，不要询问患者的创伤细节。** 尊重患者的界限，揭示真相往往令人过于难过。在此阶段，搞清楚发生了什么远没有学习怎样应对当前的问题重要。尊重患者的决定，等到患者准备好了，他／她会选择向你坦诚事实。

■ **对于物质滥用，你最好**：

● 绝不提供任何一种毒品。

● 鼓励对物质滥用诚实，但应当认识到这不总是可能的。在物质滥用患者的康复过程中，患者对使用、藏匿毒品感到强烈的羞耻是正常的，为此使用撒谎也很常见。

● 绝不谴责、攻击或者评论患者的物质滥用。对患者来说，物质滥用是他应对创伤中的严重痛苦的方式，可能需要些时间来学习其他的应对方式。

● 绝不"帮助"物质滥用。这意味着永远不要通过隐藏患者的物质滥用真相来试图保护患者：给患者购买毒品，假装物质滥用不是问题，以任何一种方式促进患者的物质滥用或者同意任何一种有违你的价值观的事情。

● 谨记不能强迫患者康复。完全依赖患者自己寻求康复动机，不能利用惩罚或者谴责患者来强迫患者康复，还要知道康复会花很长时间，在此过程中，大部分患者或多或少都会"滑脚"（使用毒品）。

■ **如果注意到任何危险行为，请迅速联系治疗师或者把患者送到最近的急诊室。** 危险行为包括自杀（即刻和确定的自杀计划）、虐待其他人（比如小孩）或使用毒品急剧增多。

★ 治疗师名字：_____   治疗师的紧急电话号码：_____

■ **很自然，治疗师有时候对患有这些严重问题的人会觉得沮丧。** 然而，如果你能在一定程度上关注患者的需要，不带任何评论地倾听，给患者时间和空间去专心康复，这些将为患者的康复做出宝贵的贡献。

■ **如果注意到自己对患者经常有很强的负性情感，请考虑寻求帮助。** 下面列出了你可能需要的资源，例如，匿名戒酒会为物质滥用患者的家庭成员和朋友提供自我帮助。或者你可能想参加一个简短的治疗以帮助自己管理在关系中产生的压力。哪怕为具有单一障碍——创伤后应激障碍或者物质滥用的患者提供支持都可能是一个挑战，而为同时有创伤后应激障碍和物质滥用的患者提供支持则可能加倍的困难。

■ **如果感觉自己不能帮助患者康复，宁愿不要做任何事情，而不要具有破坏性。** 另外，尊重患者认为你是具有帮助性还是具有破坏性的反馈。患者的观点无所谓对或错，不管你是否同意这些观点，它们只是患者自己的感受而已，哪怕你不同意，这些对患者而言也是非常真实的。如果患者要求你退避，那你就退避好了。

■ **最重要的是，要友善地对待你关心的患者。** "爱心是真正的智慧！"

可能有帮助的机构

以下所列均为帮助人们的免费的、非营利性的国家资源，包括宣传机构、自助小组和新闻刊物。

物质滥用 / 成瘾

Al-Anon Family Groups，www.alanon.org	800-344-2666 或 800-356-9996
Alcoholics Anonymous（匿名戒酒会，世界性服务），www.aa.org	212-870-3400
American Council for Drug Education（美国药物教育委员会），www.acde.org	800-488-DRUG
American Council on Alcoholism（美国酒精中毒委员会），assistedrecovery.com	800-527-5344
Center for Substance Abuse Treatment：National Drug Information，Treatment and Referral Hotline（物质滥用治疗中心：国立药物信息、治疗和转诊热线），www.samhsa.gov/treatment	800-662-HELP 或 800-729-6686
Cocaine Anonymous（匿名戒可卡因会，世界性服务），www.ca.org	310-559-5833
Co-Dependents Anonymous（互相依赖匿名会），www.coda.org	602-277-7991
Division on Addiction-Harvard Medical School（成瘾部门—哈佛医学院），divisiononaddictions.org	617-432-0058
Families Anonymous（匿名家庭会，为有物质滥用家庭所设），www.familiesanonymous.org	800-796-9805

续表

Gamblers Anonymous（GA: 匿名戒赌会），gamblersanonymous.org	213-386-8789
Harm Reduction Coalition（缓减毒害联盟），harmreduction.org	212-213-6376
Highland Ridge Helpline（高原热线）	800-821-4357
Join Together（联合起来，让社区一起工作来减少物质滥用），www.drugfree.org	617-437-1500
Narcotic Anonymous（匿名戒麻醉品会，世界性服务），na.org	818-773-9999
National Council on Alcoholism and Drug Deperdence，ncadd.org	800-NCA-CALL
National Institute on Drug Abuse（NIDA，国立物质滥用研究所），www.nid.nih.gov	
Rational Recovery（理性康复，总办公室），rational.org	530-621-4374
Secular Organization for Sobriety/Save Our Selves（SOS）（清醒非宗教组织/拯救我们自己），www.cfiwest.org/sos	310-821-8430
SMART Recovery（SMART 康复），smartrecovery.org	国内电话 440-951-5357
Sexaholics Anonymous（匿名戒性瘾会），sa.org	国内电话 616-331-6230

创伤 / 创伤后应激障碍 / 焦虑障碍

Anxiety Disorders Association of America（美国焦虑症协会），www.adaa.org	240-485-1001
Cavalcade Viedos（关于创伤，为患者与治疗师摄制），www.cavalcadeproductions.com	800-345-5530
International Society for Traumatic Stress Studies（国际创伤性应激研究协会），www.istss.org	847-480-9028
Many Voices（《众声》，创伤幸存者报刊），www.manyvoicespress.com	513-751-8020
National Center for PTSD and PILOTS Database（国立创伤后应激障碍中心和 PILOTS 数据库，提供大量有关创伤后应激障碍的文献）	802-296-5132；www.ncptsd.org
National Center for trauma-informed Care（国立创伤护理中心），www.samhsa.gov/nctic	866-254-4819
National Center for victims of Crime（国立犯罪受害者中心），www.ncvc.org	
PTSD Research Quarterly（《创伤后应激障碍研究季刊》）	
Sidran Traumatic Stress Foundation（Sidran 创伤性压力基金会，提供创伤信息和支持），www.sidran.org	410-825-8888

家庭暴力

National Domestic Violence Hotline（国立家庭暴力热线），www.thehotline.org	800-799-7233
National Resource Center on Domestic Violence（国立家庭暴力资源中心），www.nrcdv.org	800-537-2238

精神卫生

Grief Recovery Helpline（哀伤康复帮助热线），www.ggcoa.org	800-445-4808
Mental Health America（美国精神卫生中心），www.nmha.org	
National Alliance for the Mentally Ill（精神疾病国家联盟），www.nami.org	800-950-6264
National Institute of Mental Health Information Resource Center（国立精神卫生信息资源中心）	

HIV/ 艾滋病 / 性传播疾病

AIDS Hotline（艾滋热线），www.aac.org/hotline	800-235-2331
American Social Health Association（美国社会健康协会，性传播疾病），www.ashastd.org	919-361-8422
Centers for Disease Control National AIDS Hotline（疾病控制中心，国立艾滋病热线），www.cdc.gov/hiv	800-342-2437
Gay Men's Health Crisis Hotline（同性恋男性健康危机热线），www.gmhc.org	212-807-6655
National Prevention Information Network（国立预防信息网）；cdcnpin.org	800-458-5231
Planned Parenthood（计划生育），www.planndeparenthood.org	800-230-7526

亲子 / 关系

American Academy of Husband-Coached Childbirth（美国丈夫育儿培训研究院），bradleybirth.com	800-4A-BIRTH
Child Abuse Prevention Center（儿童虐待预防中心），childabusepreventioncenter.org	888-273-0071
International Childbirth Association（国际育儿协会），www.icea.org	800-624-4934
National Adoption Center（国立领养中心），www.adopt.org	800-TO-ADOPT
National Resource Center（国立资源中心）	800-367-6724
Parents Helping Parents（父母互助会，免费的自助支持组织），www.parentshelpingparents.org	800-882-1250

对承诺的建议

对能够让你的生活前进的活动做出承诺！

这可以是任何你觉得能帮助你的事物，或者你也可以尝试下面的一些建议。

遵守承诺是尊重、尊敬和关心自己的一种方式。

- 选择1：分发讲义2，"给患者生活中的人的信"。或者自己写封信，题目为"你如何能帮助我康复。"
- 选择2：挑选对自己的康复有破坏性的一个人，并且制订一个计划来保护自己（不受那个人伤害）。
- 选择3：写下你在想让别人给你的康复更多帮助时想说的话。
- 选择4：填写安全应对表（下面提供了一个范例）。

应用于本主题的安全应对表范例

	旧方式	新方式
情境	我的伴侣一直指责我喝酒的问题。每次我喝一杯红酒，我们肯定要吵架！	我的伴侣一直指责我喝酒的问题。每次我喝一杯红酒，我们肯定要吵架！
你的应对方式	我说："闭嘴——这就是我的生活。"我尝试背着我的伴侣喝酒，因为我实在受不了这压力。	我有一些方法来更好地处理这一情形： 1. 把匿名戒酒会的电话给我的伴侣以获得些帮助。 2. 明确告诉伴侣我的需要（态度温和地）："我正在努力治疗我的物质滥用。我需要你不再评价我喝酒的事。我需要自己努力康复。"
结果	我感到很孤独，感觉疏远了身边的所有人。	好了一些。至少我正在尝试做某些建设性的事情。

你用旧的应对方式有多安全？ _____   **你用新的应对方式有多安全？** _____

从 0（根本没有安全）到 10（完全安全）评分

《寻求安全》，由 Lisa M. Najavits 著（2002）。凡购买本书者只可以为个人使用复印该表（详情参阅版权页）。

应对扳机点

（行为方面）

概　述

　　鼓励患者积极处理自己创伤后应激障碍和物质滥用的扳机点，本主题提供了一个简化的三步法行为学模式（"谁、什么、哪里"）：改变你的交往对象，改变你正在做的事情以及所处的环境。

介　绍

　　"很小的事情就能让我爆发，在没有搞清楚事情之前，我就在考虑自杀了！"

　　"当我看到别人兴高采烈时，世界就变得很狭小，我所有的感觉就是，我需要变得很欣快。"

　　在创伤后应激障碍和物质滥用中，外来事件被称为"扳机点"，能够引发患者非常极端的反应。患者听到小孩哭，立刻就被悲伤的情绪所笼罩，因为这让他想起了自己悲伤的童年。另外一些患者看到可卡因的管子就有强烈的渴求。因此，尽管两种心理障碍都是慢性病程（症状持续一整天），但患者的反应在一天之中也有很大的起伏——就像雷达屏幕上扫描到高高低低的光标一般。帮助患者正确处理这些困难点并使他们远离以后可能出现的伤害性行为，对患者的康复非常有必要。治疗一段时间后，患者可以学会注意到他们即将进入扳机点的危险地带，当碰到这些情形时，能够迅速有效地转移到安全地带。

在此提供一个简单的行为模式来帮助患者更好地认识自己的扳机事件并与之积极斗争。这一行为模式就是"谁、什么、哪里"。改变你的交往对象，改变你正在做的事情以及所处的环境。这与匿名戒酒会的"改变人、地方和事情"的模式相似。"谁"包括向安全的人敞开心扉（比如赞助人、没有物质滥用行为的朋友、治疗师等）；"什么"包括参加一些健康积极的活动，以避免自我伤害行为（比如，健身、观看喜剧电影、培养一些业余爱好）；"哪里"包括将自己置身于健康的环境中（比如，参加匿名戒酒会，而不是跟朋友去酒吧）。

注意，以上三种方法——谁、什么、哪里——可以为自己和扳机事件之间建立安全的情感距离。远离危险情形对创伤后应激障碍患者特别重要，因为这些患者往往在太远离（麻木、分离、孤立）和太靠近（太强的情感、记忆奔流、关系混乱等）扳机事件之间摇摆。同样，物质滥用患者往往处于两个极端：太靠近（很强的渴望）或者太远离（例如，患者如同在"粉色云彩中"，盲目乐观地觉得他们再也不会使用毒品了）。恰当距离的理念是两者之间的平衡：清醒、理智，与现实有着良好的接触，同时又能够克制并管理自己的扳机事件。

"谁、什么、哪里"的方法通常被认为是行为学方法，因为患者需要采取某种行动。然而，这些方法也涵盖了认知和人际关系领域。正如同扳机事件可以是行为（例如，看到自己的药贩子）、认知（例如，我想吸毒的想法）或者人际关系（例如，和朋友有矛盾），对抗扳机事件的方法也可能包括了上述三个范畴。注意这一方法系统也可以通过别的方式来表述："ACE"（活动、联系、环境），或者"改变人物、地点和事件内容"（如上面提到的匿名戒酒会短语）。治疗师可以根据自己的喜好来选择表述方法。选择"谁、什么、哪里"这一表述方法是因为简单易记，并且对那些不太喜欢匿名戒酒会的患者来说更容易接受。

对那些已经建立了良好的应对技巧并且正在接受个人治疗的患者来说，治疗师可以选择本主题提供的另外一个选项：暴露疗法。这种方法可能非常有效，因为它允许患者在治疗中感受扳机事件触发的强烈情感反应并体验到成功战胜这一情感反应的过程。然而，应当注意的是，这一暴露疗法强调当前的扳机事件，而没有涉及以往的扳机事件，同时更强调通过不断地训练应对技巧来降低焦虑。为此，强烈建议治疗师预先接受相关培训、督导并精心组织治疗过程。本主题也提供了这方面更进一步的阅读资料。

反移情

扳机事件最常见于创伤后应激障碍和物质滥用患者的日常体验中，但对从未遭遇过类似情形的治疗师来说并不熟悉（不像在本书中提到的其他问题，那些问题都更普遍存在，比如同情、诚实、关心自己、反思等）。努力理解这些情感反应是多么的强烈和令人困扰，这对治疗师的治疗非常重要。在倾听患者描述扳机事件的经历时，将它们同自己生活中非常困难的经历（或许是生活中最深的情感之痛，令你难以自拔）联系起来非常重要。

致谢

本主题的大部分内容来自于 Marlatt 和 Gordon（1985），如前所述，"改变人物、地点和事件内容"的表述方法来自匿名戒酒会的相关文献。

治疗形式

1. **治疗登记**（每个患者最多 5 分钟）。参见第 2 章。
2. **引言**（简洁地）。将引言与治疗连接起来，例如："今天我们将讨论如何应对扳机事件，正如前面引言所提示的，全力以赴，结果必然不同！"
3. **将主题与患者的生活相联系**（深入地，占治疗的大部分时间）。

   a. 让患者浏览讲义"应对扳机点"。

   b. 帮助患者将技能与他们当前生活中特定的问题联系起来。参见下述"治疗内容"和第 2 章。

4. **治疗结束**（简洁地）。参见第 2 章。

治疗内容

目标

- 讨论创伤后应激障碍和物质滥用患者扳机事件的重要性，以及与之积极斗争的必要性。
- 讨论并预演应对扳机事件的简单行为模式："谁、什么、哪里"。

将资料与患者生活相联系的方法

- **预演**。请患者描述他们将怎样利用"谁、什么、哪里"的行为模式来应对自己的扳机事件。例如，如果患者在过去的几周内吸食过毒品（或有其他不安全的行为），你可以请他将这一场景再现，一起辨别导致吸食毒品的扳机事件，并讨论怎样反抗扳机事件。

- **讨论**
  - "在你的生活中是否有一些扳机事件是可以消除的呢？"
  - "什么是你最困难的扳机事件？你将怎样利用'谁、什么、哪里'来应对扳机事件？"
  - "看到一个关于伏特加的广告，你怎么办？你可能会怎样反抗这一扳机事件？"（或者选择你所知道的对患者来说是扳机事件的例子。）
  - "你是否认为扳机事件不能完全从生活中消除呢？"
  - "'打一次好仗'是什么意思呢？"

建议

- **注意该讨论是否成为患者的扳机事件**。随时检查并询问患者是否被触发，如果患者被触发，迅速转移到下一部分。尤其需要注意的是，如果是小组治疗，建议治疗时只需回顾一两个案例，使患者明白什么是扳机点即可，不允许患者讲述跟创伤后应激障碍有关的"战争故事"或者物质滥用，因为这些都有可能成为其他患者的扳机点。然而，一旦患者在某次治疗中"被触发"，治疗师的重要任务是让患者不觉得害怕或者感到自己出了什么错。实际上这可能是患者在治疗师的帮助下积极应对扳机点的契机（参见下文的最后一个建议）。

■ **帮助患者理解在应对扳机点时可能会感觉不好**。他们可能会感受到很多的焦虑、难过、愤怒或者被剥夺感（例如不能吸食毒品的时候）。然而，虽然患者在应对扳机点时可能感觉不好，但是几个小时后他们会为克服了扳机点而感觉好起来。

■ **准备面对患者不知道自己扳机点的情形**。患者自己突然有分离症状或者突然开始吸毒。如果这种情形发生，请患者尝试像慢镜头一样重现场景，以便更好地理解扳机点是什么（例如，"你和谁在一起？""你在做什么？"等等）。

■ **类比或许可以有助于描述扳机点**（Marlatt & Gordon，1985）：想象自己正在高速公路上疾驶，路况有好有坏——有需要减速慢行的地段（积雪或者弯道），也有可以加速的地段，好的驾驶员总是注意较差路况的警示标志。

■ **注意患者不能为了永远不面对扳机点而相应地安排自己的生活**。治疗目标是帮助患者在扳机点出现时，充满自信地去处理扳机点。例如，患者由于曾经在电梯遇袭，而害怕进入电梯，治疗任务就是学习搭乘电梯而不是逃避。然而对物质滥用来说，这个问题很微妙，患者有时候将自己暴露于不必要的危险的扳机事件，例如，"为了了解我是否能够克服自己内心对毒品的渴望，昨晚我去泡吧了。"因此，有助于患者康复的原则是如果能够避免，尽量避免接近扳机事件，但如果无法避免，就学会管理它。

■ **使用患者喜欢的语言**。如果患者喜欢匿名戒酒会的语言，你可以参考"改变人物、地点和事情"这一系统。但如果患者不喜欢匿名戒酒会的语言，"谁、什么、哪里"这样的语言可能让人感觉更好。（正是由于这个原因，本主题用了"谁、什么、哪里"。）

■ **结合本主题内容，在仔细监控的前提下，可以将患者暴露于其目前的扳机点**。与当前扳机点相关的暴露，意味着在治疗早期实际上是促使患者感觉被触发，随即帮助患者积极预演应对技巧，并最终实现控制扳机点"（例如，利用着陆技术、再思考技术或者任何一种其他的安全应对技巧）。然而，只有在以下条件下才推荐该治疗策略：（1）治疗师接受过关于暴露干预的正式训练和督导；（2）个人治疗；（3）患者已经具备了一定的应对技巧，理解并同意暴露疗法；（4）治疗时间足够长，以便帮助患者完全掌握扳机点（例如，单次治疗往往不够长）；（5）暴露疗法只与当前的创伤后应激障碍或物质滥用的扳机点相关（不讨论既往的创伤，因为这些是更加强烈的干预措施）。注意，因为暴露疗法可能触发其他还没有准备好应对扳机点的患者的反应，治疗师在一次治疗中并没有足够的时间关注每个患者并降低其焦虑水平，因此在小组治疗中采用这一策略并不安全。更多关于暴露模型的资料可以参见本书后附的参考文献中 Foa 和 Rothbaum（1998）关于创伤后应激障碍的暴露疗法，Back 及同事（2001）关于创伤后应激障碍和物质滥用的暴露疗法，以及 Childress 和同事（1998）关于物质滥用的暴露疗法的相关文献。

■ **考虑提供扳机点案例**。下面所列项目原本包含于本主题的讲义中，但在测验本治疗效果时，某些患者感觉被触发，因此在此提供这些项目，仅供参考。如果你决定开展上述的暴露疗法，你可能会想给患者看看这些东西。

典型的扳机点

物质滥用	创伤后应激障碍
看到毒品贩子	听到小孩哭
酒类广告	创伤的周年纪念日
吸毒器具	突然的声响
聚会以及社交场合	躯体疼痛
钱	悲伤的音乐
啤酒	跟施虐者长相相似的人
庆典	被别人批评或咆哮
某些想法，比如"只喝一杯没事"	某些想法，比如"我很坏"
某种感受，比如"激动或愤怒"	某种感受，比如"亲密或悲伤"
创伤后应激障碍症状	物质滥用症状
某些季节或一天中的某些时候（比如夜晚）	某些季节或一天中的某些时候（比如夏天）

疑难案例

■ "我没有意志力。"

■ "所有事情都能触发我。"

■ "我不知道什么是我的扳机点，在我知道以前，我会持续使用（毒品）的。"

■ "我想，感受任何一种浮现的感觉都是重要的。"

■ "我只是申请了一个酒吧招待的工作而已。"

■ "多年来我一直在尝试处理自己的扳机点，但毫无帮助。"

■ "我的家庭是我的扳机点，但我不能离开他们。"

当你做一件事情的时候，尽你全部的心力去做。给它打上自己的个性标签。积极、充满活力、热情而充满信念，你最终将会达成自己的目标。

——拉尔夫·沃尔多·爱默生

（19 世纪美国作家）

摘自《寻求安全》，Lisa M. Najavits (2002)。

应对扳机点

打一个好仗—— 应对扳机点

■ **扳机点是引发创伤后应激障碍或物质滥用症状的任何事件（物品）**：看到装可卡因的小瓶，听到悲伤的音乐，拥有金钱，听到突然的声音等。任何事情都可能成为扳机点。关于回避或者反击这些扳机点，你学得越多，你就越强。

■ **最常见的扳机点是什么**？对物质滥用，一项重要的研究指出：最常见的扳机点是负性情绪（35%）、社会压力（20%）、关系冲突（16%）、冲动和诱惑（9%）、和他人在一起时的正性情绪（8%）、测验个人的控制能力（5%）、自己的正性情绪（4%）以及身体状况较差（3%）。

■ **远离扳机点**。最安全的计划就是尽可能地远离扳机点，不要观看令人难过的电视节目，不要接近酒吧。避免"可以避免的痛苦"可以使你提前远离扳机点。

■ **永远不要用扳机点测试自己**。这是人们在康复早期常犯的错误，他们可能认为，"今晚我要去参加一个聚会，看看我是否能够强大到忍受毒品的刺激！"不要这样做，同理，也不要让自己遭受新的伤害，来测试自己能够忍受伤害事件的扳机效应。即使没有让自己受激发，康复也已经够困难了。

■ **扳机点是生活的一部分，但你可以"打一个好仗"**。有时候即使竭尽全力（希望你愿意这样做！）回避扳机点，但有些扳机点还是会出现在生活中，因为你无法生活在"真空"中，扳机点可能出现在日常生活中。重要的是当你确实碰到扳机点时，你能够正确处理，完美反击，抵制扳机点，并且绝不向扳机点屈服。

■ **努力实现平衡**。创伤后应激障碍患者的感情有时太丰富（被淹没，强烈的情感），有时太贫乏（麻木、分离）；物质滥用患者也会出现类似情况，有时感情丰富（强烈渴望），有时太贫乏（例如，"粉云期"患者感觉自己再也不会尝试使用毒品了）。完美反击扳机点的目标是实现平衡：感知真实世界，保持清醒的头脑，这样扳机点就无法控制你了。

■ **在扳机点出现之前、之后以及遭遇扳机点时做出恰当的应对**。最好的办法是提前准备，在扳机点出现之前就做好应对，但是，在扳机点的任何阶段做出合理应对都是可以的，绝不要放弃！

■ **扳机点可能突然出现**。这也是扳机点非常危险的原因，它往往出其不意地出现。

改变谁、什么、哪里来应对扳机点

你可以通过改变"谁、什么、哪里"来获得安全。

你和谁在一起？

《寻求安全》，由 Lisa M. Najavits 著（2002）。凡购买本书者只可以为个人使用复印该表（详情参阅版权页）。

远离不安全的人（药贩子、吸毒者、施虐者），靠近安全和积极的人。在扳机点出现之前、之后或者面对扳机点时求助于你的赞助人、安全的朋友或者家庭成员。当然，在扳机点出现之前求助最好不过。你可以给他们讲述自己的感受，或仅仅讨论一些诸如电影或运动这类"轻松"的话题来分散你的注意力。另外，随身携带生命中重要之人的照片，以便随时保持跟他们的联系，碰到扳机点时，掏出照片，问自己："我现在该怎么办？如果我吸毒，会对他们造成怎样的影响呢？"

你在做什么？

从事比较安全的活动。尝试阅读、看电视、平和的音乐、锻炼、散步、做手工或者培养一些其他的兴趣。尝试合理安排自己的日程表，使自己总是处于忙碌的状态，分散自己对扳机点的注意力。

你在哪里？

改变周围的环境。如果感到被触发，可以离开房间、（事件发生的）区域或者邻里，开车或者去散散步，扔掉吸毒用具或者更换电视频道，利用这些方式来寻找一个自我感觉安全的环境。

简而言之，在自己和扳机点之间留出尽量多的空间。

通过改变**谁**、**什么**、**哪里**为自己营造一个安全区。

致谢：本主题和讲义中提到的主要研究节选自 Marlatt 和 Gordon（1985）。"谁、什么、哪里"的理念与匿名戒酒会文献中"改变人物、地点和事件"的提法类似，如果你想要找到这些资源，请从你的治疗师那里获取指导。

对承诺的建议

对能够让你的生活前进的活动做出承诺！

这可以是任何你觉得能帮助你的事物，或者你也可以尝试下面的一些建议。

遵守承诺是尊重、尊敬和关心自己的一种方式。

■ 选择 1：清除一个本周生活中的主要扳机点。例如，扔掉房间中所有的酒精或者请毒品贩子再也不要联系你了。

■ 选择 2：列出头三个扳机点，以及应对这些扳机点的方法。

■ 选择 3：想象在《星球大战》这部电影中的一个场景，你是一个战胜扳机点的英雄，哪些场景能够帮助你呢？

■ 选择 4：填写安全应对表（下面提供了一个范例）。

应用于本主题的安全应对表范例

	旧方式	新方式
情境	看到一部电影，其中的场景触发了我。	看到一部电影，其中的场景触发了我。
你的应对方式	感到非常难过，我不能很好地应对——借助酒精来逃避。	要是我尝试采用"谁、什么、哪里"的方法来创造和扳机点之间的距离，我就能够： 谁：给我的朋友打电话。 什么：不看这部电影。 哪里：离开电影院，去散散步。
结果	当时觉得好了些，但后来觉得更加绝望。	我已经感觉更加安全了！

你用旧的应对方式有多安全？_____   你用新的应对方式有多安全？_____

从 0（根本没有安全）到 10（完全安全）评分

《寻求安全》，由 Lisa M. Najavits 著（2002）。凡购买本书者只可以为个人使用复印该表（详情参阅版权页）。

384

尊重你的时间

（行为方面）

概　述

　　请患者探讨自己是怎样使用时间的，通过这种方式理解患者是如何进行自身康复的。患者会合理使用时间吗？疾病康复是他们的首要生活目标吗？怎样安排时间，能够很好地提示患者设定自己的生活价值。引导患者很好地使用他们的时间，同时，由于正在从创伤后应激障碍和物质滥用中康复，他们使用时间的方式可能跟常人不一样，治疗师应当尊重患者这种异于常人的时间支配方式。同时要强调结构和自主性、工作与娱乐、独处的时间与跟他人相处的时间的平衡。

介　绍

　　患者支配时间的方法千差万别。有的患者没有计划，无所事事，最终感到自己毫无价值。他们的时间可以全围绕着获取、使用（毒品、酒精）以及从物质滥用中康复。而另外一些患者花太多时间工作，没有给自己留出足够的时间。不管患者属于哪一种类型，今天的主题是请患者评定自己的时间使用方式。

在更深的层面，探讨患者的作息表可以帮助理解这些作息制度对患者生活的意义。患者是否过着一种混乱、没有组织的生活，时间都被浪费掉了？患者是否有效地利用时间，帮助自己恢复呢？患者是否在不同的生活活动之间找到了平衡呢？通过探讨与时间相关的意义，希望患者能够明白自己的日常生活是怎样妨碍或者促进康复的。下面列举两位患者的例子。

1."**太忙**。"一位患者意识到自己的工作时间太长，在过去的一个月里只休息了两天。每天晚上结束繁忙的工作回到家里，喝上几杯葡萄酒是她放松的一种方式，同时也给自己一种愉快和放松的感觉。她重新规划了自己的作息制度，每天下午7点之前结束工作。下班后做一些自己喜欢的除喝酒之外的事情（例如，看看录影带）。她同意先坚持一周这样的作息制度，看看是否能够帮助她减少喝酒。治疗师也鼓励她探索自己以前的作息制度是怎样代表自我忽视的，原来的作息制度使得她不能够感受自己的内心感觉，不能参与社会交往、自助小组以及从事一些积极的体育锻炼。因此，当前的目标是将这些活动再次纳入日常生活，并且让她在没有喝酒的情况下都觉得生活非常有意义。

2."**什么事也做不了**。"另一位患者发现吸食大麻已经成了自己的"职业"。他一天中的大部分时间都在吸食大麻，一直依靠残疾人救济维持生计，却从未想过要自己创业，自食其力。创业的梦想已经开始被岁月冲淡，变得越来越不可能实现。治疗师跟他一起设定了新的日程表：每天至少花4个小时来学习一些可能对创业有帮助的技能（例如，参加计算机技能培训班）；他们一起讨论目前这种"功能失调"的 生活是如何反映他由于创伤经历而失去了理想——他已经放弃了自己和自己的生活。因此，新的日程表的目的并不仅仅是安排时间的一种方式，更是重新获取生活目标的途径。

反移情

本次主题是将情感和行为两者联系起来。如果不放在情感这一"大的场景"内，按部就班地进行日程表训练会变得很枯燥。它能让本次的主题对你来说更有趣，同时对患者更有帮助。在向患者提供这些服务的同时，你可能也想知道自己时间安排上的问题。例如，如果你工作太努力，那么，是什么样的情感需求导致了这样呢？如果你不能很好地规划自己的时间，是什么妨碍了你呢？因为"时间"是人类的普遍经历，每个人都存在类似的问题，治疗师清楚地认识自己的时间问题，有助于他们更好地帮助患者处理时间问题。

治疗准备

◆ 给每个患者准备两份"尊重你的时间"的复印件。

治疗形式

1. **治疗登记**（每个患者最多 5 分钟）。参见第 2 章。

2. **引言**（简洁地）。将引言与治疗连接起来，例如："今天我们将讨论尊重自己的时间，时间是康复过程中最有价值的资源之一。"

3. **将主题与患者的生活相联系**（深入地，占治疗的大部分时间）。

   a. 让患者浏览讲义。

   讲义 1：尊重你的时间

   讲义 2：你尊重你的时间吗?

   注意讲义 1 "尊重你的时间"可以有两种不同的使用方法（关注现在、关注未来）。这些讲义可以单独使用也可以一起使用，如果有时间可以考虑在多次治疗中涵盖所有内容。参见"治疗内容"（下文）和第 2 章。

   b. 帮助患者将技能与他们当前生活中特定的问题联系起来。参见下述"治疗内容"和第 2 章。

4. **治疗结束**（简洁地）。参见第 2 章。

治疗内容

讲义 1 和讲义 2：关注现在

目标

■ 帮助患者梳理他们怎样利用时间，共同探讨时间是被充分利用还是被荒废，是混乱的还是有结构的，是平衡的还是极端的。

■ 探讨时间是如何与创伤后应激障碍和物质滥用产生可能的联系。

将资料与患者生活相联系的方法

■ **根据过去一周的情况,填写"尊重你的时间"(讲义 1)。** 首先,根据今天和过去 6 天的情况,请患者尽可能详细地填写讲义"尊重你的时间"。随后请患者完成讲义"你尊重自己的时间吗",询问患者从这些日程表中能够获取哪些关于自己以及康复的信息。

■ **讨论**

● "你对上周自己使用时间的方式满意吗？"

● "你注意到自己使用时间的某些模式吗，包括：是否在康复活动中花费了大量时间？浪费了大量时间？耽搁时间？感觉自己的努力方向太多了？感觉没有留点时间给自己？"

● "创伤后应激障碍和物质滥用是怎样影响你使用时间的呢？"

● "你利用时间的方式是怎样跟自尊联系起来的呢？"

● "你长大的过程中学到了有关时间的什么呢？"

● "你利用时间的方式有助于康复吗？"

● "你是否注意到自己利用时间的方式和花钱的方式类似？例如,你是否很容易浪费（它们）？很多人确实会有这种情形。"

● "生活中有没有什么妨碍你更好地利用时间？例如，有没有人一直在妨碍你更好地利用时间？"

388

建议

■ **患者可能需要你的帮助来应对"我已经浪费了大量时间"的感受。** 对过去感到后悔于事无补，重要的是从现在做起。每个人都会在不同程度上浪费时间，因此，治疗师需要鼓励患者从现在开始设定目标并努力实现。

■ **跟别人做比较对康复没有帮助。** 别人可能没有受到创伤后应激障碍或物质滥用的困扰，他们在成长的过程中可能接受了更多的引导，可能经济条件更好一些，可能接受了较好的教育。简而言之，尊重并认可自己的历史非常重要。

■ **注意物质滥用是怎样浪费时间的。** 物质滥用阻碍成长、发展和学习。想象时间就是一个银行账户，物质滥用的人正在"挥霍"金钱。

■ **如果时间紧张，可以请患者在家里完成讲义 1。** 可以把填写讲义 1 当成患者的承诺。请他在家里而不是本次治疗中完成填写，这样，本次治疗就能集中探讨讲义 2 的问题。

讲义 1：关注未来

目标

■ 跟患者讨论康复是最迫切的任务。

■ 通过和患者一起合理安排着眼于健康、（对康复）极富促进作用的活动，从而实现"尊重时间"的目标。

将资料与患者生活相联系的方法

■ **在讲义"尊重你的时间"中填写将来的计划。** 请患者填写自己的日程表，以反映在最近一段时期（例如，下周或者下个月）他们将怎样利用时间。下面列举了一些可能有帮助的策略：

● 把康复设定为最优先的目标。如果需要，请患者列举其他可能的优先目标。将精力集中在尽量少的目标上，切忌分散。

● 鼓励失业的患者努力寻找工作或者从事志愿者工作，但如果患者是个"工作狂"，则需要建议他减少工作时间。.

- 请患者跟正常人多交往，学习其他人都是怎样利用时间的（例如，参加俱乐部、从事志愿者工作或者从事其他的活动），鼓励患者寻找合理利用时间的正确例子。

- 强烈建议采用有形的材料来帮助患者更好地控制时间，这些材料包括周计划、"需完成事项"列表、时间管理自助书籍、电子版和电脑的时间安排或者网络的"提醒"系统。

- 本讲义末附有一本关于时间管理方面最需要阅读的书籍（《高效能人士的七个习惯》），该书描述了一系列的时间管理技术，同时也更进一步讨论怎样使自己的时间管理符合个人价值。

- 帮助患者花更多的时间在更健康的娱乐和社会活动上，注意本书中自我滋养主题提供了更多这方面的信息。

■ 讨论

- "怎样才能更好地利用自己的时间？"

- "什么样的情感阻碍可能妨碍新日程表的实施？你将怎样克服它们？"

- "如果你能够实现新的日程表，感觉会怎样呢？"

建议

■ **需要由患者来选择**自发活动和刻意安排的活动时间、工作和娱乐时间、独处和与他人在一起的时间之间的平衡。只要患者感觉安全，从事某一活动的时间并没有限制，有些人在某些领域比其他人有更多的需求。

■ **改变使用时间的方式可能会引起焦虑**。使用时间的模式可能出现在患者家庭中并长期存在。

■ **和非创伤后应激障碍人群相比，创伤后应激障碍患者的日程表可能要更缓慢一些，并且包含更少的应激因素**。这种日程表可能要一直持续到患者完全经历了创伤后应激障碍康复的三个阶段（安全、悲痛和再联结），实际地尊重个人的需要是治疗的目标。

■ **除非影响到患者的康复，耽搁本身并不是问题**。有的人属于超前型，喜欢提前完成任务，如果在截止期的最后一分钟还需要紧张工作，他们会感到焦虑。而有些人则属于最后一分钟完成工作的类型，喜欢在截止期之前的最后一分钟紧张工作，完成任务。如果后者能够按照目标按时完成任务，也没有问题。有时候，最后一分钟完成工作的人觉得自己应当变成超前型的人。但事实上，两种类型的人在实际工作中同样出色。请患者在关于工作和时间方面改变自己的个性可能极具毁灭性。相反，治疗的目标是，如果有能力在截止期之前完成工作，就应当接受患者的个性。

疑难案例

■ "我总是找不到我的日常安排表。"

■ "我试着下午 2 点之前起床，但怎么都做不到。"

■ "我需要更多钱，而不是更多时间。"

■ "看这个令我非常郁闷。"

■ "我兄弟太出色了——他有令人满意的工作和美满的婚姻，而我什么都没有。"

■ "我周围没有人能够有效地利用时间，所以我也做不到。"

将来取决于我们现在的行动。

——莫罕达斯·甘地
（20 世纪印度领袖）

摘自《寻求安全》，Lisa M. Najavits (2002)。

尊重你的时间

日程表

探讨自己怎样利用时间，这些利用时间的方式对自己和康复有什么内在的意义？谨记，时间并不只是钟表，而是人类存在的一个复杂因素。所有人都只有有限的时间，时光飞逝，无法重现，请有效利用时间！

★ 可以通过两种方式来使用下面的日程表：

1. **关注现在**。尽量详细地填写今天以及之前 6 天自己的日程，随后回答讲义 2 的问题，看这些日程安排对你来说意味着什么。

2. **关注未来**。填写将来的日程安排，看你将怎样利用时间。在将来的日程中优先安排康复、有收获的活动、安全交往以及其他的健康活动。

日程表

	周一	周二	周三	周四	周五	周六	周日
7 点							
8 点							
9 点							
10 点							
11 点							
中午							
13 点							
14 点							
15 点							

《寻求安全》，由 Lisa M. Najavits 著（2002）。凡购买本书者只可以为个人使用复印该表（详情参阅版权页）。

续表

16 点						
17 点						
18 点						
19 点						
20 点						
21 点						
22 点						
23 点						
半夜						

你尊重你的时间吗？

● 看着你当前的日程表，你是否觉得：

1	很好地利用时间了吗？	是	很少	否
2	优先进行康复活动了吗（例如，参与治疗以及安全活动）？	是	很少	否
3	关注自己而不仅仅是他人的需要吗？	是	很少	否
4	利用每日"需完成事项"列表来安排大部分时间了吗？	是	很少	否
5	给自己留了足够的时间吗？	是	很少	否
6	事先安排好的事情（工作、学习）有足够的时间吗？不多也不少？	是	很少	否
7	有时间好好照顾自己的身体（饮食、睡眠、锻炼）吗？	是	很少	否
8	很少或几乎没有时间做跟物质滥用有关的事情（购买、贩卖、使用或者复吸毒品）吗？	是	很少	否
9	平衡独处以及和别人交往的时间了吗？	是	很少	否
10	给自己足够的时间（推荐每天至少1小时）享受了吗？	是	很少	否
11	避免了别人浪费你的时间吗？	是	很少	否
12	每天的作息制度稳定吗？	是	很少	否

● 看到自己怎样支配时间时，你有什么反应？

_____

_____

● 日程表显示你的生活重心是什么（例如，什么对你很重要，你怎样照顾自己）？

_____

_____

● 你将怎样改变利用时间的方式（例如，优先事件、独处与群居、工作和娱乐的平衡、浪费时间与合理利用时间）？

_____

_____

● 在成长过程中，关于安排时间你都获得了哪些信息（正面和负面的）？

　　（+）正面信息：

_____

_____

　　（–）负面信息：

_____

_____

● 就自己的个人经历而言，怎样支配时间和怎样花费金钱类似吗？对很多人来说，这两种情形很相似。例如，你注意金钱的收支平衡以及时间的平衡吗？你很随意地浪费金钱或时间吗？你对金钱和时间是否很"抠门"，以至于不能享受生活？

_____

_____

对承诺的建议

对能够让你的生活前进的活动做出承诺！

这可以是任何你觉得能帮助你的事物，或者你也可以尝试下面的一些建议。

遵守承诺是尊重、尊敬和关心自己的一种方式。

☐ 选择 1：本周访问两个代表性的人物——一位有效地利用了时间，另一位则没有。问他们一些问题，比如"你的日程安排是怎么样的？""对你支配时间的方式，你感受如何？""你怎样使自己尽量合理地使用时间？"（如果你想不到任何一个合理使用时间的人，可以考虑自己的老板或治疗师。）

☐ 选择 2：为下周制订一个日程表（利用本次治疗中的空白表格），重点是怎样合理利用时间，突出康复这一生活重点。

☐ 选择 3：准备一本关于时间管理的书，通读全文，直到找到一个适合自己的合理利用时间的新方法。其中很出色的一本书是 Stephen J. Covey 于 1989 年完成的《高效能人士的七个习惯》。该书探讨了如何使用你的时间以贯彻你所在意的价值观。

☐ 选择 4：填写安全应对表（下面提供了一个范例）。

应用于本主题的安全应对表范例

	旧方式	新方式
情境	上周的家庭晚餐上我碰到弟弟，他似乎非常顺利：工作顺利，收入颇丰，有两个孩子，同时看起来很开心。	上周的家庭晚餐上我碰到弟弟，他似乎非常顺利：工作顺利，收入颇丰，有两个孩子，同时看起来很开心。
★ 你的应对方式 ★	我的生活苦难多多，常年失业，没有家庭，大部分的时间都是在接受治疗，我这到底是怎么了？回到家，我吸食了一些可卡因来让自己开心一点，我只是希望能够感觉好那么一点点。	我可以采取某些措施来更好地应对这种情形。我可以跟弟弟交谈，请教他是怎样合理支配时间的。我还可以在治疗中给自己制订一个新的日程表，使自己的生活不断前进。
结果	什么都没有改变：我深陷于这种时间支配方式——感觉不好，于是吸食可卡因；更加感觉不好，再吸食可卡因。治疗于事无补，我无法帮助自己。	尽管我仍然感觉很绝望，但至少我有了一次将自己从困境中拯救出来的机会。尽管我的感受还是很消极，但尝试更好地应对可能会产生积极的影响。

你用旧的应对方式有多安全？ _____ **你用新的应对方式有多安全？** _____

从 0（根本没有安全）到 10（完全安全）评分

《寻求安全》，由 Lisa M. Najavits 著（2002）。凡购买本书者只可以为个人使用复印该表（详情参阅版权页）。

健康的关系
（人际方面）

概　述

本主题讨论人际关系中健康和不健康的信念。

介　绍

　　对创伤后应激障碍和物质滥用患者而言，人际关系常常代表着患者内心对于人际间联系的渴望，以及对人际交往本身可能伴随潜在伤害的恐惧经历。在本主题中，治疗师将鼓励患者探索自己的人际关系的信念。尽管讲义所列的一些信念看起来很简单，但却可能代表一种复杂的转变。例如，一位患者，一个有孩子的专业人士，非常怀疑建立"无话不说"的人际关系的可能性。她认为即使最好的人际关系，也存在秘密和谎言。还要注意，女性更容易陷入讲义所描述的人际关系困境。Lerner 在 1988 年的论著中就曾写道："不管所患疾病类型以及疾病的严重程度如何，女性总是以牺牲自我来保护人际关系，总认为别人的感受和行为是自己的责任，而不是首先努力辨别自己的人生目标和奋斗方向"（p.153）。

和前面关于认知的主题一样，重要的是不要让患者感觉自己的想法受到了攻击，而是要让他们理解，个人的信念对自己的人生经历非常重要。同时，治疗师需要关注特定的而不是笼统的信念。有时候对信念的讨论可能最终导致患者和治疗师之间的哲学争论，而不是共同努力解决当前的人际关系困境。

在探索患者潜意识的假设方面，本主题和"创造意义"主题类似，它们都特别针对人际关系。然而，这两个主题也是最容易造成患者冲突并且可能产生物质滥用患者的"扳机点"（Marlatt & Cordon，1985）。

如果患者在儿童时期受到虐待，治疗师需要强调，讲义描述的人际关系信念只适用于成人世界，对生长发育期不适用，但对他们现阶段如何处理同其他成年人的关系有指导意义。

反移情

在倾听患者描述人际关系冲突的过程中，治疗师可能会感觉倒向了患者一侧。然而，本主题的关键点在于，患者只能控制自己，而不能影响别人。治疗师可以合理化患者对其他人的失望情绪，但是，更需要引导患者思考怎样尝试改善人际关系。这往往意味着治疗师能够发掘患者没有讲到的内容，注意到当前患者自己没有注意的细节，这些对治疗师来说都是很大的挑战。如果本次治疗最终变成了关于别人怎样错误对待患者的"控诉大会"，将不会有任何的治疗效果。因此，治疗师的课题是："这位患者需要学习些什么，才能使他跟别人的交往更加顺利？"

致谢

核心假设的概念来源于 Beck 和同事（1979）以及扭曲态度量表（Weissman，1980）。

治疗形式

1. **治疗登记**（每个患者最多 5 分钟）。参见第 2 章。
2. **引言**（简洁地）。将引言与治疗连接起来，例如："今天我们将关注健康的人际交往，引言告诉我们，爱创造生活的奇迹。"

3. **将主题与患者的生活相联系**（深入地，占治疗的大部分时间）。

    a. 让患者浏览讲义，这些讲义可以单独使用也可以一起使用，如果有时间可以考虑在多次治疗中涵盖所有内容。参见"治疗内容"（下文）和第 2 章。

    讲义 1：健康的关系

    讲义 2：改变不健康的关系信念

    b. 帮助患者将技能与他们当前生活中特定的问题联系起来。参见下述"治疗内容"和第 2 章。

4. **治疗结束**（简洁地）。参见第 2 章。

治疗内容

目标

■ 帮助患者识别自己关于人际关系的信念（讲义 1）。

■ 帮助患者改变那些影响健康人际关系的信念（讲义 2）。

将资料与患者生活相联系的方法

■ **自我探究**。请患者在讲义 1 中勾选自己的人际关系信念（无论健康还是不健康）。

■ **讨论**

    ● "你赞同哪些信念，反对哪些信念呢？"

    ● "如果改变人际关系信念，你是否会更好地处理当前的人际关系困境呢？"

    ● "你怎样才能把健康的人际关系信念应用到自己的生活中？"

    ● "你需要学习哪些人际关系技能，你又将怎样去学习呢？"

    ● "人际关系信念有可能怎样影响你的创伤后应激障碍和物质滥用呢？"

    ● "为什么改变自己的而不是他人的信念很重要？"

    ● "出现人际交往冲突时，你是否发现自己更多地依赖于毒品？"

建议

■ **讲义 1 中的人际关系信念在讲义 2 中都有详细的描述。**本主题用了一整段探讨如何将每个不健康的信念（用 ◆ 标示）转变为健康信念（用 ＊ 标示）。

■ **帮助患者探讨他们对人际关系信念的选择。**例如，"我知道你老板很难相处，但是既然我们没有办法改变他，你怎样做才能使你们的情形有所改观呢？"永远不要否定患者对别人的看法，或者传递给患者这样的信息：人际关系问题都是患者的错误。相反，治疗师需要帮助患者认识到他们可以用不同的方式（可能意味着结束一些对患者没有帮助的人际关系）来处理人际关系方面的困难。

■ **在小组治疗中，鼓励患者举手示意他们同意某个人际关系信念，**这样患者就能够对别人怎样看待人际关系有直观的印象了。

疑难案例

■ "我喝酒是为了社交。如果我放弃喝酒，我知道自己会被孤立。"

■ "我愿意相信健康的人际关系信念，但我就是做不到。"

■ "我找不到健康的人。"

■ "这种健康－不健康的区别有点像非黑即白的思维方式。"

■ "我应当告诉伴侣去年我有一次婚外情吗？"

■ "你是说我儿童时期受到的虐待，过错在我？"

如果我们改变我们的内在生活，
我们的外在生活也会随之改变。

——吉恩·博伦

（20 世纪美国作家）

摘自《寻求安全》，Lisa M. Najavits（2002）。

健康的关系

■ 在你相信的信念前划（✓）。

健康的关系信念

1. 寻求理解和解决方法，而不是责备。

2. 在健康的亲密的人际关系中，应该毫无保留，无所不谈。

3. 改变人际关系最好的办法就是改变自己的行为。

4. 创造良好的人际关系和从事体育运动一样，是一项需要学习的技能。

5. 失去一段人际关系可能令人痛苦，但我可以痛定思痛，继续向前。

6. 孤独胜过维持一段很差的人际关系。

7. 值得为一段良好的人际关系付出努力。

8. 我需要的人际关系是双方的需要都要受到尊重。

9. 我需要跟真正在乎我的少部分人培养良好的人际关系。

10. 随着康复，我会更加尊重自己，别人也会更加尊重我。

11. 接纳是健康的人际关系的基础。

不健康的关系信念

1. 我总错，别人总对。

2. 我应当隐藏自己的真实想法和感受。

3. 别人必须改变。

4. 我只能拥有坏的人际关系。

5. 没有_____我就活不了。

6. 跟某些具有破坏性的人在一起总比一个人孤独好。

7. 好的人际关系很简单。

8. 我应当首先照顾别人的感受，把自己的感受放到最后。

9. 我必须被所有人喜欢。

10. 我对别人毫无价值。

11. 我不够_____，所以得不到好的人际关系。

改变不健康的关系信念

1

◆ **关系信念**："我总错，别人总对。"

℘ **分析**：创伤幸存者最常见的人际关系问题是，认为所有的人际关系问题都是自己的错误（或者相反，所有的人际关系问题都是别人的错）。两种方法可以帮助患者走出这种破坏性的观点。首先，试着从各负一半责任的角度来看待成年人的人际关系问题，如果你跟别人存在人际关系问题，问问自己："我们各自都做了什么，进而导致了目前的人际关系问题？"另一个方法是寻求相互理解和问题的解决方法，而不揪住"谁对谁错"的问题不放。每个人都有自己的局限、希望和需要，否认这些方面往往导致双方的冲突。交往双方往往需要达成一个好的解决方法，最终构建健康的人际关系。

※ **比较健康的观点**："寻求理解和解决方法，不要责备对方或自己。"

2

◆ **关系信念**："我应当隐藏自己的真实想法和感受。"

℘ **分析**：诚实和交流是健康人际关系的核心。这包括了冲突以及所有积极和消极的感受。反对并不代表着结束人际关系。实际上，解决冲突是健康人际关系的正常部分。当冲突被完全暴露时，双方才有机会解决这些冲突。基于自己以往的人生经历，你可能有很充分的理由隐藏自己的反应或将自己隔离起来，但现在我们的目标是学习怎样对安全的人诚实。在非常亲密的关系中，应该是无所不谈的，包括脆弱的感受、批评、爱恋、性和金钱。

※ **比较健康的观点**："在健康的亲密的人际关系中，应该毫无保留，无所不谈。"

3

◆ **关系信念**："别人必须改变。"

℘ **分析**：人际关系出现困难时，人类的本能是改变别人，但这种方法很少奏效。你只能控制自己在人际关系中的表现。例如，你能够接受对方的行为，中断人际关系，改变你交往的方式或者告诉对方自己需要什么（但无须期待对方能够给你所期盼的）。放弃改变他人的企图，将注意力集中在能够改变的方面——你自己。

※ **比较健康的观点**："改变人际关系最好的办法就是改变自己的行为。"

《寻求安全》，由 Lisa M. Najavits 著（2002）。凡购买本书者只可以为个人使用复印该表（详情参阅版权页）。

4

◆ **关系信念**："我只能拥有坏的人际关系。"

∞ **分析**：如果你患有创伤后应激障碍和物质滥用，你可能难以建立健康的人际关系。你可能感到自己一次次地陷入与物质滥用或极具破坏性人群的交往过程。而发展健康的人际关系同从事体育运动一样，是一种需要通过学习来获取的技能。你可以采用学习其他任何一种技能时类似的方法来开始：阅读相关资料，尽可能参加一个课程，细心观察别人是怎样做的。将这个过程贯穿于接受治疗的过程中也很有帮助。就如同在网球运动中你需要学习如何发球，如何正手、反手接球，怎样计算得分等，在人际关系学习中，你可能需要学习如何辨别健康和不健康的人际关系，怎样交流，怎样解决冲突，怎样保护自己，怎样赞美别人以及接受别人的赞美，还有怎样开始和结束一段人际关系。

※ **比较健康的观点**："创造良好的人际关系和从事体育运动一样，是一项需要学习的技能。"

5

◆ **关系信念**："没有＿＿＿＿＿＿＿＿＿我就活不了。"

∞ **分析**：失去某人你自然会感到难过，丧失和悲恸是生活的一部分。如果你由于难以面对失去对方而久久沉沦于一段不健康的关系，那么你为这段关系付出的代价太高了。排遣失去一段关系的悲伤的方法包括：跟别人谈论自己的悲恸，哭出来，付诸于笔端，认识到时间可以治愈创伤，同时参加一些必要的活动，从而使得丧失一段关系造成的悲恸淡出自己的生活。

※ **比较健康的观点**："失去一段人际关系可能令人痛苦，但是我可以痛定思痛，继续向前。"

6

◆ **关系信念**："跟某些具有破坏性的人在一起总比一个人孤独好。"

∞ **分析**：破坏性关系伤害你的精神健康以及自尊。可能很难找到健康的人，但你值得去尝试寻找。在破坏性关系中逗留的时间越久，找到更好的人际关系的可能性就越小。对某些处于早期康复过程中的患者，唯一可以值得信赖的关系是跟治疗者比如治疗师、咨询师等的关系，在这段时间，这样的关系是可以的。随着康复的进展，患者将会建立自己的安全交际网络。

※ **比较健康的观点**："孤独胜过维持一段很差的人际关系。"

7

◆ **关系信念**："好的人际关系很简单。"

∞ **分析**：人际交往需要付出自己的心血：开始交往、维持关系、化解冲突、对对方负责、相互支持以及在需要的情况下终止人际交往。预期人际交往会花费很长的时间和努力才是现实的态度。

※ **比较健康的观点**："值得为一段良好的人际关系付出努力。"

8

◆ **关系信念**："我应当首先照顾别人的感受，把自己的感受放到最后。"

♋ **分析**：尽管照顾别人的需要很好，但如果这需要自己付出很多，这就不是一种健康的方式。有人付出大量的心血照顾别人，但却没有人照顾他。如果你感受不到被支持以及相应回报的帮助，随着时间的推移，可能就会对这样的情形不满，开始依靠过量的酒精、毒品、食品或者其他成瘾物质来补偿自己。在良好的人际交往中，关心都是相互的。

※ **比较健康的观点**："我需要的人际关系是双方的需要都受到尊重。"

9

◆ **关系信念**："我必须被所有人喜欢。"

♋ **分析**：如果你感觉被孤立、被拒绝、被忽视，可以理解你希望通过寻求每个人的认可来补偿自己的感受。但是，如果太过于取悦别人，往往会失去自我。更健康的方式是和你真正喜欢的安全的人士培养一些良好的人际交往。这种更具选择性的方式往往使得你能够更加关心自己的真实状态，以及关心对自己真正重要的一小部分人。没有人能够做到被所有人喜欢！

※ **比较健康的观点**："我需要跟真正在乎我的少部分人培养良好的人际关系。"

10

◆ **关系信念**："我对别人毫无价值。"

♋ **分析**：如果你在创伤后应激障碍和物质滥用中拘泥太久，就可能感觉自己一无是处。需要时间来培养自己对他人有价值的感受。最好的策略就是不断促进自己的康复。创伤后应激障碍和物质滥用都会降低你的自尊，而康复能恢复自尊。你会渐渐感到自我尊重，同时，就像被施了魔法一样，别人也会更加尊重你。

※ **比较健康的观点**："随着康复，我会更加尊重自己，别人也会更加尊重我。"

11

◆ **关系信念**："我不够_____，所以得不到好的人际关系。"

♋ **分析**：有的人相信自己不够好到能建立人际交往，他们认为自己需要更具吸引力、更苗条、更聪明、更有趣、更自信、更干净和更稳重，彻底摆脱创伤后应激障碍的困扰等。但接纳是良好的人际交往的关键——接纳自己现在的状态以及接纳别人。人际交往中的接纳就如同阳光之于植物，它令它成长。

※ **比较健康的观点**："接纳是健康的人际关系的基础。"

对承诺的建议

对能够让你的生活前进的活动做出承诺！

这可以是任何你觉得能帮助你的事物，或者你也可以尝试下面的一些建议。

遵守承诺是尊重、尊敬和关心自己的一种方式。

- 选择 1：为自己选择一种方式，使自己在当前的人际交往中显得有所不同。本周努力按照这种方式来交往，看看结果如何。
- 选择 2：你同自己的关系是你和别人的人际关系的基础。复习讲义 1，圈选任何能够帮助你改善同自己关系的健康信念。例如，你能够寻求理解和解决问题的方法而不是自责吗？如果愿意，你也可以就这个题目写下一段文字。
- 选择 3：改变"脚本"，准备一张纸，在下方中央画一条线，在左侧列出当前与某人交往中的冲突（你说了什么？他说了什么？），在右侧写下你能够采取的不同反应。
- 选择 4：填写安全应对表（下面提供了一个范例）。

应用于本主题的安全应对表范例

	旧方式	新方式
情境	每当我尝试对父亲诚实的时候，他都批评我。	每当我尝试对父亲诚实的时候，他都批评我。
你的应对方式	我很害怕，于是就住嘴了。我想自己能够对他诚实，而不会遭到批评。这种情形使我想通过使用毒品或者酒精来放纵自己。	我需要记住，他就是这样的人。我曾告诉过他无数次我想要什么，但他从未改变。在当前的情形下，因为他处理不了我们的冲突，更健康的方式可能不是跟他诚实地交谈。我需要更加关注其他的人。
结果	我感到深陷其中，而且非常郁闷。	我会感觉不太郁闷，而且不需要放纵自己了。

你用旧的应对方式有多安全？＿＿＿＿＿＿　　你用新的应对方式有多安全？＿＿＿＿＿＿

从 0（根本没有安全）到 10（完全安全）评分

《寻求安全》，由 Lisa M. Najavits 著（2002）。凡购买本书者只可以为个人使用复印该表（详情参阅版权页）。

自我滋养
（行为方面）

概　述

本主题的目的是激励患者更多地参与令人愉悦的活动，区分安全的自我滋养与不安全的自我滋养（例如，物质滥用或其他"廉价的激动"）。

介　绍

快感对这些患者人群来说很关键。通常，患者有着追求快感的冲动以及过度追求（病态）快感，这些快感最终毁坏了自我。物质滥用是最明显的例子，但其他共病的情况还包括暴食症、赌博、过度消费、性成瘾症以及其他冲动控制问题。在患者追求病态快感的同时，他们缺乏健康的快乐，比方说爱好、运动、户外活动。因此，这次治疗中要请患者评估他们当前追求快乐的安全活动和不安全的活动，目的是促进安全的活动，减少不安全的活动。

快乐具有不同的复杂意义。物质滥用最初似乎是与寻找快乐联系在一起的（虽然是一种误导的方式），而创伤后应激障碍则与痛苦相关，这两种障碍最终都与通过滥用物质来尝试缓解痛苦联系在一起。这就是经典的自我治疗模式，对许多同时患有创伤后应激障碍和物质滥用的患者来说，这种模式解释了疾病的发展过程。然而，当疾病转入慢性期，快乐的意义就发生了逆转。物质滥用可能伴随着痛苦（物质滥用所致的快感不再是愉快的感受，而仅仅是想回归正常的绝望挣扎）。同时，创伤后应激障碍患者所承受的苦难变得如此熟悉而难以放弃——可能对苦难的认同、反复地重演以及深切的熟悉感产生了依恋。这并不意味着患者愿意经历苦痛，而是经历苦痛已经控制了患者的整个生活。快乐还可能有其他的多种意义。某些创伤后应激障碍患者可能厌恶快乐，因为这可能与别人将快乐建立在患者痛苦基础上的经历有关（例如，在性虐待或者躯体或精神的虐待案例中）。有一些貌似快乐的事情也可能成为他们的"扳机点"，例如温暖的浴缸，一年中的某些季节或者在户外独处。他们可能会告诉你，任何事情都不能使他们感受到快乐，或者他们对于关照自己的需要很有负罪感，因为创伤经历告诉他们，自己的需要无关紧要。即便是战争或者自然灾害幸存者中的创伤后应激障碍患者也很难找到快乐的感觉，因为他们有"幸存者负罪感"：别人都死了，唯独自己活了下来。创伤后应激障碍和物质滥用患者如果在成长过程中没有家人教会他们健康地自我滋养，他们可能就从来没有学会过。

因此，在治疗中为了提高这些患者的自我滋养，一系列的技术可能很有帮助。这些技术包括：通过评估患者目前在做些什么和不做些什么来帮助患者更加清楚地了解自己的自我滋养模式；讨论自我滋养缺陷怎样与创伤后应激障碍和物质滥用联系在一起；探索患者在改善自我滋养时可能会出现的情感；提供一个关于自我滋养行为的简单行为学协议（称之为"给你自己的礼物"）；找到一些方法来让患者能够允许自己在这些方面有所改变。

简而言之，一个相对简单的行为学任务——增加患者日常生活中健康的快乐活动，减少不健康的快乐活动——可能需要治疗师的努力，同时还需要发掘创伤后应激障碍和物质滥用内在的复杂的信念系统。这些努力的回报可能就是患者朝着康复迈出重要的一步。

反移情

探讨治疗师自身的自我滋养对本主题可能很有帮助。对很多人来说，平衡安全的自我滋养和生活的其他方面，以及完全避免不健康的自我滋养是长期存在的挑战。确实，根据治疗师当前在这些问题上"所处的位子"不同，对患者的过度行为可能会有评判或者负面的情绪；治疗师可能为某些患者拥有自身所没有的用以自我滋养的大量时间或者资源而嫉妒他们；治疗师可能受到激发而联想到自己被剥夺的童年、家庭中过度的行为或其他的原生家庭的问题。同时，跟治疗中的其他行为主题一样，治疗师需要付出大量心血，和患者一起制订一个具体的计划，同时对这一计划的执行情况进行后续随访。

致谢

本主题部分来自于 Lewinsohn（1984）关于抑郁症的治疗手册中的一个模块，他在该模块中列举了不同的自我滋养活动。Linehan（1993）的边缘人格障碍治疗技能训练手册中也拓展了这些自我滋养活动列表。

治疗形式

1. **治疗登记**（每个患者最多 5 分钟）。参见第 2 章。

2. **引言**（简洁地）。将引言与治疗连接起来，例如："今天我们将关注自我滋养。有时候简单的快乐往往会带来自己更需要的东西。"

3. **将主题与患者的生活相联系**（深入地，占治疗的大部分时间）。

   a. 让患者浏览讲义，这些讲义可以单独使用也可以一起使用，如果有时间可以考虑在多次治疗中涵盖所有内容。参见"治疗内容"（下文）和第 2 章。

   讲义 1：安全与不安全的自我滋养

   讲义 2：给你自己的礼物

   b. 帮助患者将技能与他们当前生活中特定的问题联系起来。参见下述"治疗内容"和第 2 章。

4. **治疗结束**（简洁地）。参见第 2 章。

治疗内容

目标

- 探讨安全和不安全的自我滋养的概念（讲义1）。
- 帮助患者增加安全的自我滋养，减少不安全的自我滋养（讲义2）。

将资料与患者生活相联系的方法

- **创建一个行为计划**。本主题推荐一个练习以帮助患者承诺去增加安全的自我滋养，减少不安全的自我滋养（讲义2）。尝试回顾自己的经历，探讨这些行为计划都会造成什么样的感受，在实现过程中有什么障碍（情感上的和实际的），还有从经历中学习的方法。

  - **讨论**
    - "'自我滋养'的意思是什么？"
    - "你的安全和不安全的自我滋养行为包括哪些？"
    - "当你没有足够安全的自我滋养行为时，会发生什么？"
    - "创伤后应激障碍和物质滥用会带给自我滋养什么样的问题呢？"
    - 如果你给自己更多安全的自我滋养，那么放弃物质滥用是不是会更容易些呢？

建议

- **注意"对痛苦上瘾"**。经历过太多苦难的人往往容易一直期待痛苦甚至潜意识里一直在寻找痛苦。尽管他们可能不太愿意这样做，但他们也许只是不断重复经历痛苦，太熟悉痛苦了。然而，讨论这个话题的时候一定要十分小心，不要让患者觉得你在故意淡化他们的痛苦或者因为创伤而责备他们。

- **鼓励"再养育"**。鼓励患者把自己当作需要健康的乐趣和享受的小孩子，以这种方式来弥补由创伤后应激障碍和物质滥用所造成的被剥夺感。对那些遭受儿童期虐待的患者，他们可以给自己在成长过程中没有获得过的所有事物（东西、乐趣）。

■ **鼓励日常的自我滋养活动**。很多患者都没有足够的自我滋养活动（每月 1 次），治疗师可以考虑要求他们承诺每天至少做一次自我滋养活动。

■ **注意对某个患者安全的活动对另一个患者可能就是不安全的**。例如，赌博对一位患者可能没事，但对另一位患者则具有极端的自我毁灭性。因此，患者应当认识到进行什么样的活动并不是问题，问题在于活动的度以及可能对自己产生的危害。

■ **探寻自我滋养的情感障碍**。例如，"如果每天都做一些健康有益的活动，感觉会怎样呢？"或者"放弃一项你正在从事的不安全活动，感觉会怎样呢？"在尝试这些改变的过程中，患者可能会感到悲伤、愤怒或者被剥夺。

■ **探寻安全的自我滋养的实际障碍**。例如，"每天留出两小时玩耍时间，你有什么实际困难吗？"注意，有时候患者确实需要找到实际的解决方案。然而，现实的理由也可能是更大的防御的"烟雾弹"。帮助患者认识到所有人——哪怕总统或者 IBM 总裁——都能给自己留些时间。时间并不是问题，问题在于恐惧。

■ **探寻患者怎样允许自己做更多安全的自我滋养活动**。他们可能会对自己说什么呢？是什么理念妨碍了患者做更多安全的自我滋养活动呢？尤其是当患者在虐待的环境中长大，需要凭一定的信仰来进行安全愉悦的活动。

■ **治疗之初，患者可能需要把安全的自我滋养活动当成一项任务**，直到这些活动自然地成为患者生活的一部分。这对那些害怕自我滋养或对自我滋养有负罪感的患者尤为重要。克服这些感受的有效方法是，即使这些愉悦活动令你不舒服，也要坚持，最终这些愉悦活动对你来说会变得更加容易（行为暴露模式）。

■ **如果患者说没有什么让他感到快乐，应让患者觉得这是正常的**。你可以合理化这种经历（例如，这在灾难幸存者中非常常见），同时也帮助他们从小的方面逐渐找到他们喜欢的活动。

■ **探寻患者感受不到快乐的原因**。可能是这些寻乐的事情提醒他们当初那些施虐者就是通过虐待他们来获得快乐的；这些活动可能使他们产生焦虑，因为在成长的过程中他们并没有被允许参加这些活动；这些活动可能与"幸存者负罪感"联系在一起（例如，车祸、战争或自然灾害的幸存者）。

■ **为了减少不安全的自我滋养，一定要确保行为计划非常明确**。制订周密的行为计划，以便了解患者在下一次来治疗时是否减少了不安全的自我滋养行为。

疑难案例

- "我体验不到快乐，我对什么事情都感觉不好。"
- "我认识的所有人都通过喝酒来找乐子。"
- "我有三个孩子以及一份全职工作，根本没有留给自己的时间。"
- "我的伴侣不想我走出这个房子。"
- "没有什么能补救我曾经遭受过的创伤。"
- "每天锻炼 5 小时有什么错呢？"
- "每当我想做些什么事情取乐的时候，感觉可内疚了！"

真理可能有赖于一次湖滨漫步。

——华莱士·史蒂文斯

（美国 20 世纪诗人）

摘自《寻求安全》，Lisa M. Najavits（2002）。

安全与不安全的自我滋养

❖ 安全的自我滋养意味着通过健康的方式寻找乐趣、开心和快乐，并且不过度。

◆ 不安全的自我滋养意味着通过某种可能伤害自己（法律、经济、社会、个人或躯体的伤害）的方式来寻求快乐，或者过度享乐。

安全的自我滋养例子

★ a）圈选目前你在做的活动。

   b）在你愿意添加到目前生活中的活动前打（✓）。

❖ 散步 ❖ 与安全的朋友社交 ❖ 阅读 ❖ 旅行 ❖ 看电影

❖ 手工或者爱好（绘画、木工、拼图） ❖ 运动 ❖ 喜欢宠物 ❖ 参加俱乐部或组织

❖ 音乐 ❖ 锻炼 ❖ 外出就餐 ❖ 当地旅游（1 日游，周末游） ❖ 烹调 ❖ 跳舞

❖ 去博物馆 ❖ 玩游戏 ❖ 参加有趣的课程 ❖ 志愿者活动 ❖ 学习新技能 ❖ 享受户外景色 ❖ 写作

❖ 宗教服务 ❖ 冥想 ❖ 玩电脑 ❖ 泡澡 ❖ 和孩子一起玩 ❖ 参加一些活动（音乐会、喜剧俱乐部、课程等）

❖ 其他：_____

（过度的时候）可能对某些人而言不安全的自我滋养例子

★ 圈选对你而言不安全的选项。

◆ 购物 ◆ 食物 ◆ 看电视 ◆ 赌博 ◆ 聚会 ◆ 工作 ◆ 看色情书 ◆ 锻炼 ◆ 电视或电脑游戏

◆ 互联网 ◆ 性

◆ 其他：_____

创伤后应激障碍和物质滥用与自我滋养问题的关系

创伤后应激障碍 患者对痛苦的熟悉程度显然超过快乐。患者可能对自我滋养活动感到很负罪（尤其是成长过程中缺乏爱的患者）。为了应对创伤，患者可能转而寻求不健康的成瘾而不是健康的活动来让自己感到好一些。

物质滥用 物质滥用和其他的成瘾是"廉价的激动"。它们可能在短期内有效，但在长时间内则造成悲剧。这些活动都被误导会令你感到快乐，并且妨碍你找到令自己感觉好些的方式。

《寻求安全》，由 Lisa M. Najavits 著（2002）。凡购买本书者只可以为个人使用复印该表（详情参阅版权页）。

给你自己的礼物

❖ 给自己一个礼物：**通过增加安全的自我滋养。**

◆ 给自己一个礼物：**通过减少不安全的自我滋养。**

这样做的一些方法：

- 用安全的活动替代不安全的活动。
- 给自己设定好计划（例如，每天至少两小时安全的自我滋养活动）。
- "玩玩看"——尝试不同的安全活动，看看自己到底喜欢什么。
- 给自己写封信"允许"自己改善自我滋养活动。
- 探寻改变自我滋养活动后的感受。
- 倾听自己心灵深处的需要。
- 回到那些曾经令你感到快乐，但是中途放弃了的活动。

你的自我滋养计划

★ 在下面设计你的自我滋养方案，着眼于即将到来的一周。千万确保真正实施这些计划！在计划中包括任何对你非常重要的细节，例如：什么活动，多久做一次，时间框架如何，怎样实施，将向谁寻求帮助，怎样才能记住从事这些活动，以及如果你完成了这些计划中的活动，你将感觉怎样。如果需要更多的空间，可以在本页背面添加内容。

给自己一个礼物：增加安全的自我滋养活动

给自己一个礼物：减少不安全的自我滋养活动

对承诺的建议

对能够让你的生活前进的活动做出承诺！

这可以是任何你觉得能帮助你的事物，或者你也可以尝试下面的一些建议。

遵守承诺是尊重、尊敬和关心自己的一种方式。

■ 选择 1：随身携带今天填写好的"给你自己的礼物"计划。

■ 选择 2：在下次治疗之前试试新的自我滋养活动。

■ 选择 3：制订生活计划，你每天、每周、每年想做的自我滋养活动是什么呢？你会付出什么代价来从事这些活动？

■ 选择 4：给自己写封信，允许自己从事自我滋养活动。

■ 选择 5：记得自己是个小孩子，在孩童时期，你都有什么玩耍的活动呢？你现在能够重拾任何一个孩童时期玩耍的活动吗？

■ 选择 6：填写安全应对表（下面提供了一个范例）。

应用于本主题的安全应对表范例

	旧方式	新方式
情境	今天我和老板就工作问题发生了冲突。	今天我和老板就工作问题发生了冲突。
你的应对方式	回到家，我感到很抑郁，我的想法是："为什么我不能和别人一样？这是我两年里更换的第三份工作了。我管不住自己的嘴，我经常为一些小事情生很大的气。"我抽点大麻再说。	看部录像，让思想离开工作，给自己做一顿好的晚餐，出去遛遛狗（这些都是自我滋养活动）。
结果	我很早就睡了。第二天醒来感觉很糟糕。	我感到平静多了，对将来又有了新的展望。

你用旧的应对方式有多安全？ _____   **你用新的应对方式有多安全？** _____

从 0（根本没有安全）到 10（完全安全）评分

《寻求安全》，由 Lisa M. Najavits 著（2002）。凡购买本书者只可以为个人使用复印该表（详情参阅版权页）。

从愤怒中愈合

（人际方面）

～

概　述

在创伤后应激障碍和物质滥用的康复过程中，愤怒是确实存在、不可避免的感情。愤怒既可能具有积极意义（知识和康复的源泉），也可能具有破坏性（当愤怒见诸行动，发泄在自己或他人身上时）。本主题提供了处理这两种愤怒的指南。

介　绍

"我的一部分非常年轻并且受到了伤害——需要受到保护，免受我的愤怒的伤害。"

"我要用尽办法，才能不拿起枪来开始扫射。"

"我想砍自己的手臂，直到完全去除我身上坏的那部分。"

419

　　本主题的前提为愤怒是创伤后应激障碍和物质滥用康复所必需的一部分：只有将愤怒纳入到治疗工作中，患者才能恢复，治疗才能真正有帮助。主要的问题是怎样建设性地利用愤怒朝着康复的方向努力，而非破坏性地造成伤害（患者、其他人或治疗）。因此，问题的关键不在于愤怒是否属于治疗工作的一部分，而是治疗师和患者能不能利用、拥有、管理以及安全地度过愤怒。

　　愤怒常常和创伤后应激障碍及物质滥用紧密相关，因为当处境发展超出个人控制时，人类的自然反应就是愤怒。从定义上来讲，创伤后应激障碍和物质滥用都属于控制障碍（参见第 2 章"过程"一节）。在创伤后应激障碍中，随机发生的创伤之不公平所导致的愤怒可以被全方位投射——对自己、他人、生活、上帝、存在等。在物质滥用中，由于无法控制螺旋性下滑，同样可以导致沮丧和暴怒。实际上，物质滥用通常反映的是患者试图管理那些健康手段无法管理的愤怒（或其他感情）。某些创伤后应激障碍和物质滥用人群（例如，战争老兵和囚犯）的愤怒水平常常很高（McFall, Wright, Donovan & Raskind, 1999）。

　　基于以下原因，治疗愤怒非常困难：第一，如果处理不当，愤怒往往通过行为表现出来——对他人的外显行为（家庭暴力、虐待儿童、斗殴或者吵架）或者对自己的内在行为（自伤或自杀行为），这些行为对治疗师和患者都是非常棘手的难题。第二，愤怒可能是其他一些更痛苦的感情的盔甲，最显著的是脆弱的情感，例如悲伤、失望以及失败感。帮助患者透过愤怒面对这些真实的感情极富挑战性。最后，愤怒的存在可能威胁到治疗关系。在某些时候，愤怒通过以下方式成为治疗的一部分：对治疗师的愤怒，通过行为表达的不明确的愤怒，以及（小组治疗中）通过与其他患者互动释放出来的愤怒。如果治疗师不能很好地处理患者的愤怒，患者的治疗效果就不会很好，甚至患者很早就从治疗中脱落了。

　　还需要注意到，有些老式的愤怒管理方法对很多患者都不适用。强调"释放愤怒"的策略，例如攻击枕头、往水池里扔石头或写下关于愤怒的感受，这些方法可能会增加而不是消除患者的愤怒。因此，不管采取什么样的治疗策略，重要的是确保患者的愤怒水平被控制在安全区域内（在 10 分制的评分系统中，如果用 10 分代表最愤怒，安全区域则是评分值小于或等于 5 分）。本主题的目标是使患者明白自己的愤怒，在积极控制愤怒后，自己能够跟别人进行有效的交流，同时避免危险行为。

　　因此，本主题的题目"从愤怒中愈合"具有双重含义："建设性的愤怒"和"破坏性的愤怒"。

建设性的愤怒是指如果能够治疗性地解决愤怒，可以从中获得疗愈（也就是说，愤怒是学习的重要来源，可以带来成长）。例如，患者可能认识到，愤怒提示自己在关系中的需要没有被满足，她需要跟别人讨论这个问题。或者有位患者可能发现自己的愤怒代表内在的年轻的一面，倘若得不到想要的东西就会大发脾气，他需要抚平这个自我。愤怒的另一个含义——破坏性的愤怒——是指在治疗过程中有时需要远离愤怒来达成有效治疗。当愤怒很极端或者慢性化时，很可能没有任何建设性——只是产生悲痛，导致行为问题，一直责备别人或自己，患者很少能够成熟地负起自己的责任。因此，本主题第二个重要的目标是帮助患者学习在愤怒太过强烈的时候，怎样远离愤怒。本章的讲义尝试探讨从愤怒中愈合的双重含义。

　　注意，本书的其他章节也提供了管理愤怒的其他方式，尤其体现在主题诚实、在关系中设立界限、脱离情感痛苦（着陆技术）以及康复思想等章节中。最后，如果患者的愤怒很有可能通过行为造成自身或他人的严重危险时，应采用所有的临床急诊措施（参见第 2 章"困难处境和紧急状况"）。

反移情

　　正如愤怒是创伤后应激障碍和物质滥用患者康复的一部分一样，它也可能是治疗师经历的一部分。当创伤后应激障碍和物质滥用患者的病情不见好转，持续使用成瘾物质或者自我伤害，将愤怒发泄到他人身上，或者缺席治疗、不坚持治疗承诺的时候，愤怒（或其附属的沮丧、烦恼等）是治疗师的自然反应。治疗师感到愤怒时，他们倾向于忽视自己的愤怒，坚持为患者提供更多的支持和关心，或者继续尝试认知－行为干预而不去探讨这些愤怒之下的感受，这些做法对患者和治疗师都是最没有帮助的。从事服务类工作的人从总体上说还是温和、有帮助的；"拥有"并有效地使用自己的苦恼去工作可能非常困难。然而，如果治疗师善用愤怒，可能对患者很有帮助。治疗师可能是唯一能够给患者提供诚实反馈的人，让患者全盘控制并不能帮助患者及改善其治疗。同样，如果治疗师能够把自己的愤怒纳入到治疗范畴，将会给患者提供一个健康的模式。因为如果没有这个机会，患者可能永远学不会在关系中如何有效地管理和利用愤怒。如果治疗师难以给予患者直接的有建设性的负面信息，不能设定界限、或者保持治疗框架（例如，"迁就"患者），这些都可能是愤怒的表现。

　　尽管治疗中愤怒的动力性范畴太广，很难在本主题中覆盖所有细节，但一些指导可能有用。

第一，如果患者开始对你愤怒，不带防御或责备地去倾听患者是很重要的（参见第 2 章中有关本主题的部分）。第二，如果患者或你自己的愤怒持续存在，强烈推荐寻求督导或者专家治疗师的建议。听任愤怒的移情—反移情的动态作用长期存在，对治疗双方都很危险。第三，治疗师需要认识到，当患者无法面对自己的愤怒时，你最终可能会替他们感到愤怒，这是治疗关系中很常见的一种模式。第四，如果你很愤怒，适时地给患者建设性的负性反馈可能非常重要。只要是以帮助患者为目的，而不是简单地发泄，这样做可能具有治疗效果。例如，"Mark，我开始不再相信你的承诺了，因为你每周做一次承诺，但却忘了要实践你的承诺。我可以帮你一起找到一种方法来记住你的承诺吗？我希望能够再次相信你的承诺。"与任何精细的干预一样，询问患者以确保他们理解你的话。最后，Maltsberger 和 Buie（1973）以及 Gunderson（1996）的两部著作属于治疗师愤怒反移情题目的最好的文章。

致谢

帮助理解本主题的阅读材料包括以下著作：Chemtob，Novaco，Hamada 和 Gross（1997），Maltsberger 和 Buie（1973），Gunderson（1996），Potter-Efrom 和 Potter-Efron（1995）以及 McKay，Rogers 和 McKay（1989）。"将'应该'改为'想要'"这个小节主要来自于 Burns（1980）。

治疗形式

1. **治疗登记**（每个患者最多 5 分钟）。参见第 2 章。
2. **引言**（简洁地）。将引言与治疗连接起来，例如："今天我们将讨论愤怒。站在爱的立场能够帮助你将愤怒用于积极的目的，而不是让它毁灭你。"
3. **将主题与患者的生活相联系**（深入地，占治疗的大部分时间）。
   a. 让患者浏览讲义，这些讲义可以单独使用也可以一起使用，如果有时间可以考虑在多次治疗中涵盖所有内容。参见"治疗内容"（下文）和第 2 章。

   讲义 1：探索愤怒

   讲义 2：理解愤怒

讲义3：之前、之中和之后：愤怒康复的三种方法

讲义4：安全协议：保护自己和他人

b. 帮助患者将技能与他们当前生活中特定的问题联系起来。参见下述"治疗内容"和第2章。

4. **治疗结束**（简洁地）。参见第2章。

治疗内容

目标

■ 帮助患者探讨他们是否存在愤怒问题，以及愤怒怎样对康复既可以是有益的又可以是有害的（讲义1）。

■ 讨论与愤怒相关的典型的破坏性或建设性信念（讲义2）。

■ 在愤怒之前、之中和之后利用三步模型——"动机、包容和倾听"来管理愤怒（讲义3）。

■ 制定安全协议（讲义4）。

将资料与患者生活相联系的方法

■ **自我探究**。通过做讲义1开篇的自我测试题，帮助患者判断自己是否存在愤怒问题。

■ **角色扮演**。提出患者产生愤怒问题的具体场景。讲义3列举了一些角色扮演的例子，但如有可能，最好使用患者生活中的真实例子。努力引导患者（1）恰当表达自己的愤怒（平静、确定地表达）和（2）识别愤怒背后的感情（例如，一些脆弱的感情，比如悲痛）。

■ **制订愤怒计划**。利用讲义3的三步模型，请患者尽量圈选他们可能会用到的策略。

■ **填写安全协议**。鼓励患者现实地识别风险，多思考远离愤怒爆发的方法。

■ **讨论**

●"是否相信自己存在愤怒问题？"

●"自己的愤怒与创伤后应激障碍和/或物质滥用有怎样的关系呢？"

●"创伤后应激障碍和物质滥用的康复过程中无法避免愤怒，对这个问题你有何想法？"

423

● "什么样的管理策略对管理自己的愤怒最有效呢？"

建议

■ **帮助患者识别建设性和破坏性的愤怒**。如果只强调建设性的愤怒，患者的危险行为就得不到有效管理；如果只强调破坏性的愤怒，患者可能会感到意志消沉。

■ **当心不要和患者就手册中的某些想法展开激烈争论**。讨论愤怒很容易导致患者的强烈感受，如果治疗成为关于愤怒的争论，结果极具讽刺性：非但没有减少愤怒，患者的愤怒还被强化了。因此，请治疗师关注那些患者认同并愿意和你共同努力改变的方面。

■ **如果患者在治疗中明显非常愤怒（对自己或其他人存在潜在的威胁），立即展开危机干预策略**。这些策略可能包括帮助患者着陆，开始讨论安全协议，或者请患者去急诊室，参见第 2 章。

■ **填写安全协议时，尽量先尊重患者的想法**。鼓励患者建议怎样填写空白协议书，如果需要，治疗师再增填其他部分，这使得患者更可能遵守安全协议。

疑难案例

■ "我不在乎会伤着谁，我感觉自己快要爆炸了。"

■ "好的，就算我的愤怒背后是悲伤，我又能拿它怎么样呢？"

■ "只有在家里放置武器，我才感到安全。"

■ "我想死。"

■ "我对你很生气——这个治疗对我没有任何用处。"

■ "我想杀了我的伴侣。"

引 言

爱心方是真智慧。

——查尔斯·狄更斯

(*19 世纪英国作家*)

摘自《寻求安全》，Lisa M. Najavits（2002）。

探索愤怒

你有愤怒问题吗？

你认为自己有愤怒问题吗？　　有 / 没有 / 不确定

★ 如果圈选"有",你可以直接进入到下一环节。如果你不确定,请勾选（？）下面跟自己情况符合的选项——这些都是愤怒问题的典型表现。

- ❏ 对他人大发雷霆。
- ❏ 你经常评判别人。
- ❏ 你觉得愤怒但是无法表达。
- ❏ 你有伤害他人的冲动。
- ❏ 你"从来都不觉得愤怒。"

- ❏ 你憎恨自己。
- ❏ 你常常孤立自己。
- ❏ 你觉得有伤害自己的冲动。
- ❏ 你觉得恨恨的。
- ❏ 别人说你有愤怒问题。

两种不同的愤怒

知道愤怒不是坏事或者错事非常重要。它是可以被用来促进或者损害你康复的信息。建设性的愤怒可以被用来促进康复,对别人诚实,面对自己的伤痛;破坏性的愤怒则可以被用来在自身或他人身上见诸行动,放弃甚至令自己更加痛苦。愤怒本身并不是问题,问题在于我们怎样对待愤怒。

建设性的愤怒：促进康复的愤怒

"建设性的愤怒"意味着：

- 中度或很低的愤怒程度（在 10 分制评分中不超过 5 分；0 分 = 没有愤怒；10 分 = 强烈的愤怒）。
- 借以探索,更好地去理解你自己和他人。
- 有意识的愤怒（你对它有觉知）。
- 处理得很好的愤怒（例如,没有通过危险方式爆发）。
- 尊重自己和他人需要的愤怒。

例如,在约会过程中,对方表现得很自私,你可能立即感到很愤怒。如果你倾听自己的愤怒,就能够利用这些信息保护自己;你可能会告诉他这些困扰你的感觉,或者你可以冷静地提前结束约会。通过这样建设性地使用自己的愤怒,你会觉得好受很多。

建设性的愤怒有很多好处,能够帮助你远离危险,传达对自己和他人的领悟,给自己真正的力量。

★ 你还注意到其他的好处了吗？

《寻求安全》,由 Lisa M. Najavits 著 (2002)。凡购买本书者只可以为个人使用复印该表（详情参阅版权页）。

破坏性的愤怒：有害康复的愤怒

"破坏性的愤怒"意味着：

● 通过危险方式爆发的愤怒（伤害自己或他人）。

● 太强烈或太频繁的愤怒（例如，在10分制评分中常常高于5分）。

● "隐蔽的"愤怒（悄然地侵蚀或感觉非常痛苦）

● 无意识的愤怒。

破坏性的愤怒往往会付出很大的代价。它可以破坏你的关系，导致躯体伤害，使自己脆弱、成瘾。

★你还注意到其他的代价了吗？

破坏性的愤怒可以指向你自己或者他人。这都代表在你和别人的需要之间缺乏一种良好的平衡。有的人的破坏性愤怒同时指向自己和他人。

对自己的破坏性愤怒（例如，自我伤害，自杀感受）：把太多别人的需要放置在自我需要的前面。

对他人的破坏性愤怒（例如，口头虐待，攻击）：把太多自我需要放置在别人的需要前面。

当破坏性的愤怒指向自己时，患者往往意识不到危险。例如，如果你伤害了自己的身体，可能意识不到这是一种愤怒；然而，这样见诸行动的确代表着愤怒——典型地因为你难以"拥有"对他人的愤怒。

★你倾向于如何处理愤怒？

打圈：建设性 / 破坏性 / 两者皆有

打圈：针对自己 / 针对他人 / 两者皆有

你知道吗……

★在下面你理解的选项前打（✓），圈选存在疑问的选项。

在创伤后应激障碍和物质滥用的康复过程中，愤怒是正常的。如果你曾经有过可怕的创伤或者物质滥用经历，愤怒则不可避免。你可能会对伤害你的人、整个世界、上帝、自己、生活、治疗者、家庭或者陌生人感到愤怒。你的愤怒确实存在，在康复过程中，目的是通过愤怒来了解自己以及自己的成长经历。治疗任务是面对自己的愤怒而不被愤怒毁灭。

愤怒的背后是没有被满足的需要。愤怒意味着哪里出了问题，可能意味着你不够照顾自己，或者需要处理自己大量的悲痛，或者自己处于一种伤害性的关系中。倾听自己的愤怒并满足其背后的需要能帮你化解愤怒。

建设性的愤怒可通过学习获得。不管愤怒问题伴随你多久，学习建设性的愤怒是可能的。要做到这样，最主要的是倾听别人对自己愤怒的反馈，"拥有"而不是投射自己的愤怒，通过健康的方式来表达愤怒，还要学习忍受愤怒背后的痛苦感受。

破坏性的愤怒可能成瘾。你能注意到破坏性的愤怒和物质滥用的相似之处吗？例如,陷得越深,愤怒越多;而且,有时候破坏性的愤怒可能使你感到"很兴奋"。破坏性的愤怒是否使你走投无路——是否给你的生活带来严重问题?

发泄愤怒达不到治疗效果。以往关于愤怒管理的观点是发泄愤怒——解决愤怒的方法是让它释放出来(例如,击打枕头,把愤怒诉诸笔头,朝树木扔石头等)。然而,这些方法实际上倾向于增加而非减少患者的愤怒。目前的共识是,需要积极地处理愤怒而不是简单地发泄。

破坏性的愤怒对治疗没有长期效果。在短期内,别人可能会按照你想要的那样去做,你可能会觉得自己很强大;但到后来你会发现这些仅仅是假象,破坏性的愤怒使你失去控制,并且削弱你同别人的联系。

理解愤怒

注意下面右侧所列的建设性观点如何减弱愤怒。破坏性愤怒冥顽不化，就像很难融化的坚冰。治疗目标是展望未来，平衡自己和他人的需要以及更好地理解自己。另外，不要觉得自己必须同意下面的所有观点，只需选择适合自己的即可。

★勾选（✓）下面可能对自己有帮助的选项。

对他人的愤怒	
破坏性观点	**建设性观点**
"别人需要优先考虑我的需要。"	"成年人的终极责任是首先关注自己的成长。"
"冲别人大声喊叫，别人就会善待我。"	"喊叫只会使别人疏远我、讨厌我，我应当用平静的方式来表达自己的需要。"
"我知道什么是正确的。"	"真相存在于很多方面，我需要倾听多方的声音，随后再下结论。"
"只有大声喊叫，别人才会倾听我的声音。"	"如果很尊敬地和别人交谈，他们会更加愿意帮助我。"
"都是别人的错。"	"如果别人犯错了，我需要很温和地引导他们，我自己也会犯错的。"
"愤怒显示我有多么强大。"	"太强的愤怒使我变得脆弱，我开始失去控制。"
"别人必须使我的生活更好。"	"一切在于我自己，而非别人来令我的生活更好。"
"只有见诸行动我才能处理自己的愤怒。"	"每个人都可以学会安全地处理愤怒。"
"我这样愤怒是对的。"	"我有愤怒的权利，但怎样表达非常重要。"
"我比别人都要好。"	"即使我看不见，每个人也都有生活目标。尊重是所有人际关系的基础。"
"我知道自己需要停止爆发，但就是做不到。"	"我需要倾听自己情感的伤痛——它们是隐藏在愤怒背后的东西。"
"如果别人威胁我，我不得不伤害他们。"	"如果处于非常严重的躯体危险中，可以采取自我防卫。在其他任何情况下，暴力都是不可接受的。"

《寻求安全》，由 Lisa M. Najavits 著（2002）。凡购买本书者只可以为个人使用复印该表（详情参阅版权页）。

对自己的愤怒	
破坏性观点	建设性观点
"我需要优先考虑别人的需要。"	"我的需要和别人的需要一样重要，是时候对自己好点了。"
"我应该从不生气。"	"有时候生气也很正常。我需要倾听自己的愤怒，并安全应对。"
"伤害自己，我就能感觉好受点。"	"需要找到处理自己痛苦的长远的解决方法。"
"我很失败。"	"我从内心深处认识到，生活就是个人的进步，而不是`成功'和`失败'。"
"我无法说出我的真实想法。"	"怎样讲述内心的想法很重要。"
"我需要被惩罚。"	"这是与创伤后应激障碍相关的想法，折射出我内心的痛苦，但却不是事实。"
"我想死。"	"我感觉很痛苦，但我却值得活着。"
"这将向别人展示我的感受。"	"我需要将其用语言来表达，而非见诸行动。"

之前、之中和之后：愤怒康复的三种方法

将愤怒由破坏性向康复转化，有三大策略非常有帮助："动机"、"包容"、"倾听"。这三大策略分别对应破坏性愤怒之前、之中和之后三大场景。

★ 注意：如果你倾向于伤害自己，你可能对自己的愤怒还不了解。阅读下面的材料，你可以把下文"愤怒"的地方替换成"自我伤害"。

破坏性愤怒之前……动机

"动机"是指在你的内心寻求令你停止破坏性愤怒的具有说服力的原因。这可以令你自由地、建设性地应对愤怒。在下一次愤怒爆发前，现在就开始准备。

为什么？ 当正处于破坏性愤怒中时，你可能会觉得"可以"做某些事情，但随后就会感到后悔。这些事情可能是伤害自己或别人，这种感觉非常强烈，就像潮汐卷起的巨浪，以至于你觉得没有别的选择，非做不可。想想每次自己都发誓"下一次，情况肯定不一样"——但这样的情形一再重现。唯一能够使下次不一样的方法可能在于提前让自己下定决心。但注意，这样的动机并不会自动出现。关键问题是：为什么解决你的愤怒问题对你是最有益的？

怎样做？ ★ 检查下面的提示，在适用于你的上面划（✓）。

■ **观察愤怒的代价**。它使你孤立了吗？使你难以感受到平和吗？影响到工作了吗？给你的身体留下疤痕（经过自伤之后）了吗？

■ **获得对自己愤怒的反馈**。倾听他人对自己愤怒问题的看法可以给你重要的信息，与反馈对立或者不愿听到反馈将使你深陷其中无法自拔。你不需要赞同别人的观点，但是，首先仔细倾听，随后再决定什么是真什么是假。

■ **感受愤怒对自己身体的影响**。经常生气的人更可能出现身体健康问题，你是否注意到愤怒带给自己身体的强烈应激反应？你能感觉到这些愤怒给你带来的紧张吗？

■ **注意自己的愤怒伤害了谁**。自己？伴侣？孩子？治疗关系？即使对方不说，愤怒也非常令人害怕。留心别人的痛苦——孩子被伤害的表情，伴侣的沉默。如果你对某人充满共情，你就不能同时也伤害对方。（那也包括你自己！）谨记，伤害一旦造成就难以消除。

■ **制定针对愤怒的策略**。给自己（还有治疗师以及监护人）做个承诺：不管发生什么，都不将自己的愤怒见诸行动。你可以填写讲义 4 的安全协议。

《寻求安全》，由 Lisa M. Najavits 著（2002）。凡购买本书者只可以为个人使用复印该表（详情参阅版权页）。

- **想象控制愤怒的美好感觉**。想象那将是多么的不一样啊——自由、最深切的真实感、关心以及自我控制。从长远来说，感觉就像是全新的生活，感觉最好的时候就是"令人心醉"。

- **学习更多关于愤怒的知识**。这是给自己管理愤怒动机的最好方式之一，参加愤怒管理或表达课程——当地的成人教育计划和/或精神健康门诊提供这样的课程；或者读本相关书籍（讲义5列出了其中两本）。学习何时、怎样表达愤怒，以及如果别人没有积极应对时该做些什么。你还可以请教别人处理愤怒情形的方式。尝试寻找从别人或自己那里可以获得哪些切合实际的回馈（愤怒常常来源于不切实际的期待）。

- **创造一幅图画来帮助自己**。被驾驭的烈马？被高高举起的孩子？训练中的运动员？一定要想象在学习如何控制愤怒时的关键过程——起起伏伏是难免的。

- **随身携带"愤怒提示物"**。随身携带一个有形的提示物，随时提醒自己愤怒会多么具有毁灭性——曾经被你的愤怒伤害的某人的照片，或者因为曾经的自杀行为而住院的清单。

- **不要持有武器，直到你可以安全持有它们的时候**。持有可以攻击自己或他人的武器（例如手枪、绳子等），非常危险。直到你能够以一种建设性的方式来处理愤怒，而不是单纯地将愤怒见诸行动。确保自己的生活环境中没有任何武器非常重要，这些武器往往会导致灾难性后果。

★ 在本页背面，清楚、有说服力、现实地写下自己处理愤怒的动机。"拥有你的愤怒！"

破坏性愤怒之中…… 包容

一旦发生破坏性的愤怒，唯一的目标是使其回到"安全区"——认识到愤怒，但是将它保持在可以控制的水平（在10分制评分中不超过5分）。

为什么？ 破坏性愤怒会蒙蔽你的双眼，使你不能够看到前景或者改善目前的情形。只有当你控制了愤怒，才能发挥其积极的影响。因此，当有将愤怒付诸于行动的冲动时——说某些自己后来会后悔的话或者伤害某人——唯一的优先行为是重获安全。此时不要尝试探索愤怒、理解愤怒或者表达愤怒（所有这些都可以留到后面去慢慢解决）。想象一个"紧急状况反应系统"或者"损失控制"。例如，当发生工业毒液泄露时，处理目标是控制这一泄露事件，把人群疏散到安全区域，清理污染区域，随后才调查这一事件的发生原因。谨记，控制愤怒不代表你的愤怒是错误的，你的愤怒是来自于某些重要区域的重要感情。但怎样表达——不伤害自己和别人——才是最重要的。当你每次做到包容愤怒时，自己就变得更强大一些，随着时间的推移，处理愤怒也就变得越发简单！

怎样做？ ★ 检查下面的提示，在适用于你的上面划（✓）。

- **延迟或"暂停"**。这是最有效的策略之一。不管出于什么原因，强迫自己延迟表达愤怒或者等到自己已经回到安全区后再表达自己的愤怒。延迟至少半个小时——研究已经发现，愤怒被激活后，机体至少需要20～30分钟才能恢复正常。

■ **做些安抚性活动**。可以包括音乐、冥想、放松、运动、阅读、看电视、游戏、着陆、做爱或者其他爱好。

■ **做些令自己有控制感的活动**。用这些活动对抗破坏性愤怒带来的失去控制的感受。包括整理房间、列出要做的事情、购物、上网或者其他任何对自己不是太刺激的创造性活动。

■ **注意生活中令自己感恩的方面**。关注你生活中拥有的，以及别人为你所做的一切。例如，想想"我有工作、汽车和健康"，或者"我太幸运了，每天都有足够的食物。"

■ **尝试将匿名戒酒会中的十二步方案应用到破坏性愤怒管理中**。将自己交给一个更强大的存在并寻求帮助。想象破坏性愤怒是一种成瘾物质，全力以赴对抗它。

■ **谨记"清晰的思维"**。清晰的思维意味着给自己讲一些能提醒自己不断展望未来的句子。参见"理解愤怒"（讲义2）。

■ **看到人性美好的一面**。对于将愤怒投射给别人的患者：马上尝试想想令你愤怒的对象的好的方面；如果能做到这点，注意自己的愤怒是不是稍减了几分呢？对于将愤怒投射给自己的患者：尝试想想自己的好。

■ **寻求帮助**。努力找到一些人，在你想伤害别人或自己的时候可以给他们打电话。在你能够阻止自己完全释放愤怒（就和毒瘾发作时一样）之前，最好寻求别人的帮助。如果没有可以求助的人，试试热线电话。

■ **如果意识不到自己的愤怒，试着变得清醒一些**。有时候人们伤害自己的身体，但却意识不到有任何愤怒。这些愤怒都转入了"地下"。在这种情形下，你的目标就是注意到自己很愤怒。这也是包容的形式之一——有意识的愤怒要比无意识的愤怒安全得多。达成这一目标的途径包括问你自己："我在生谁的气呢？"以及"如果我表达了愤怒，有什么好担心的呢？"

■ **谨记"底线"：不可以将愤怒见诸行动**。对某人造成躯体伤害永远不会被接受（除非你或他人的生命遭受到威胁而自卫）。永远不要袭击比自己还要弱小的（例如，孩子、动物、老年人）。不管别人对你说了什么，做了什么，你的责任都是管理自己的愤怒。不要给愤怒爆发找任何客观理由——这会伤害别人，贬低自己。永远不要流露出任何愤怒的痕迹，例如，愤怒的语音留言或任何愤怒的信件。一直等到自己更加平静了才表达自己的愤怒（参见下一节"倾听"）。

■ **谨记自己的权利**。你有感到愤怒的权利，但是没有虐待自己或别人的权利；你有离开一段关系的权利，但却没有黏在一段关系里伤害别人的权利。如果不能接受对方，尝试从关系中脱离。

■ **谦逊为人**。自以为是可能给愤怒火上加油。注意：每个人，包括你，在生活中都会犯错。列出你曾经对别人犯的错，下次当你想对某人爆发的时候，读一读它。

★ 在本页背面写下自己包容破坏性愤怒的方案，确保这些计划同你的人格特点相符而且对你最有帮助。

破坏性愤怒之后……倾听

从愤怒中愈合的下一个主要步骤是倾听自己的愤怒，这意味着尊重自己的愤怒是来自于某些重要方面的事实；愤怒传达了某些需要仔细倾听的信息。

为什么？ 所有愤怒的背后都是未被满足的需要，倾听愤怒背后的"低语"，如果你看都不看一眼就将愤怒推开，愤怒会不断回来造访。注意，倾听的含义非常的广，包括倾听你自己、让别人倾听你的倾诉。最关键的步骤是自己要听得清楚——如果你能够听得非常清楚，就能学习很清楚地向别人表述；如果你能听得非常清楚，就能通过有效的方式满足自己的需要。

怎么做？ ★检查下面的提示，在适用于你的上面划（✓）。

■ **倾听自己最脆弱的部分**。破坏性愤怒如同易怒的小孩子。例如,脆弱的孩子,他感到害怕、伤心、孤独、负罪或无力。确实，愤怒是对抗更加痛苦的感情的防御。康复的主要任务就是尊重这些感受，安抚它们，使得自己能够顺利度过这些困难时期。

■ **倾听自己的愤怒信息**。愤怒传递的某些典型信息包括："别人听不到我在说什么。""我遭受了太多的苦。""我希望世界是个更好的地方。""我没有获得足够的支持。""我感到很绝望。""我觉得自己很失败。""别人过得要容易些。"

■ **注意模式**。愤怒出现在你感觉受伤时吗？在你疲劳或饥饿时？他人表现得无能时？你工作太努力时？你觉得被拒绝时？别人对你提要求时？有的人给自己准备了愤怒日志，以便更好地监控自己的愤怒模式。对于自我伤害，注意触发自己愤怒的事件也很重要。

■ **平静地表达愤怒**。态度温和、镇定、关心。以适当的方式表达自己的愤怒，让别人了解它。一直要尝试面对面、真正"看着"对方的时候来表达愤怒。同时需要在表达愤怒前获得别人的帮助：请教治疗师、朋友或赞助人如何表达愤怒。如果你的愤怒已经开始升级（咆哮、愤怒的评分大于5分），那么暂时离开，直到能够平静地返回，再次开始表达愤怒。

■ **努力通过自己的努力来满足自己的需求**。一旦听到了自己的内在需要,你就可以开始照顾这些需求了。如果疲倦或者饿了，先睡一觉或者吃点东西。如果你对伴侣不愿和自己待更多的时间感到很失望，可以考虑伴侣治疗或者寻找其他人来尝试更多的活动。谨记：对自己的快乐负责！总会有办法改善自己的处境。

■ **探讨愤怒是怎样同自己的创伤后应激障碍和物质滥用症状联系起来的**。这两种疾病是如何对你的愤怒做出贡献的？

■ **如果你想改变别人，用一些确实有效的方法**。从长远来说，愤怒和批评永远改变不了别人，别人只会怕你回避你。可以起作用的方法包括：协商、共情、赞扬以及教导。

■ **照顾好自己**。伤害别人的人往往是因为难以通过健康的渠道满足自己的需要。伤害自己的人往往太过关注别人的需要。如果听到隐藏在自己伤害背后的需要，你可以注意到诸如"我需要有人来倾听我"，"我需要说‘不’"，"我需要给自己更多时间"等。

■ **将"应该"改为"想要"**。愤怒背后通常含有一个"应该"的表述，例如，"我的伴侣应该按照我要求的来做。"非常有帮助的策略是将"应该"开头的句子改为"想要"开头的句子："我想要伴侣按照我说的来做。"注意到这样做的时候自己的感受改变了吗？通常这使你能感受到更容易被接受。在控制不了局面的时候，试图控制全局往往会带来更多愤怒。

■ **创造"双赢"的解决方法**。同时考虑自己和他人的需要。双方轮流做决定，轮流倾诉和倾听。

■ **注意你这样做的理由**。很多愤怒（尤其是自我伤害）来自于自我批评，如果你因为自己做了或者没有做某件事情而对自己很愤怒，那么试试找找自己做这个决定的理由。富有同情心，会使得你对自己的行为负责，不断前进。

■ **关注轻度愤怒**。将愤怒见诸行动的患者通常在愤怒积聚起来的时候难以表述这些愤怒，于是愤怒被压抑直至爆发，这种爆发往往被一些小事所触发。注意自己的轻度愤怒（例如，苦恼、生气），并努力满足自我的需要，这样做不至于让愤怒积聚起来。

■ **保护自己免受愤怒的影响**。注意你如何受暴力电影、电视新闻或者身边愤怒的人所影响。你的愤怒和大环境通常有一种联系。但记住，愤怒是你可以改变的一种习惯。

■ **注意愤怒是怎样被误导的**。愤怒有时候被发泄在不相关的人身上，或者太过剧烈。例如，可能某些"小事"令你非常愤怒，比方说柜台员工给你错误信息，你可能对自己说："我太气愤了，但是为这件事情生气很不值。我想我内心深处真的很愤怒，感觉就像从未有谁愿意帮助我一样。我需要获得更多的支持，而不是对一个柜台员工大光其火。"

■ **注意谁的观点被忽视了**。如果你对别人很愤怒，尝试多听听别人的观点吧；如果你对自己很愤怒，试试多听听自己的观点（或自己的不同的声音）。目标是同时倾听自己和别人的观点。

■ **向被自己的愤怒伤害的人道歉**。这当然不能消除一切后果，但是可能有所帮助。如果你能，试着向对方解释使自己愤怒的痛苦感受。

■ **认识到对自己无法改变的事情只能哀悼**。在做了所有努力满足自己的需要之后，可能还有一部分是永远无法满足的。或许你有些躯体疾病无法彻底根治，或许你年纪太大不能生孩子或拥有自己想要的职业，或许伴侣不是自己想要在一起生活的人。在自己不能改变的情况下，你可能需要哀悼，面对并接受现状。这是你自己能做和必须做的情感功课，有时候可能需要治疗师的帮助。

★ 在本页背面写下倾听自己愤怒的方案，把这些信息作为帮助自己成长的重要知识。

三步法案例

情境：老板给另一个不如自己的人升职。

1. **动机**：对自己说，即使对老板发火也于事无补，我需要冷静。过去我就曾因为对别人咆哮而丢过工作。

2. **包容**：你决定24小时之后再进去见老板。在这24小时中，尝试平静自己，做点别的活动来分散自己的注意力。你对自己讲，"不管怎样，我将以一种建设性的方式来处理这件事情。"

3. **倾听**：你意识到在你的生命中似乎每次你获得的都比别人少，老板让你失望并令你感到极端痛苦。但你意识到，这些强烈的情感部分地是出于你在长大的过程中受到忽视的缘故。提醒自己在现实生活中到处都是政治，你不是第一个受害者。你决定去找治疗师尝试角色扮演：怎样同老板讨论这个话题。完了之后，再去老板的办公室。你对老板说："我想知道为什么是别人升职，而不是我，请给我解释一下好吗？"老板给了一个很模糊的解释，令你不满意。你意识到老板是不会跟你说出实情的，你随后平静地离开了老板的办公室，对自己讲，"我有两个选择：我可以在这里继续工作，但是必须认识到这里有很多限制；或者我可以申请新的工作。但是在任何情况下，我都不该对任何人发火，这才是最大的胜利。"

角色扮演

★ 预演怎样建设性地解决自己的愤怒。如果你愿意，可以尝试下面的角色扮演：

- 你是一位创伤后应激障碍患者，对在大部分时间觉得自己很可怜感到非常愤怒。
- 帮助一位"朋友"走出困境，但他却不愿意反过来帮助你。
- 你的伴侣一直拒绝支付孩子的抚养费。
- 保险公司犯了错，将你的保单取消了，却找各种理由搪塞。
- 在行车过程中，有人突然插到自己的前面。
- 有人辜负了你的信任。
- 有人发表了一通恶意的言论。
- 常常回想由于创伤后应激障碍和物质滥用，自己的生活失去了太多太多。
- 你对自己还在使用成瘾物质非常气愤。
- 你感觉要杀了自己。
- 邮局排起了长队，但你却没有太多的时间等待。
- 发现伴侣在欺骗自己。

致谢：在制定该主题时 Potter-Efron 和 Potter-Efron（1995）等，McKay，Rogers 和 McKay（1992）的著述很有帮助。讲义3中"将'应该'改为'想要'"则是基于 Burns（1980）的著述。如果你需要更多资源，请寻求治疗师的指导。

安全协议：保护自己和他人

1. 我明白自己处于伤害_____自己_____他人_____自己和他人的危险之中。

2. 我认识到希望伤害自己和／或他人是创伤后应激障碍和物质滥用患者康复过程中常见的感受。我理解这不是"坏的"或"错误的"，但需要通过更加健康的方式来处理。

3. "伤害自己"指所有的伤害方法。圈选和自己情况相符的：切割、灼烧、自杀行为、暴饮暴食—催吐、赌博、使用成瘾物质、飙车。我还有以下情况：_____

_____

4. "伤害别人"包括对别人的任何情感或身体进行攻击。圈选和自己情况相符的：人身攻击（打击、拳击、对别人使用武器），情感攻击（对别人咆哮，说一些无情的话）。我还有以下情况：_____

_____

5. 我认识到伤害别人或自己的根源是自己的情感痛苦。情感痛苦都有其内在原因，我需要非常仔细地倾听自己来发现这些内在原因。我明白在伤害自己或别人的背后有以下原因（圈选和自己情况相符的）：希望别人理解自己是多么痛苦；希望被别人照顾；感到绝望；觉得自己很失败。我还有以下情况：_____

_____

6. 不管我伤害别人的动机是什么，我需要学习怎样做到安全，我对自己、自己的康复、治疗师承诺，我将坚决做到以下几条：

    a. 在伤害自己或别人之前，我会尝试从_____获得帮助。

    b. 在伤害自己或别人之前，我会尝试以下的安全应对技巧_____

    _____。

    c. 如果我以任何方式伤害自己，我会对治疗师完全坦白，并在下一次可能的时候谈论它（例如，我的下一次治疗或者留电话信息）。

    d. 如果我的生活或人身处于危险中，我会尽我所能保护自己（例如，去急诊室）。我的具体计划会是：

_____。

7. 本协议将长期有效，直到我和治疗师同意修改本协议。

8. 可选项：如果我违反本协议，将产生下列后果（圈选符合自己的）：

    a. 我会同意接受更多的关照（例如，住院、戒毒住房或者参加匿名戒酒会的活动）。

    b. 我会同意扔掉武器（例如，绳子、刀具）。

    c. 我会同意写下我为什么违反协议以及我伤害了谁。

    d. 我会同意_____。

9. 可选项：我会给我的（圈选适合自己情况的）伴侣、医生、匿名戒酒会赞助人一份本协议_____

_____。

患者签名：_____ 治疗师签名：_____ 日期：_____

《寻求安全》，由 Lisa M. Najavits 著（2002）。凡购买本书者只可以为个人使用复印该表（详情参阅版权页）。

对承诺的建议

对能够让你的生活前进的活动做出承诺！

这可以是任何你觉得能帮助你的事物，或者你也可以尝试下面的一些建议。

遵守承诺是尊重、尊敬和关心自己的一种方式。

■ 选择1：写下(或录下)下次有伤害别人或自己的冲动时想对自己说的话。如果愿意，可以请治疗师帮忙。

■ 选择2：想象自己是在教孩子怎样表达愤怒，你会怎么说呢？

■ 选择3：选择下面的情形之一，并以一种更健康的方式改写它们。

　　a. Jim 非常努力，想控制自己的愤怒，但总是隔不了多久就会在妻子"搞砸了"的时候冲她咆哮。今天妻子忘了去药店取他的药，Jim 非常生气，冲妻子大声咆哮。

　　b. Martha 痛恨自己，每个人似乎都比自己更聪明、更有魅力。今天男朋友对她提出分手的要求，Martha 回到家就割腕自杀。

◆ 选择4：阅读一本关于愤怒的书。例如，下面推荐的两本关于愤怒的书：《当愤怒伤害的时候：平息内心风暴》(*When Anger Hurts*：*Quieting the Storm Within*)（McKay 等，1989）以及《释放愤怒》(*Letting go of Anger*)（Potter-Efron & Potter-Efron，1995）。

《寻求安全》，由 Lisa M. Najavits 著 (2002)。凡购买本书者只可以为个人使用复印该表（详情参阅版权页）。

生活选择游戏（回顾）

（综合性）

概　述

生活选择游戏是一种通过娱乐的方式来回顾治疗的手段。

介　绍

　　本治疗包括了许多不同的技巧和概念。作为结束过程的一个部分，患者被邀请来做个游戏，以回顾前面学习的材料。经过精心组织，该游戏为患者提供了不同的生活场景（例如，"你被解雇了"），并且询问患者怎样应对，在此过程中，按照游戏规则让患者集中于建设性的应对上。提供的指南可以协助治疗师深入治疗过程，以确保这些游戏不会流于肤浅或者跟患者的真正需要并不相关。

反移情

尽管今天的主题设计是令该主题有趣，但是对患者来说终止治疗的过程通常非常困难。理解他们对治疗结束的感受非常重要，对这些感受的表达和共情也同样重要。

治疗准备

■ 你只需要一份"生活选择游戏"手册，但请仔细阅读游戏指南以决定怎样开始游戏（参见下文"治疗内容"）。根据你所选择的游戏方法，你可能需要剪刀、小纸盒或者帽子。

治疗形式

1. **治疗登记**（每个患者最多 5 分钟）。参见第 2 章。同时，治疗临近结束，询问患者对治疗结束有何感想，并提供讨论的机会。在回顾社区资源时，继续帮助患者制订治疗结束后的关照计划。

2. **引言**（简洁地）。将引言与治疗连接起来，例如："今天我们将集中回顾本次治疗所使用到的材料。引言告诉我们，在任何情况下，你都可以选择应对的方式。"

3. **将主题与患者的生活相联系**（深入地，占治疗的大部分时间）。参见治疗师工作单、生活选择游戏。注意，由于治疗形式特殊，本主题的形式跟其他主题有所区别。参见"治疗内容"（下文）。

4. **治疗结束**（简洁地）。参见第 2 章。

治疗内容

目标

- 提醒患者终止治疗，并继续进行治疗后的关照计划。
- 利用生活选择游戏来回顾治疗中提到的概念。

将资料与患者生活相联系的方法

■ **开始生活选择游戏**。大声通读治疗师工作单中的游戏规则。利用下面的任何一种方法来开始游戏，第一种方法推荐小组治疗，第二种则推荐个人治疗，但两种方法都可以自由使用。

    a. 从盒子中抽取一张纸条。将生活选择游戏按照指示剪成纸条。将纸条放入一个盛器(例如，盒子或者帽子)，将盛器放在桌子中央。要求第一个患者从盒子中抽取一张纸条。

    b. 选一个数字号码。要求患者从 1 ～ 37 中随机抽取一个号码；治疗师可以将之大声地读出来，让患者来回答。

对于每种情形，都问患者，"怎样才能最好地应对呢？"。患者可以很快就理解这个任务，但可能需要帮助来鉴别出最好的处理方法。如果需要，引导患者利用安全应对技能清单（参见"安全"主题的讲义 2）。

    ■ **讨论**

      ● "如果周围没人能够帮助你，你将怎样处理这一情形呢？"

      ● "你怎样在该情形中应用（着陆技术、寻求帮助、诚实……）策略呢？"

建议

    ■ **为患者设立高标准**。注意并非所有的答案都"好"，有一些回答需要更详细的说明，有些回答需要建设性的反馈，有一些可能不现实。患者每做一个反应，都给予准确的反馈；在小组治疗中，鼓励其他患者对每次回应做出反馈。如果不追求高标准，游戏将沦于琐碎。将患者推到学习知识的边缘，这样他们可能学到些新的东西。

■ **和患者对话，鼓励其更深层次的反应**。例如，如果患者说"我会利用着陆技术处理这种情形"，你可以建议"非常好——你能大声告诉我怎样进行着陆吗？"或者"非常好，如果你尝试着陆，但是效果不佳，该怎么办呢？"

■ **治疗师还可以根据患者的实际情况，制造一些表中没有列出的情形**。

■ **注意，本游戏没有评分系统**。如果需要，你可以给每个答案相应的分值（例如，每个具体的应对技巧打 1 分，没有太多效果的尝试给 0.5 分）。在小组治疗中，你可以安排两组患者，并请他们在 3 分钟内写出尽量多的积极的应对技巧，给每个具体的应对技巧打 1 分（随后大声宣布结果，这样游戏就不会太枯燥简单）。如果你想给游戏打分，一定要提前询问患者的意见，有的患者不愿意被评价。

疑难案例

■ "我想不起任何应对技巧。"

■ "如果我处在这个情形之中，我会使用成瘾物质。"

■ "读到这个情形使我感到被触动。"

■ "我讨厌游戏，它们使我想起不愉快的童年。"

生活选择游戏

游戏开始之前，大声向患者朗读以下游戏规则。

生活选择游戏规则

1. 正如生活中往往有很多不同场景，本游戏将给你提供一些随机事件，请你来处理。

2. 对每一个场景，请说出你能想到的最好的应对技巧。利用在这里学到的或者你所知道的任何应对技巧。

3. 好的应对技巧意味着不滥用物质，所有的解决方法都很现实并且安全。

4.（只适用于小组治疗）每次只有一位患者随机抽选一个生活场景，这样我们大家都能够关注他，并给出有益的反馈。

现在开始游戏！

1. 你感觉很麻木。你对自己说："我对生或死都无所谓。"

2. 你在报纸上读到一则有关车祸的报道，这让你想起你的创伤。你为有那么多不幸发生而感到很生气。

3. 你和家人在一起，你的父亲当众贬低你。

4. 周末要来了，你还没有任何计划。你想，"我是个失败者。"

5. 你想使用不是你的处方药"地西泮"。你对自己说，"这不是真正的物质滥用。"

6. 你一觉醒来想，"我不想去工作，我想睡在温暖的被窝里。"

7. 照镜子时觉得自己又老又胖。

8. 刚刚在考试中得了"A"，你想，"我想庆祝。我想吸点可卡因。"

9. 你既不好好吃饭，也不好好锻炼。怎样才能好好吃饭和锻炼呢？

10. 明知一段关系很坏，但却一次又一次地投入其中。怎样才能远离这段关系呢？

11. 准备菜谱时需要红酒。你对自己说，"我为了该菜谱需要买瓶红酒。"

12. 你被解雇了。

13. 已经是深夜了。你觉得孤独。你想到，"没有人爱我。"

14. 看到本地大学关于一门课程的广告，你很想去，但是你又想，"我永远都不可能及格。每个人都比我聪明。"

续表

15. 在个人治疗中，你想到了一段痛苦的创伤，感到非常难过，但并不想哭，因为你认为哭泣令你看起来"很脆弱"。

16. 你对自己的孩子大吼大叫。你觉得内疚。

17. 难受的时候，你习惯藏到衣橱里。你不想告诉治疗师，因为你觉得这有点疯狂。

18. 一天过得很辛苦，你对自己说，"我得喝点儿。"

19. 即使对自己、家人和治疗师发了誓，但你昨天还是吸了毒。你觉得很惭愧，觉得自己很讨厌。

20. 你发现你的女儿受到你堂弟的性虐待。

21. 在街上偶遇前伴侣，他/她跟别人在一起看起来很开心，你想，"我再不会有成功的婚姻了。"

22. 试着参加匿名戒酒会会议，你到了那里，环顾四周，想，"这里没有人能够理解我此时的经历。"

23. 妈妈又在批评你，你想，"我受够了每个人。我想喝一杯。"

24. 伴侣说："为什么你不能克服创伤？我想过正常的生活。"

25. 在一次工作聚会中，别人给了你一杯酒。

26. 你儿子对你说："你为什么不能戒掉毒品呢？那是我所想要的一切。"

27. 你去见一个对你很粗鲁的医生。

28. 你的前伴侣违反了法庭有关监护权的协议，不让你见你的孩子们。

29. 你发现你的伴侣有婚外情。

30. 你不断地保证要约一次年度的例行体检，但是你推迟了一个又一个星期。

31. 你的父母说："你为什么不能像正常人一样保住你的工作？只要你有一份全职的工作，一切问题都解决了。"

32. 你从酒吧带回了一个人，那个人想不用避孕套就跟你发生性关系。

33. 你从你的药贩子身边走过，心想："我就要一个。"

34. 一部电影让你想起了你的创伤，你受到了激发。

35. 有人开车抢先，你很愤怒。

36. 有人当着你的面说了冒犯你的话（例如：有关你的种族、血统或者性取向）。

37. 你认识的每个人都受邀去参加聚会，但你没有得到邀请。

每个人都有两个自我，
生活的巨大挑战是努力让那个更高尚的
自我始终掌舵。

——马丁·路德·金

（20 世纪美国领袖）

摘自《寻求安全》，Lisa M. Najavits (2002)。

对承诺的建议

对能够让你的生活前进的活动做出承诺！
这可以是任何你觉得能帮助你的事物，或者你也可以尝试下面的一些建议。
遵守承诺是尊重、尊敬和关心自己的一种方式。

■ 选择 1：制订一个计划，在今后相同的治疗时间，从事一些让自己开心的活动。例如，如果你现在是每周一下午 6—7 点参加治疗，那么就为今后的周一下午 6—7 点制订一个详细计划，从事一些开心的事情。建议：在那段时间做些特别的事情（不是吸毒啊），在漂亮的城市中走走，或者读一些励志的书籍。

■ 选择 2：写封信描述一下自己对于治疗结束的感受和想法。

■ 选择 3：找一种方式来描述自己经过这段时间的治疗后的成长。你可以通过写作、画画、拍照、写诗、做手工或者其他方法来表达。

治疗结束

~

概　述

这是最后一个主题，鼓励患者表达他们对结束治疗的感受，讨论他们喜欢和不喜欢的方面，并最后确定治疗后康复计划。

介　绍

在结束治疗中，基调从教育性的、结构化的形式转换成比较平静的反省。为患者提供告别以及表达自我感受的机会。这对治疗师来说，也是个重要的过程；你很可能听到一些有关治疗影响以及患者喜好的令人吃惊的观点。

本主题提供了"治疗结束信"，你可以做些修改使其更加适合自己的风格。这一"过渡性客体"可以使患者更加顺利地向前，也对与治疗师和治疗的联系更加确定。在最后一次治疗中可以提供蛋糕、饮料用来纪念治疗结束。最后，可以考虑提供一些"强化性治疗"，这在认知行为治疗中往往用来促进疗效以及健康的过渡（参见下面"建议"中关于开展强化治疗的内容）。

患者和治疗师还可以利用寻求安全反馈问卷来给自己喜欢和不喜欢的项目评分，这对开展治疗的治疗师可能很有帮助，如果你想寄送问卷，请参见后面有关问卷的信息。

反移情

在本次治疗中，治疗师可能更倾向于提供积极的反馈，但提供一些批评也同样重要。

治疗准备

■ 可选项：准备一些蛋糕或者别的代表"再见"的形式。

治疗形式

1. **治疗登记**（每个患者最多 5 分钟）。参见第 2 章。

2. **引言**（简洁地）。将引言与治疗连接起来，例如："今天我们将集中讨论终止治疗，我希望你们能够不断努力寻找生活中最美好的事情。"

3. **将主题与患者的生活相联系**（深入地，占治疗的大部分时间）。

   a.让患者浏览讲义，这些讲义可以单独使用也可以一起使用，如果有时间可以考虑在多次治疗中涵盖所有内容。参见"治疗内容"（下文）和第 2 章。

   讲义 1：治疗结束（你可以自己或者请患者大声朗读治疗结束信）

   讲义 2：寻求安全反馈问卷（患者和治疗师都可以选用）

   b.鼓励开放式讨论。参见"治疗内容"（下文）和第 2 章。

4. **治疗结束**（简洁地）。参见第 2 章。

治疗内容

目标

- 促进患者对治疗结束的想法和感受的讨论。
- 引出患者喜欢和不喜欢的治疗。
- 阅读治疗结束信（讲义 1）。
- 请患者描述自己的治疗后康复计划。
- 如果需要，填写寻求安全反馈问卷（讲义 2）。

将资料与患者生活相联系的方法

- **讨论**

  - "对治疗结束，你有什么感受吗？"
  - "对于该治疗，你喜欢什么？不喜欢什么？"
  - "记忆深刻的是什么？"
  - "这周之后，如果不继续接受治疗，你的感受会怎样？"
  - "你从治疗中获得预期效果了吗？"
  - "你最喜欢和最不喜欢的主题是什么？"
  - "作为治疗结果，你的生活会怎样不同呢？"
  - "你建议我下次采取怎样不同的方式呢？"
  - "治疗过程中有没有一些有害的方面呢？"
  - "你认为自己的治疗后康复计划充足吗？"

建议

- **对结束治疗非常难过的患者可能不会出现或者不会直接表达自己的感受**，在整个治疗中他们可能非常沉默或者经常大笑。只要安全，允许患者以自己喜欢的任何方式结束治疗。

■ **如果参与终止治疗的小组治疗患者人数很少，治疗师需要就这一现象向在座的患者进行正常化**。例如，"有时候，人们很难说再见——太痛苦，或者他们很愤怒。即使我们今天人数很少，我们也能照原计划享受这次治疗。"

■ **为了使过渡更容易，你可以建议患者将来给你写信或者留信息**，让你知道他们的康复状况。

■ **对患者取得的成就做出评述可能会使患者很感动**。请个体化并注意积极的方面。例如，"John，我对你能够在治疗过程中开始新工作的能力印象深刻——我知道那曾经对你是多么的困难！"

■ **如果患者的治疗后康复计划不够充分，你可能想安排最后一次个体会见**，帮助他安排好这个计划。

■ **如果你将提供强化治疗，也照旧可以进行这次治疗**。在强化治疗过程中，不会提供新的材料，但患者可以简述自己的进展，如果需要可以获得其他参考资料，或者回顾任何他们想回顾的材料。强化治疗常常是低剂量给予，例如在 2 个月内进行 2 或 4 次治疗。

疑难案例

■ "我们能再多治疗一个月吗？"
■ "我想每周给你打电话。"
■ "这个治疗对我没有帮助。"
■ "我没有治疗后康复计划。"
■ "如果治疗结束，我就想去自杀。"
■ "我不喜欢填写调查问卷。"

引　言

有生之年，好好活着。

——威廉·萨洛扬

（20 世纪美国剧作家）

摘自《寻求安全》，Lisa M. Najavits (2002)。

治疗结束

亲爱的……

在结束之前还有些话需要说。

首先，我非常感谢你和我一起经历了这么多，你向我展示了智慧和真诚，并毫无保留地信任我，与我分享你的感受，并坚持治疗。你为你的生命以及持续的康复所付出的所有努力都应该得到最大的赞誉。

其次，我希望你在今后的生活中会一直记着这次治疗：远离毒品，从创伤中康复（是的，都是可能的！），保持安全，相信好人，寻求帮助，承担风险，接受对你有用的治疗，自尊，每天努力进行安全应对，而且充分利用这些治疗中对你最有效的部分。

祝福生活给你带来最好的！

你真诚的……

寻求安全反馈问卷

非常感谢你如实反馈关于寻求安全治疗的信息，这些信息将对将来的改进提供最大的帮助。**患者和临床工作者都可以填写本调查问卷第一部分，第二部分仅供临床工作者使用。**回答你愿意回答的问题，并请通过邮件、传真或电子邮件（参看下面的信息）返回给我们，非常感谢！

你参加了几次寻求安全治疗？　＿＿＿＿＿＿＿＿

应用以下评分标准回答下面的问题：

-3	-2	-1	0	+1	+2	+3
非常有害	有些有害	一点点有害	中性	一点点有助	有些有助	非常有助

★ 治疗是怎样有帮助的？ ★

＿＿＿＿整体来说治疗有帮助吗？
＿＿＿＿对创伤后应激障碍和物质滥用的治疗有帮助吗？
＿＿＿＿单独针对创伤后应激障碍的治疗有帮助吗？
＿＿＿＿单独针对物质滥用的治疗有帮助吗？

★ 每个治疗主题有帮助吗？ ★

＿＿＿＿安全
＿＿＿＿创伤后应激障碍：要回你的力量
＿＿＿＿脱离情感痛苦（着陆技术）
＿＿＿＿寻求帮助
＿＿＿＿同情
＿＿＿＿照顾好自己
＿＿＿＿在关系中设立界限
＿＿＿＿诚实
＿＿＿＿发现
＿＿＿＿应对扳机点
＿＿＿＿尊重你的时间
＿＿＿＿创造意义

＿＿＿＿承诺
＿＿＿＿红旗与绿旗
＿＿＿＿被物质滥用控制的时候
＿＿＿＿社区资源
＿＿＿＿康复思想
＿＿＿＿健康的关系
＿＿＿＿让他人支持你的康复
＿＿＿＿从愤怒中愈合
＿＿＿＿自我滋养
＿＿＿＿整合分裂的自我
＿＿＿＿生活选择游戏（回顾）
＿＿＿＿治疗结束

《寻求安全》，由 Lisa M. Najavits 著（2002）。凡购买本书者只可以为个人使用复印该表（详情参阅版权页）。

★ 治疗的各部分有帮助吗？★

_____安全是治疗的前提

_____整合治疗（同时关注创伤后应激障碍和物质滥用）

_____关注戒除所有成瘾物质

_____关注理想的事物（例如，诚实、同情）

_____关注学习应对技能

_____关注认知技能

_____关注行为方面的技能

_____关注人际方面的技能

_____关注社区资源

_____使用引言

_____治疗登记/治疗结束（如果有哪一部分你不喜欢，请书写在本页背面）

_____患者手册

_____承诺（"回家作业"）

_____安全应对技能清单（例如，"坚持"）

_____安全应对表（例如，"旧方式"对应"新方式"）

_____治疗的核心概念

_____治疗之外的国家资源

_____治疗的长度（25个主题）

_____所提供的书面资料的数量

_____结构化的方法（对每次治疗有组织地计划）

_____治疗的实证性基础（例如，它经过了科学的评估）

_____其他：_____（如果需要，书写在本页背面）

下面4个问题仅供临床工作者回答：

_____每个主题的治疗师指南

_____进一步阅读的建议

_____"疑难案例"部分

_____对治疗过程的强调（例如，反移情）

454

请对下面 4 个问题评分: 0 (一点也不) 100% (完全):

- 将来使用本书中学习到的治疗手段的频率____%
- 理解这些治疗方法的容易程度____%
- 治疗方法的创新 (创造性, 与其他治疗方法的不同) 程度____%
- 向别人推荐这些治疗方法的程度____%
- 你花了多长时间来习惯这些治疗方法? _____ (请用时间段回答, 比如1周、6个月)
- 年龄: _____ ; 性别: ____女____男
- 你曾经经历过 (临床工作者也请回答这个问题):

  创伤? 没有 / 有; 创伤后应激障碍? 没有 / 有; 物质滥用? 没有 / 有

用自己的语言 (在本页背面书写答案):

- 什么是治疗过程最好 / 最不好的方面?
- 你最希望治疗计划的哪些方面做出修改? 例如, 应该更长点? 更短点? 添加 / 删除题目?
- 你认为这个治疗计划会不会对某些特定人群有效或无效?
- 其他建议?

非常感谢您, 请将调查问卷反馈至:

电子邮箱: info@seekingsafety.org
传真: 617-855-3605

仅供临床工作者
你的专业背景:

- **理论取向** (请在下面填写, 共计 100%):

(注意: 如果你从事折中医学, 请辨别你使用每个方向理论指导的百分比; 如果你没有跟随任何理论指导, 就直接填写 "没有模式")

____认知行为

____十二步

____动力性 / 精神分析

_____系统

_____没有模式

_____其他：_____

_____**总分**（上述总计应该为 100%）

● **你的患者样本主要的诊断为**（总计 = 100%）：

_____物质滥用

_____创伤／创伤后应激障碍

_____情感障碍（例如，抑郁症，双向情感障碍）

_____分裂症

_____人格障碍

_____其他：_____

_____**总分**（上述总计应该为 100%）

● **你的工作环境**（选择所有相符的）：

_____门诊　_____私人诊所　_____住院部　_____戒毒中心

_____住家式治疗　_____监狱　_____军人管理局

_____其他：_____

● **你工作的主要人群**（选择所有相符的）：

_____老年人　_____成人　_____青少年　_____儿童

_____男性　_____女性　_____退伍军人　_____犯人

_____其他：_____

● **每周一共有几个小时你用来直接治疗病人?** _____

● **几年经验**：_____（只包括实习期满之后的）。如果你现在正在接受培训，你接受这样的培训有几年了? _____

● **你的职业培训**（选择所有相符的）。（如果你现在正在培训中，选择所在的培训项目。）

_____社会工作者（MSW，LICSW）

_____执照酒精／成瘾物质咨询员（CAC）

_____博士水平的心理学家（PhD，PsyD，EdD）　_____硕士水平的心理学家（MA/MS）

_____精神科医生（MD）　_____教会咨询牧师

_____匿名戒酒会（或其他十二步会议）赞助人

____无专业培训　____其他

● **已经阅读了多少治疗手册？** _____

请回答下面的问题：0（一点也不）100%（完全）

● 你享受临床工作的程度____%

● 对临床工作感到不堪重负的程度____%

● 你重新选择临床工作者这个职业的可能性____%

● 总体来说你觉得自己是个称职的临床工作者的程度____%

● 你开展这些治疗的能力____%

● 如果有一个随手册附送的录像治疗，详细分析每次的实际治疗，你认为有多大帮助呢？____%

● 你认为对临床工作者来说，必须具备哪些训练或经历才能顺利开展这些治疗计划？（写在背面）

对承诺的建议

■ 在生命中不断练习：远离毒品，从创伤中康复（是的，都是可能的！），坚持安全的康复过程，相信好人，寻求帮助，承担风险，接受对你有用的治疗，自尊，每天努力寻找应对生活困难的技巧，而且充分利用这些治疗中对你最有效的部分。

《寻求安全》，由 Lisa M. Najavits 著（2002）。凡购买本书者只可以为个人使用复印该表（详情参阅版权页）。

参考文献

See references with asterisks for information on PTSD and substance abuse that may be especially helpful for clinical practice. Also, following the References list proper is a list of movies that directly convey the experiences of PTSD and substance abuse.

Abueg, F. R., & Fairbank, J. A. (1991). Behavioral treatment of the PTSD-substance abuser: A multidimensional stage model. In P. Saigh (Ed.), *Posttraumatic Stress Disorder: A Behavioral Approach to Assessment and Treatment* (pp. 111–146). New York: Pergamon Press.

American Psychiatric Association. (1994). *Diagnostic and Statistical Manual of Mental Disorders* (4th ed.). Washington, DC: Author.

Back, S. E., Dansky, B. S., Carroll, K. M., Foa, E. B., & Brady, K. T. (2001). Exposure therapy in the treatment of PTSD among cocaine-dependent individuals: Description of procedures. *Journal of Substance Abuse Treatment, 21*, 35–45.

Beck, A. T., Emery, G. E., & Greenberg, R. L. (1985). *Anxiety Disorders and Phobias: A Cognitive Perspective*. New York: Basic Books.

Beck, A. T., Rush, A. J., Shaw, B. F., & Emery, G. (1979). *Cognitive Therapy of Depression*. New York: Guilford Press.

*Beck, A. T., Wright, F. D., Newman, C. F., & Liese, B. S. (1993). *Cognitive Therapy of Substance Abuse*. New York: Guilford Press.

Benson, H. (1975). *The Relaxation Response*. New York: Morrow.

Bolen, J. S. (1999). In A. B. Freeman (Ed.), *One Hundred Years of Women's Wisdom* (p. 148). Nashville, TN: Walnut Grove Press.

*Bollerud, K. (1990). A model for the treatment of trauma-related syndromes among chemically dependent inpatient women. *Journal of Substance Abuse Treatment, 7*, 83–87.

Bolo, P. M. (1991). Substance abuse and anxiety disorders. In M. S. G. Slaby (Ed.), *Dual Diagnosis in Substance Abuse* (pp. 45–56). New York: Marcel Dekker.

Brady, K. T., Dansky, B. S., Back, S. E., Foa, E. B., & Carroll, K. M. (2001). Exposure therapy in the treatment of PTSD among cocaine-dependent individuals: Preliminary findings. *Journal of Substance Abuse Treatment, 21*, 47–54.

如需更多参考文献，请访问我们的网站：www.wqedu.com